周術期看護
学習ワークブック

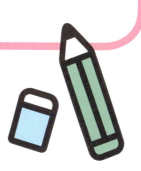

執筆者一覧

編著

大滝　周	昭和大学保健医療学部看護学科 准教授	
大木　友美	昭和大学保健医療学部看護学科 准教授	

医学監修（五十音順）

浅野　和仁	人間総合科学大学保健医療学部長、昭和大学保健医療学部客員教授／生理学
池田　尚人	昭和大学江東豊洲病院脳血管センター長・脳神経外科 教授
大江　克憲	昭和大学病院麻酔科 教授
川崎　恵吉	昭和大学横浜市北部病院 副院長／同院整形外科 教授・診療科長
下司　映一	昭和大学特任教授 IR室長
田代　尚範	昭和大学保健医療学部／昭和大学病院リハビリテーションセンター
出口　義雄	昭和大学江東豊洲病院消化器センター 准教授
中野　賢英	昭和大学横浜市北部病院甲状腺センター 講師
仲保　徹	昭和大学保健医療学部リハビリテーション学科理学療法学専攻 准教授
西野　恭子	医療法人匠光会 訪問看護ステーションNOA／皮膚・排泄ケア認定看護師
藤原　洋輔	麻生総合病院呼吸器内科・在宅診療部長、昭和大学横浜市北部病院呼吸器センター 兼任講師
福岡　絵美	昭和大学横浜市北部病院看護部／感染管理室 感染管理認定看護師

もくじ

- **I** 手術・麻酔による生体侵襲 …………………………… 7
- **II** 術後合併症 ……………………………………………… 15
- **III** 周術期患者を理解するために必要な知識 …………… 31
- **IV** 周術期患者に必要な看護援助 ………………………… 53
- **V** 各機能別疾患と看護
  - 1 呼吸器 …………………………………………………… 75
  - 2 循環器 …………………………………………………… 107
  - 3 消化器
    - （1）小腸、大腸 ………………………………………… 147
    - （2）胃 …………………………………………………… 169
    - （3）食道 ………………………………………………… 185
    - （4）肝臓、胆嚢、膵臓 ………………………………… 199
  - 4 運動器 …………………………………………………… 221
  - 5 内分泌器（甲状腺） …………………………………… 265
  - 6 脳神経系 ………………………………………………… 279

本書の特徴

① 1枚1枚きれいにはがせるキリトリ式のワークブックです。
② ファイル用の穴があいているので、バインダーにさまざまな資料とともにとじ込み、自分だけの学習ファイルをつくれます。
③ これ1冊で事前学習や振り返りの教材としてご活用いただけます。

表紙デザイン／ワンダフル
本文デザイン／タクトシステム

I 手術・麻酔による生体侵襲

Ⅰ 手術・麻酔による生体侵襲

1. 侵襲

- 侵襲とは、[1　　　　　　　]（生体恒常性）を乱す外部からの刺激の総称である。
- [2　　　　　　　]とは、侵襲に対して、生体が内部環境を一定化するための「生体反応」を起こし、恒常性を維持しようとするしくみである。
- 外部からの刺激とは、[3　　　]、外傷、熱傷、細菌やウイルスによる感染などがある。また、痛みによる[4　　　]や恐怖などといった感情は、心的外傷という刺激となりうる。
- 刺激とは、生体に作用して何らかの反応を引き起こさせることである。
  ▶ 例として、注射針による刺傷も生体に加えられる危害なので、[5　　　　]といえる。

1）麻酔侵襲

- 麻酔侵襲とは、以下の例のように、麻酔によって生体に及ぼされる刺激である。
  （例）吸入麻酔薬→心筋収縮力抑制→血圧低下→末梢組織細胞への酸素供給量減少→酸素飽和度低下、心拍数や呼吸数の増加などの症状が出現
- 全身麻酔は、中枢神経系の機能を[6　　　]することにより、痛みなどの刺激に反応[7　　　　]状態となる。
- 麻酔薬は、同時に中枢神経系が支配している様々な機能や反射も[8　　　　]する。

2）手術侵襲

- 手術侵襲とは、手術によって生体に及ぼされる刺激である。
- 一定の手術侵襲によって、共通した[9　　　]反応が引き起こされる。
- 反応の強さや持続性には[10　　　　]がある。
- 侵襲の程度が増大するほど生体への影響は[11　　　　]なる。
  ▶ 体温、脈拍、呼吸、血圧などの[12　　　　　　]が変動する。

2. 侵襲に対する生体反応の発動機序

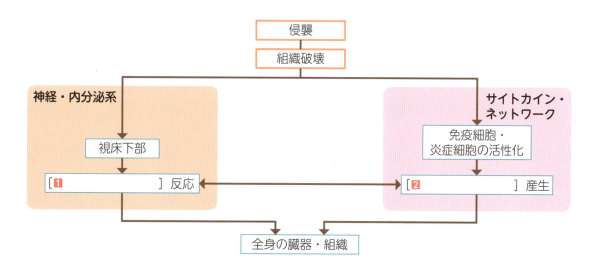

I 手術・麻酔による生体侵襲

▶ 3. 神経・内分泌反応

生体は、侵襲に対して、ホメオスタシスを維持するために、[1   ] 反応を示す。

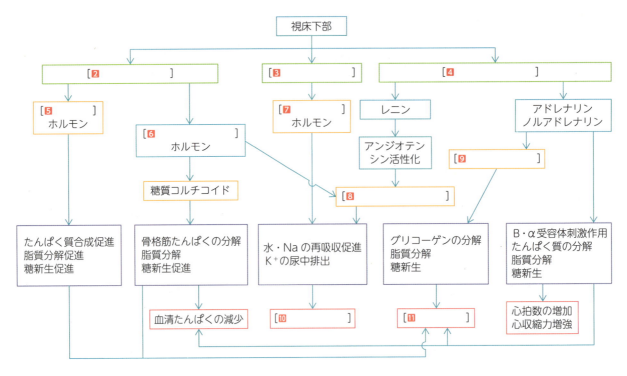

* 糖新生とは、血中のグルコースが低下したとき、筋肉における [12   ] 分解や [13   ] 分解、脂肪組織における [14   ] 分解を経てグルコースを合成することである。

各ホルモンの作用機序を復習しておきましょう。(生理学)

> 例) 糖質コルチコイドには、糖質代謝、たんぱく質代謝、脂質代謝の作用がある。
> - 糖質代謝：肝臓において、アミノ酸からの糖新生を促進させるとともにグリコーゲンをグルコースに変換させ、血糖を上昇させる。
> - たんぱく質代謝：筋組織、皮膚、骨などでたんぱく質の分解を促進する。その後、肝臓で糖新生に利用する。
> - 脂質代謝：脂肪分解（脂肪組織から脂肪酸の動員を促進）と脂肪合成の両方の作用をもつ。

▶ 4. サイトカイン

- サイトカインは、様々な細胞から分泌される [1   ] をもつたんぱく質である。
- 標的細胞は特定されないが、細胞表面に発現している [2   ] に結合し、細胞内シグナル伝達機構を介して、きわめて微量でその効果を発揮する。
- 侵襲に関与するサイトカインには、IL-1、TNF、IL-6、IL-8 のような炎症に積極的に関与する [3   ] サイトカインと、IL-4、IL-10 などのような [4   ] サイトカインがある。
- 炎症性サイトカインが多量に生産され、全身で炎症反応が引き起こされる状態を全身性 [5   ] 反応症候群 (SIRS) という。一方、抗炎症サイトカインが優位になると代償性 [6   ] 症候群 (CARS) を起こす。

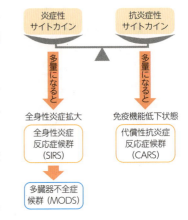

5. サードスペース

- 細胞内液と細胞外液は、[1   ]によって仕切られている。
- 組織間液と血漿は、[2   ]壁によって仕切られている。
- 組織間液は、循環[3   ]との間で、行き来しながら物質を交換し、恒常性を維持している。リンパ管にもリンパ液として存在する。
- 侵襲が加わると、血管透過性が亢進するため、[4   ]から細胞外液が漏出し、[5   ]へ移動する。
  * 血管透過性：病的な、または侵襲を受けた血管は、通常は血管壁を通過しない[6   ]などの高分子の物質も透過する状態となる。その結果、血管内の水分や低分子物質が[7   ]に漏出した状態となる。
- 細胞外液がサードスペースに移行するため[8   ]量は[9   ]し、機能相は縮小する。手術中や手術後に輸液を行うことで、機能相は回復する。
- 手術数日後、サードスペースに貯留した細胞外液が血管[10   ]に戻るため、一時的に循環血漿量は[11   ]する。
- 増加した循環血漿量が[12   ]として排泄されると、手術前の状態に回復する。

図：
- 毛細血管壁／細胞膜
- 血漿 体重の5％
- 組織液（間質液） 体重の15％
- 細胞[13   ]
- 体重の[14   ]％
- 細胞[15   ]（機能相）
- 総体液量 体重の60％
- 手術侵襲 → 血漿／組織液（間質液）／細胞内液
- サードスペース／数日後、尿へ

6. Moore（ムーア）分類

Moore（ムーア）分類は、術後の回復過程を4相に分類したものである。

| 0day | 1day | 2day | 3day | 4day | 5day | 6day | 7day〜 |

第1相：手術による侵襲開始から術後3、4日：傷害期（異化期）
たんぱく質異化亢進、尿量減少（尿中N排泄増加）、疼痛、腸ぜん動停止、発熱

第2相：3、4日に始まり1〜3日間続く：変換期（異化期〜同化期）
内分泌正常化、疼痛軽減、排ガス増加、尿量増加、平熱

第3相：術後1週から数週間：回復期（同化期）
たんぱく質合成、バイタル安定、消化機能正常化

第4相：第3相から数ヵ月：脂肪蓄積期
脂肪合成

- 第1相は、[1   ]期もしくは[2   ]期と呼ばれ、神経・内分泌反応が中心となる時期である。
- 第2相は、[3   ]期もしくは[4   ]期と呼ばれ、神経・内分泌反応は鎮静化に向かい、水・電解質平衡が[5   ]していく時期である。
- 第3相は、[6   ]期もしくは筋力[7   ]期と呼ばれ、たんぱく代謝が[8   ]傾向となり、筋たんぱく質が回復する。
- 第4相は、[9   ]期と呼ばれ、筋たんぱく質の[10   ]が進むとともに、脂肪が[11   ]される。

I　手術・麻酔による生体侵襲

7. 生体への影響

1) 循環器

- 生体反応の一環として、抗利尿ホルモンが水の [1   ] を、アルドステロンが [2   ] の [3   ] を促進し、[4   ] の排泄を増加させる。また、細胞外液が組織間液から血管内へ移動することにより、生体は [5   ] の減少を補おうとする。補えず、維持できないとき、[6   ] の減少として現れる。
- 尿量減少は、[7   ] の減少により血管が [8   ] し、[9   ] の減少が起こり、尿量減少をもたらす。
- [10   ] の減少により [11   ] が減少すると [12   ] の減少が起こり、血圧低下をもたらす。
- 術後2～4日までには、細胞外液が [13   ] から [14   ] へ戻り、[15   ] は増加し [16   ] から尿として排泄されることで、[17   ] が一定に維持される。

⇒ 術後は、[18   ] の変動が起こる。

2) 呼吸器

- 循環器系の変化の一環として呼吸器系も影響を受ける。
- 全身麻酔を用いることで、[1   ]、[2   ] 挿管、手術 [3   ]、陽圧換気、筋弛緩薬、などが呼吸器へ影響する。
- 気道内分泌物の貯留は以下の要因で起こる。
  ▶ 肺胞から吸収された吸入ガスの影響により、気管絨毛上皮の活動が [4   ] することで増加する。また、吸入ガスは [5   ] 刺激性があるため、炎症反応によって気道内膜が [6   ] し、気管支末梢が狭小化することで増加する。
  ▶ 気管内チューブによる [7   ] により増加する。
  ▶ 人工呼吸管理による乾燥刺激により気道内分泌物が [8   ] 化し、増加する。
- 陽圧換気による陽圧呼吸は、腹側の横隔膜が受動的に動くため、背側の換気量が [9   ] なる。
  ▶ 自発呼吸では、①胸郭、横隔膜が広がり、②胸腔内が [10   ] になり、その結果、③気管を通して空気が取り込まれる。
  ▶ 陽圧呼吸では、①ガスを押し込み、②肺胞を膨らませ、その結果、③受動的に胸郭が広がり、横隔膜が動く。
- 仰臥位の手術中、肺は重量の影響を受ける。筋弛緩薬を用いるために、肺の重さで肺胞は [11   ] し、[12   ] が減少する。機能的残気量とは、通常の呼吸時に呼気の後に肺の中に [13   ] 空気の量である。
- 二酸化炭素を用いて、[14   ] という腹腔内にガスを充満させる方法で行われる腹腔鏡下手術では、気腹に用いられたガスは、[15   ] から血中に吸収される。
- 気腹や頭低位である手術によって [16   ] が頭側に移動し、その動きが制限され、換気量が [17   ] する。

⇒ 術後は、気道内分泌物の [18   ]、手術体位や [19   ] 減少に伴う換気－血流比不均衡が出現する。

3）消化器

- 手術侵襲による侵害刺激は、神経・内分泌反応を引き起こすとともに、[1   ]神経を刺激するため、[2   ]を抑制する。
- 開腹に伴う腹膜刺激は、反射によって[3   ]神経が刺激され、[4   ]を抑制する。
- 全身麻酔は、腸管神経叢である[5   ]神経叢と[6   ]神経叢を麻痺させ、その結果、[7   ]が抑制される。
- 術後の疼痛は、[8   ]神経を刺激し、[9   ]を抑制させる。
- 術後腸管麻痺とは、全身麻酔や手術の影響により、術後に[10   ]が停止して[11   ]がみられなくなる状態をいう。これは、通常48〜72時間で回復していく[12   ]の現象である。
- 胃全摘術など[13   ]神経を切断する手術、腸管を吻合した手術、既往歴による癒着がある場合は、術後腸管麻痺は遷延するといわれている。

⇒ 術後は、一時的に[14   ]が出現する。

4）感染・防御機能

- 生体は損傷を受けた組織を修復する機能をもっている。
- 創傷治癒の過程は、以下のように各時期が重なりながら進行する。
    ▶ 受傷直後→[1   ]期（受傷1〜2日）→[2   ]期（受傷1〜7日）→増殖期（3日〜2週間）→再構築期（リモデリング期）（2週間〜2年）
- 止血・凝固期では、受傷反応として、一過性に血管が収縮し、[3   ]が凝集することによって止血される。
- 炎症期では、炎症反応として、傷害された[4   ]や肥満細胞から産生される[5   ]や[6   ]などの働きによって、[7   ]や血管[8   ]の亢進が起こり、好中球や[9   ]が遊走して、菌や死細胞の[10   ]を行う。
- 増殖期では、血管外へ漏出した[11   ]は、凝固過程によってフィブリンとなり、フィブリン網が創腔中に形成される。フィブリン網の中に[12   ]が出現して増殖し、[13   ]などを合成分泌して細胞外基質が造られる。その後、微小血管系において[14   ]が始まる。血管内皮細胞が増殖して間質を遊走し、互いに密着して、ネットワークを形成する。
- 再構築期（リモデリング期）では、線維芽細胞が成熟して盛んに[15   ]を分泌して、創の抗張力が増大する。健康な肉芽細胞が形成され、創収縮が起こり、創部の上皮細胞は多層化し、創が閉鎖される。その後、血管系が退縮し、[16   ]して創が成熟する。

⇒ 術後は、生体は損傷を受けた組織を修復するために、止血・凝固期、炎症期、増殖期、再構築期の創傷治癒の過程をたどる。

5）認知機能

- 術後は、一過性に混乱が生じることがあるが、多くは術後［①　　　］である。
- 術直後から発症までは意識が［②　　　］であることが多いが、前駆症状として［③　　　］・不安を訴え、術直後ないし術後［④　　］〜［⑤　　］日でせん妄は発症する。

⇒ 術後は、一過性に混乱を引き起こすことがある。

6）知覚機能

- 痛みは、［①　　　　］疼痛、神経障害性疼痛、心因性疼痛に分類される。
  ▶ ［②　　　　　］疼痛は、組織を侵害するなどの侵害刺激が加わったときに発生する痛み。
  ▶ 神経障害性疼痛は、神経性の病変に伴う痛み。
  ▶ 心因性疼痛は、身体的異常が認められない痛みで、心理的な因子が関与している痛み。
- 術後の痛みは、［③　　　　］疼痛である。体性痛と内臓痛に分けることができる。
- 体性痛は、切開創による［④　　　　］と筋膜・骨膜・腹膜の損傷による［⑤　　　　　］に分けることができる。
- 術後［⑥　　］〜［⑦　　］時間までが最も強い疼痛として出現し、術後［⑧　　］〜［⑨　　］日で徐々に［⑩　　　］する経過をたどる。
- 痛みの伝導路は、侵害刺激が侵害受容器によって検知され、［⑪　　　　　］の興奮が脊髄［⑫　　　］に送られる。
- 脊髄［⑬　　　］に入力された［⑭　　　　］のインパルスは、脊髄視床路に伝わり、外側系を上行したインパルスは、大脳［⑮　　　］の［⑯　　　］感覚野に投射され、痛みの感覚として識別される。内側系を上行したインパルスは、大脳［⑰　　　］に投射され、痛みによる情動反応を引き起こす。
- 術後の疼痛は、術後疼痛に対する鎮痛が不十分な場合、術後合併症の誘因となる。

⇒ 術後は、侵害受容性［⑱　　　］が出現する。

7）活動

- 手術侵襲を受けた生体では、手術後2〜4日間は［①　　　　　　］が起こるため、患者は疲労感や［②　　　］、脱力感から安静にしたいという希望をもつことが多い。
- 安静臥床による活動性の［③　　　］は、術後合併症の出現を引き起こす可能性がある。
- 術直後は、一時的に他者に［④　　　　］を依存することになるが、徐々にもとの［⑤　　　　］の状態に戻る。

⇒ 術後は、一時的に活動の低下がみられる。

II 術後合併症

II　術後合併症

▶ 1. 術後合併症

術後合併症とは、[①　　　]に関連して生じる、手術に期待しない負の結果を総称したものである。

術後合併症は、[②　　　]操作に起因する合併症、[③　　　　　]に起因する合併症、[④　　　　]に関連する合併症、術後管理に関連する合併症に大別できる。複数の因子が関連して生じる場合が多い。

▶ 2. 術後に起こりうる合併症

1）術後出血

- 手術後に生じる予期しない出血を[①　　　]と呼ぶ。
- 術直後は、100mL/h以上の[②　　　]排液がみられることがしばしばある。術後3〜4時間経過後も100mL/hの[③　　　]排液を認める場合は、術後出血が考えられる。
- 以下のような場合に起こりやすい。
  ▶ 手術中の[④　　　]の結紮・電気凝固・縫合などによる[⑤　　　]が不完全、または、[⑥　　　]の結紮糸が弛緩、または脱落した場合。
  ▶ 手術侵襲によって[⑦　　　]低下が生じた場合。
  ▶ もともと[⑧　　　]があり侵襲によって増悪した場合。
  ▶ 手術前に[⑨　　　]薬や[⑩　　　]薬を内服していた場合。

記載時の注意

＊ 〜をまとめましょう：ばらばらのものを集めてひとかたまりのものにする→ 文章化する

＊ 〜をあげましょう：話題となっているものを明確にするために、例などを具体的に示す→ 列挙する

術後出血を早期発見（予防）するという視点で看護援助をまとめましょう。

Ⅱ 術後合併症

2）深部静脈血栓症

- 3大誘因因子は、①血液凝固能の［**1**　　　］、②血液［**2**　　　　］、③静脈壁の異常である。
- 手術侵襲などにより血液凝固能は［**3**　　　］する。
- 全身麻酔による筋弛緩、術中体位の影響、長期臥床、腹腔内臓器圧迫などにより静脈血流が［**4**　　　　］する。
- 血管剥離操作、血管内留置カテーテルなどにより静脈壁が［**5**　　　］する。

深部静脈血栓症を早期発見（予防）するという視点で看護援助をまとめましょう。

3）無気肺

- 気管は左右主気管支→葉気管支→［**1**　　　　］→［**2**　　　　　　］→呼吸細気管支→肺胞管→［**3**　　　］に到達する。
- 無気肺とは、気道内分泌物などにより肺胞での換気が行えず、肺胞内の気体が組織に吸収されて肺胞が［**4**　　　］している状態をいう。
- 以下のようなことが、無気肺を起こす要因となる。
  ▶ 麻酔薬や気管挿管による［**5**　　　　　］の増加や人工呼吸器使用時の不適切な加湿による［**6**　　　　］の粘稠化が起こる。
  ▶ 手術体位や腹腔鏡下手術の際の［**7**　　　　］の影響などにより、換気量や［**8**　　　　　　］が減少する。

無気肺を早期発見（予防）するという視点で看護援助をまとめましょう。

4）麻痺性イレウス

- 麻痺性イレウスとは、一般的に［1　］時間を過ぎても排ガスがなく、腸管の運動麻痺が続く場合をいう。
- 臨床症状として、［2　　　］が観察され、鼓音を聴収することができ、腸雑音が［3　　］または聴取できない状態となる。
- 腹部単純X線検査において、早期に、胃、小腸、大腸に広く分布するガス像がみられ、立位撮影時の鏡面像（［4　　　］）の形成が比較的少ないことも特徴である。

▶ イレウスの分類

機械的イレウス	機能的イレウス
単純性（［5　　］）イレウス	［7　　］イレウス
複雑性（［6　　］）イレウス	痙攣性イレウス

* 単純性（［8　　］）イレウスは、開腹術後の［9　　　］によって通過障害をきたした状態。
* 複雑性（［10　　］）イレウスは、単純性（［11　　］）イレウスが［12　　　］障害を伴った状態。
* ［13　　］イレウスは、腸管運動が［14　　］している状態。
* 痙攣性イレウスは、腸管の激しい［15　　］収縮がみられる状態。

<u>麻痺性イレウスを早期発見（予防）する</u>という視点で<u>看護援助</u>をまとめましょう。

5）感染

- 以下のような要因が創傷治癒の遅延を引き起こす。
  ▶ 手術侵襲に伴う筋たんぱく質の分解により、［1　　　］が生産され、血清たんぱく質量が［2　　　］し、創部の［3　　　］をきたす。その後、浮腫が継続されると［4　　　］が阻害される。
  ▶ 術後の創部痛は、創部の血管を［5　　　］させ、創部の血行を悪くする。
  ▶ 手術創は、皮膚の［6　　　］が破綻し、そこから感染菌が侵入することで感染する可能性がある。
  ▶ 術後挿入される［7　　　］は、感染菌の侵入経路となりうる。
  ▶ 術前の［8　　　］が影響する可能性がある。

II 術後合併症

感染を早期発見（予防）するという視点で看護援助をまとめましょう。

6) せん妄

- せん妄の診断基準として以下に示すものがある（ICD-10 によるせん妄の診断基準）。
  ▶ A．[1   ] の障害
  ▶ B．[2   ] の全体的な障害
  ▶ C．[3   ] 障害
  ▶ D．[4   ] の障害
  ▶ E．[5   ] 障害
- 術後せん妄の多くは、麻酔覚醒後に意識清明な期間を経た後に、術後1〜[6   ] 日目をピークとして術後 [7   ] 日目までに急激に発症し、一般的には [8   ] 日以内に症状が消退する。
- 術後せん妄の要因として、[9   ]、[10   ]、[11   ] に分けることができる。
  ▶ 直接因子とは、脳疾患、代謝性疾患、電解質異常、低酸素血症など、[12   ] を低下させている因子をいう。
  ▶ 準備因子とは、高齢者、認知症など、その個人に従来から存在するせん妄が起こりやすい [13   ] [14   ] 脆弱性を示す因子をいう。
  ▶ 誘発因子には、[15   ]、[16   ]、精神的 [17   ]、疼痛、睡眠 [18   ] などがある。

術後せん妄を早期発見（予防）するという視点で看護援助をまとめましょう。

7) 疼痛

- 術後疼痛が生体に及ぼす影響には以下のようなものがある。
    - ▶ 疼痛は、交感神経系を介して［**1**　　　　　］などの分泌を促進し、末梢血管の［**2**　　　］、脈拍・血圧の［**3**　　　］、心筋酸素消費量の［**4**　　　］を引き起こす。
    - ▶ 疼痛は、呼吸に重要な肋間筋や横隔膜の動きを［**5**　　　］し、換気量［**6**　　　］をもたらし、痰の喀出を［**7**　　　］にさせる。
    - ▶ 疼痛は、リンパ球の［**8**　　　］、キラーＴリンパ球（CTL）の機能［**9**　　　］を引き起こし、免疫機能を［**10**　　　］する。
    - ▶ 疼痛は、交感神経が［**11**　　　］となり、腸蠕動の［**12**　　　］、消化液分泌の［**13**　　　］などを引き起こす。
    - ▶ 疼痛は、大脳皮質に伝達されると情動反応を引き起こすため、［**14**　　　］や［**15**　　　］を助長させる。
    - ▶ 疼痛は、睡眠や休息を［**16**　　　］、不眠状態が長く続き正常な精神活動ができなくなると［**17**　　　］を引き起こす。
    - ▶ 疼痛は、歩行などの［**18**　　　　　］を妨げ、生体に様々な影響を及ぼす。
- 疼痛の状態を把握するスケールには以下のものがある。
    - ▶ VAS（visual analogue scale、［**19**　　　　　］スケール）：長さ10cmの黒い線（左端が「痛みなし」、右端が「想像できる最高の痛み」）を患者に見せて、現在の痛みがどの程度かを指し示してもらう方法。
    - ▶ NRS（numerical rating scale、［**20**　　　　　］スケール）：0〜10までの11段階でどの程度かを口頭ないしは目盛りの入った線上に記入してもらう方法。
    - ▶ Face Scale（［**21**　　　　　］スケール）：患者の表情によって痛みの強さを判定する方法。

疼痛を早期発見（予防）するという視点で看護援助をまとめましょう。

下記の術後合併症が発生したときの看護援助について各自でまとめましょう。
（例）「術後出血」「深部静脈血栓症」「無気肺」「麻痺性イレウス」「感染」「術後せん妄」……

II 術後合併症

● 3. 術後合併症が発生しやすい時期（マトリクス）

下記の合併症が発生しやすい時期に←→で印をつけましょう。

合併症名	術当日	1日	2日	3日	4日	5日	6日	7日
術後出血								
深部静脈血栓症								
無気肺								
一時的腸管麻痺								
麻痺性イレウス								
感染								
せん妄								
疼痛								
ADL低下								

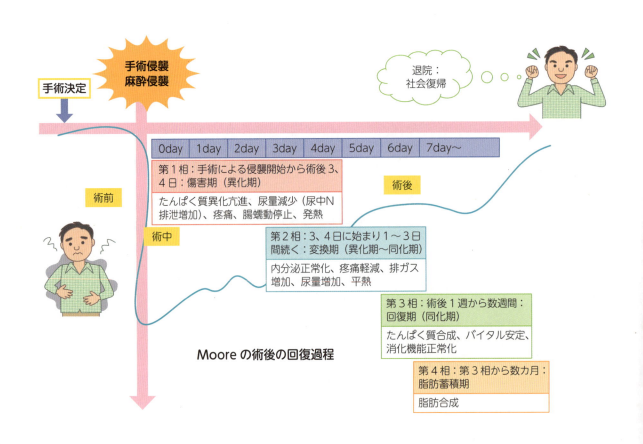

Mooreの術後の回復過程

4. 術前、術中、術後の看護（O-p、T-p、E-p）

下記の表記の仕方に従って、1）〜7）に取り組みましょう（「Ⅱ：術後合併症 2. 術後に起こりうる合併症」を参考にしてみよう）。

【表記の仕方】

＊O-p は、観察の項目を記載する。

＜例＞ O-p：

① バイタルサイン（体温、脈拍、血圧、呼吸数）

② ドレーンの出血量・性状……など

＊T-P および E-P は、だれが（who）、いつ（when）、どこで（where）、何を（what）行うのかをはっきりと記載する。

だれが（who）は、看護師が主語の場合は省略する。可能なかぎり、どのように（how）も記載する。

＜例＞ T-p：

① 14時に、ベッドサイドで、患者がベッドに臥床している状態で、バイタルサインを測定する。
　＜いつ＞　＜どこで＞　　＜どのように＞　　　　　＜何を＞

② バイタルサインおよび訪室時に、ドレーンの屈曲がないか刺入部からドレーンバッグまで確認する。

③ 歩行訓練時、歩行開始前にドレーンが絡まっていないかを確認し、歩行訓練を開始する。

④ 11時に、ベッド上で、●●という注意事項に配慮し、足浴を行う。
　＜いつ＞　＜どこで＞　＜どのように＞　　　＜何を＞

　　　●●の例：「痛みの増強がないかを確認しながら座位をとってもらう」など

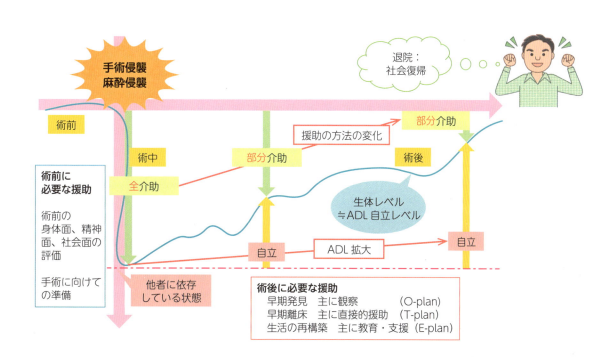

＊手術を受ける患者への看護援助を考えるとき、患者の状態に応じて援助方法が変化することが POINT となる。

II 術後合併症

1）術後出血のリスクに対する観察項目や看護援助を具体的にあげましょう。

> **Hint!**
> ⇒ 術後出血を早期発見するための援助（術後出血の出現の有無をアセスメントするために必要な情報）、または術後出血を起こさないようにするための援助を考えましょう。

	術後出血のリスク
O-p	
T-p	
E-p	

2) 深部静脈血栓症のリスクに対する観察項目や看護援助を具体的にあげましょう。

> **Hint!**
> ⇒ 深部静脈血栓症を早期発見するための援助（深部静脈血栓症の出現の有無をアセスメントするために必要な情報）、または深部静脈血栓症を起こさないようにするための援助を考えましょう。
> ＊必要があれば、術前から援助を行う（例：底背屈運動など）。

深部静脈血栓症のリスク
O-p
T-p
E-p

Ⅱ 術後合併症

3）無気肺のリスクに対する観察項目や看護援助を具体的にあげましょう。

> **Hint!**
> ⇒ 無気肺を早期発見するための援助（無気肺の出現の有無をアセスメントするために必要な情報）、または無気肺を起こさないようにするための援助を考えましょう。
> ＊ 必要があれば、術前から援助を行う（例：呼吸訓練など）。

	無気肺のリスク
O-p	
T-p	
E-p	

4) 麻痺性イレウスのリスクに対する観察項目や看護援助を具体的にあげましょう。

> **Hint!**
> ⇒ 麻痺性イレウスを早期発見するための援助（麻痺性イレウスの出現の有無をアセスメントするために必要な情報）、または麻痺性イレウスを起こさないようにするための援助を考えましょう。

麻痺性イレウスのリスク
O-p
T-p
E-p

Ⅱ 術後合併症

5）創傷治癒遅延による感染のリスクに対する観察項目や看護援助を具体的にあげましょう。

> **Hint!**
> ⇒ 感染を早期発見するための援助（感染の出現の有無をアセスメントするために必要な情報）、または感染を起こさないようにするための援助を考えましょう。
> ＊必要があれば、術前から援助を行う（例：臍処置、除毛、血糖コントロールなど）。

	感染のリスク
O-p	
T-p	
E-p	

6）術後せん妄のリスクに対する観察項目や看護援助を具体的にあげましょう。

> **Hint!**
> ⇒ 術後せん妄を早期発見するための援助（せん妄の出現の有無をアセスメントするために必要な情報）、または術後せん妄を起こさないようにするための援助を考えましょう。
> ＊ 必要があれば、術前から援助を行う（例：術前オリエンテーションなど）。

	術後せん妄のリスク
O-p	
T-p	
E-p	

Ⅱ 術後合併症

7) 疼痛のリスクに対する観察項目や看護援助を具体的にあげましょう。

> **Hint!**
> ⇒ 疼痛を早期発見するための援助（疼痛の出現の有無をアセスメントするために必要な情報）、または疼痛を起こさないようにするための援助を考えましょう。
> ＊疼痛をコントロールするためには、術後どのような管理が必要となるか？

	疼痛のリスク
O-p	
T-p	
E-p	

III 周術期患者を理解するために必要な知識

Ⅲ 周術期患者を理解するために必要な知識

▶ 1. 周術期と周術期看護

- 周術期（perioperative phase）とは、手術前期（[1]　　　］：preoperative phase）、手術期（[2]　　　］：intraoperative phase）、手術後期（[3]　　　］：postoperative phase）の期間、すなわち手術の実施が決定されたときから、手術が終了して退院し外来通院に至るまでの一連の期間をさす。
  - ▶ 手術前期：手術を決定したときから手術室に搬入されるまでの時期。
  - ▶ 手術期：手術室に入室したときから術後回復室に移送されるまでの時期。
  - ▶ 手術後期：術後回復室に入室したときから回復し社会復帰するまでの時期。
- 周術期看護（perioperative nursing）とは周術期に行う看護をさす。術前、術中、術後の時期に分けられる。
  - ▶ 術前の看護：患者が身体的、精神的に［4　　　］した状態で手術が迎えられるように看護する。
  - ▶ 術中の看護：手術侵襲を最小限にとどめ、患者が［5　　　］・［6　　　］に手術を受けることができるように看護する。
  - ▶ 術後の看護：回復過程における経過を予測して、系統的な観察行い、異常を察知すれば早期に対処する。機能・形態の変化に適応して、日常性を回復し、［7　　　］できるよう看護する。
- 看護師間では、外来、病棟、検査室、手術室、集中治療室などの部署間において連携が行われる。

▶ 2. 手術を受ける患者の特徴

- 手術を受ける患者は、［1　　　］や恐怖を乗り越えて手術を受けることを決心する。決心した後も不安、恐怖、葛藤、あるいは［2　　　］などの様々な思いを抱いている。
- 手術は身体的、精神的、社会的に様々な［3　　　］を及ぼす。
  * 手術を受ける人々にとって手術は人生の大きな出来事といえる。
- 治療に対する［4　　　］を抱く一方で、臓器の一部を摘出するため何らかの機能・形態の変化が生じる。
  ⇒［5　　　］障害、［6　　　］障害
- 生活様式の変更を余儀なくされるため、生活の［7　　　］が必要となる。
- 家族は患者にとって身近で重要な支援者となるが、患者が手術を受けることに対して患者と同様に悩み苦しんでしまったり、様々な問題を抱えたりすることもある。

▶ 3. 手術を受ける患者に用いられる主な薬剤

1) 抗凝固薬

- 主に静脈血栓症（深部静脈血栓症、肺塞栓など）や心房細動による脳塞栓の予防に用いる。
- 血液凝固反応とは、血中にある［1　　　］を、血栓の形成に必須な成分である［2　　　］に変換させるための一連の反応をいう。
- 抗血液凝固薬の主な作用点は、血液凝固の次の反応である。
  - ▶ 血管が破れて血液が組織に触れたり、異物に接触したりすると一連の凝固反応が開始される。
  - ▶ 血中の［3　　　］がカルシウムイオンの存在により［4　　　］に転換される。
  - ▶ トロンビンによって、血中の［5　　　］が［6　　　］になる。
  - ▶ フィブリンが重合して、さらに血球に絡み合って［7　　　］が生成され、血液凝固が完了する。
- 抗凝固薬を内服している患者は、内服薬に応じて、休薬する必要がある。ワルファリン（ワーファリン®）は、手術の［8　　　］～［9　　　］日前から休薬する。

(1) ヘパリン

- ▶ 長所は［10　　］が少なく即効性がある。短所は、作用に［11　　　］がないことである。
- ▶ 経口投与は［12　　］である。静脈注射すると、血液凝固時間はすぐに［13　　　］する。効果は［14　　］〜［15　　］時間程度続く。
- ▶ 有害作用として、出血傾向のある血液病や胃潰瘍の患者に与えると、出血傾向は［16　　　］なり、危険である。

(2) ワルファリン（ワーファリン®）

- 主に動脈血栓症（脳梗塞、心筋梗塞、末梢動脈血栓症など）の予防に用いる。
  - ▶ 経口抗凝固薬である。
  - ▶ ワルファリンは、ビタミン［17　　］を阻害することによってビタミン［18　　　］依存性凝固因子を抑制して、血液凝固時間を［19　　　］する。

2）抗血小板薬

- 主に動脈血栓症（脳梗塞、心筋梗塞、末梢動脈血栓症など）の予防に用いる。
- 抗血小板薬は、［1　　　］の凝集を妨げる薬である。
- 抗血液凝固薬を内服している患者は、内服薬に応じて、休薬する必要がある。アスピリン（バイアスピリン®）は手術の［2　　］〜［3　　］日前から休薬する。

3）抗菌薬

- 手術部位感染に対する予防として手術開始前（切開前）に抗菌薬（抗生物質）を投与する。
- セフェム系抗菌薬は、細菌の［1　　　　］を阻害することで抗菌作用を示す。
- セフェム系抗菌薬は第［2　　］世代から第［3　　　］世代まである。
- セフェム系抗菌薬の有害作用として、［4　　　　　］、悪心・嘔吐、下痢を伴う偽膜性腸炎などの消化器症状・疾患、［5　　　　　］の障害、肝機能の障害、腎毒性などを起こすことがある。

4）非ステロイド性抗炎症薬

- 炎症（または有痛）部位に対する作用が大きな役割を果たす。
- 炎症時、炎症部位にプロスタグランジンが増え、痛覚過敏を起こす。非ステロイド性抗炎症薬は局所に働き、［1　　　　　　］の生成を抑制し、痛覚過敏を抑える働きがある。

(1) アスピリン

- ▶ アスピリンは、［2　　　　　］を抑え、血液を固まりにくくする作用がある。
- ▶ 有害作用として、［3　　　　］や［4　　　　　］に注意する。喘息の患者に投与すると、喘息発作を悪化させる可能性がある。

(2) ロキソプロフェンナトリウム水和物（ロキソニン®）

- ▶ 強い抗炎症作用があり、有害作用は［5　　　　］ため、鎮痛や解熱の目的で広く使用されている。

(3) アセトアミノフェン（アンヒバ®、カロナール®）
- ▶ アスピリンと同程度の解熱・鎮痛作用をもつ。
- ▶ 小児、高齢者やインフルエンザ患者にも安全に使用できるが、有害作用として大量に服薬すると重症の［6　　　］を引き起こす。

● 4. 手術を受ける患者への主な検査
1 画像診断
- 画像診断とは、［1　　］線、超音波、MRI などにより描出された画像を用いて診断する検査群である。

1）X 線検査
- X線検査の特徴として、放射線の［1　　　］（ひばく）に対する防護は重要である。
- 放射線防護の3原則は、［2　　　］（しゃへい）、距離、時間である。
  - ▶ ［3　　　］：放射線の通過を遮断する。
  - ▶ ［4　　　］：距離を離すことで、被曝線量を軽減する。
  - ▶ ［5　　　］：時間に比例して増加する。
- 患者が受ける医療［6　　　］は貴重な情報が収集できる一方、一定量を超えると身体に有害な影響を及ぼす。
- 患者および［7　　　］に対しても被曝への配慮が必要である。必要に応じて、［8　　　］線防護具（プロテクタ）を用いる。
- X線検査の種類は以下にまとめられる。
  - ▶ ［9　　　］線検査：放射線の一種である［10　　　］線を人体に照射し、透過したX線の減弱の差を検出器でとらえ、内部の様子を可視化する検査のことである。
  - ▶ ［11　　　］検査：造影剤を用いて、血管や臓器を造影し［12　　　］線撮影する検査のことである。
  - ▶ ［13　　　］検査：［14　　　］線を利用し、人体をらせん状に照射することで得られたデータをコンピューターで処理を行い、人体の内部構造を画像化する検査である。
- X線の単位は、シーベルト（Sv）とグレイ（Gy）という単位がよく用いられる。
- X線は、人体を透過する際に、様々な組織に吸収されるため、透過したX線の差が生じる。
  - ▶ 空気を含む肺野は、［15　　　］く写る。
  - ▶ 皮下脂肪は、肺野より白く、心臓や大血管より黒く写る。
  - ▶ 血液が流れる心臓や大血管を含む縦隔は、［16　　　］く写る。
  - ▶ 骨や石灰化の部分は、心臓や大血管よりさらに［17　　　］く写る。
  - ▶ 全身にわたって、対象物の［18　　　］の把握や、組織状態の［19　　　］性・［20　　　］性を鑑別する際に用いられる。

(1) 単純撮影
- X線を照射し、体内で減弱したX線を検出器でとらえ、身体の様子を可視化する検査法である。
- ［1　　　］X線撮影では、結石の有無、［2　　　］や［3　　　］の輪部、ガス像から消化管穿孔や［4　　　］の有無がわかる。
- ［5　　　］X線撮影では、肺や縦隔をとりまく［6　　　］の骨折、肺野の状態、肺うっ血、［7　　　］および心拡大の有無がわかる。
- ［8　　　］では、乳房内の腫瘤や石灰化の分布などから悪性か否かを見極めることができる。

- 骨に関する単純撮影では、脊椎の [9   ]、脊柱管狭窄や四肢の [10   ] などを観察することができる。

(2) X線透視検査
- [1   ] 剤を用いて、[2   ] 線透視および撮影する検査法である。
- 造影剤使用時、[3   ] 剤過敏反応（造影剤に対する身体のアレルギー）の既往の有無およびアレルギーが出現していないかの観察を行う。

① 消化管造影
- 造影を用いて [4   ] 管を X 線透視および撮影する検査である。
- 造影剤を使用し連続的に X 線照射することを X 線 [5   ] 検査という。
  ▶ 上部消化管造影
    - バリウムを経口的に飲用し、食道、胃、十二指腸へ注入した状態で撮影をする。
    - [6   ] がん、[7   ] がん、胃・十二指腸潰瘍などの診断時に用いる。
    - 検査後の排便は [8   ] 色のバリウム便であること、および、バリウム排泄を促進させ、[9   ] を予防するために、[10   ] を十分摂取するとともに下剤を服用するように説明する。
  ▶ 下部消化管造影検査（直腸造影法）
    - 通常、直腸用ゾンデを用いて肛門から大腸に造影剤を注入する直腸造影法を用いる。
    - [11   ] がん、大腸ポリープ、その他の大腸腫瘍の診断に用いる。

② 脊髄造影（ミエログラフィ）
- 脊髄の病変を診断するために、[12   ] 下腔内に造影剤を注入して X 線撮影を行う検査方法である。
- 造影剤が入った部分は、[13   ] く写る。
- 健常者の場合は、脊髄液の走行に異変がなく、[14   ] 状に造影される。
- 骨などによる脊髄への圧迫がある場合は、白い帯状に造影される脊髄腔が X 線画像上に、[15   ] や欠損した像となる。
- 穿刺中、検査後、脈拍、[16   ] 状態、痛み、しびれ、不快感、悪心などがないか観察する。
- 検査後、造影剤の脊髄腔内注入による [17   ] 刺激症状などの副作用がないかを観察する。
- 造影部位に応じて術後の [18   ] の保持が必要となる。基本的には頭部をやや高くした体位とする。

③ 胆囊・胆管造影
- 総胆管、肝内胆管、[19   ] の病変を調べる検査である。
- 胆石、[20   ] がん、胆囊ポリープ、慢性膵炎、膵頭部がんの有無などがわかる。

④ 腎盂・尿管造影
- [21   ] より排出される造影剤を用いて、尿路系の画像を得る検査である。
- 検査方法として、以下の方法がある。
  ▶ [22   ] 性尿路造影：造影剤を静脈注射し、尿路系の画像を得る方法。
  ▶ [23   ] 性腎盂造影：尿道口から膀胱鏡を挿入し、逆行性にカテーテルを尿管に挿入し、腎盂腎杯を造影する方法。
- 尿路系の位置異常、形態異常、腎結石・[24   ] 結石などの所見がわかる。

⑤ 脳血管造影
- 脳動脈に [25   ] を挿入し、造影剤を注入しながら連続的に撮影する方法である。
- 血管の狭窄・閉塞、[26   ] 瘤や動静脈奇形の有無、腫瘍の同定などを行うための検査である。

III 周術期患者を理解するために必要な知識

- カテーテルは、[27　　]動脈、[28　　]動脈から挿入されることが多い。
- 脳腫瘍、脳梗塞、[29　　]膜下出血、破裂動脈瘤、未破裂動脈瘤、脳動静脈奇形などの診断に有用である。
- 検査中、検査後、穿刺部位の[30　　]の有無や穿刺側の末梢の[31　　]触知やしびれの確認などを行う。

⑥ **心血管造影**
- 末梢血管から挿入したカテーテルの先端を心臓や血管内に進め、造影剤を注入し、[32　　]、大動脈、[33　　]動脈の形状・形態を造影する検査である。
- 心血管造影を[34　　]カテーテル検査と呼ぶことも多い。心臓カテーテル検査は、[35　　]心カテーテル法と右心カテーテル法がある。
- 検査中、検査後、穿刺部位の[36　　]の有無や穿刺側の末梢の[37　　]触知の確認などを行う。
- 心壁・血管穿孔や動脈解離などの心[38　　]損傷の有無や血栓症・塞栓症の有無などの観察を行う。

⑦ **腹部血管造影**
- 経皮的に挿入したカテーテルの先端を目的の血管に進め、造影剤を注入し、腹部[39　　]を造影する検査である。
- 腹部の血管の[40　　]や拡張、動脈瘤、動静脈シャントなどがわかる。

(3) CT検査（computed tomography）
- [1　　]線を利用して人体をらせん状に照射することで得られたデータをコンピューターで処理を行い、人体の内部構造を画像化する検査である。
- X線の吸収値（CT値）の差を用いて、人体を輪切りにした断層面の構造を示す。
- 造影剤を使用しない単純[2　　]と画像に十分なコントラストを与えるために造影剤を使用する[3　　]CTがある。

2）MRI検査（magnetic resonance imaging）
- 磁気共鳴画像法（MRI）は、[1　　]線は利用せず、核磁気共鳴現象を利用して、生体内のプロトン（H^+）が発生する信号を検出して画像化するものである。
- CT検査と比較して、[2　　]線を使用しないため、被曝がない安全な検査である。
- MRIの短所として、磁場を使用しているため、[3　　]は危険となる。
- T1強調画像では、水分が多いものは[4　　]く描出される。石灰化や線維組織、陳旧性の血腫などは[5　　]く描出される。
- T2強調画像では、水が多いもの（水、血液など）は[6　　]く（高信号）、脂肪や血液成分を含んでいると[7　　]く（高信号）、描出される。正常実質臓器は、[8　　]色に描出される。

3）超音波検査
- 超音波検査の原理は、プローブに配列された振動子からパルス状の超音波を毎秒数十回以上体内に向けて発信する。発信された超音波は体内の様々な境界面で[1　　]し、プローブに再び戻り、受信される。
- 戻りにかかった時間から計算した反射面までの距離と音波から発信された方向から位置を確定し、その位置の[2　　]の強さをエコーの明るさとして断面像を表示する。
- 液体の内部では超音波が反射[3　　]ため無エコーとして描写される（[4　　]く描写される）。
- 脂肪組織や肝臓の血管腫など反射面の多い組織は高エコーとして描写される（[5　　]く描写される）。

III 周術期患者を理解するために必要な知識

- 石灰化や結石など密度や音波が極端に異なるものがある場合は、強エコーとして描写される（真っ白に描写される）。
- 石灰化や結石など背側に出現する帯状の無エコー域は［6　　　］と呼ばれる。

(1) 心臓超音波検査（心エコー検査）
- 胸壁に当てた超音波プローブから超音波を発生させて、［1　　　］の各部分に伝播させ、反射した音をとらえ処理し、心臓の実際の［2　　　］や形態を画像に表す検査である。
- ［3　　　］心疾患（弁膜症、虚血性心疾患）、先天性心疾患、心筋症などの病変やそれぞれの形態的・機能的診断を行うことができる。

(2) 乳房超音波検査
- ［1　　　］の腫瘤性病変や非腫瘤性病変の鑑別診断や［2　　　］がんの検出を行う検査である。

(3) 腹部超音波検査
- 腹壁に当てた超音波プローブから超音波を発生させて、腹部の各部分に伝播させ、反射した音をとらえ処理し、［1　　　］臓器の形態を画像に表す検査である。
- 空気や骨が超音波を通しにくいため、［2　　　］や胃腸など空洞状の臓器や［3　　　］の観察には適さない。

2　内視鏡検査

- 内視鏡という先端にレンズと光源をもつ電子スコープを、対象となる腔内に挿入して観察することで、診断に有用な所見を得るための検査である。
- 内視鏡は、検査の際、患者はある程度の［1　　　］を伴う。看護師は、患者が抱く［2　　　］や苦痛を軽減することが必要である。

1) 上部消化管内視鏡
- 鼻腔や［1　　　］腔から、ファイバースコープを挿入して、食道、胃、十二指腸などの上部消化管の病変の有無を直接観察することができる検査である。
- 病変が疑われる場合には、病理組織診断のために組織を［2　　　］することも可能である。また、治療も可能である。
- 検査は、胃粘膜の状態や、［3　　　］の存在と深達度および浸潤範囲の診断などができる。
- 咽頭麻酔を使用するため、咽頭麻酔が消失するまでは、［4　　　］とする。
- 麻酔が切れたら［5　　　］を少しずつ飲んでもらい、異常がなければ飲食を［6　　　］する。

2) 大腸内視鏡検査
- ［1　　　］から内視鏡を挿入し、先端部の内視鏡からモニタに画像を映し出し、［2　　　］消化管（結腸、直腸および小腸の一部）の［3　　　］の様子を肉眼的に観察することができる検査である。
- 病変を見つけた場合は、組織検査のため組織の一部を［4　　　］することが可能である。また、病変によっては内視鏡的に［5　　　］することができる。

3) 内視鏡的逆行性胆管・膵管造影検査（ERCP）

- 鼻腔や［**1**　　　］腔から、ファイバースコープを十二指腸下行脚まで挿入して、十二指腸乳頭よりファイバースコープを通してカテーテルを［**2**　　　］管・胆管に入れ造影剤を注入し、膵管・胆管の形態を撮影する検査方法である。
- 細胞の採取、胆汁の［**3**　　　　　］のためにカテーテルを留置する治療も行うことができる。

4) 気管支鏡検査

- 口または鼻孔から挿入し、喉頭、［**1**　　　］、［**2**　　　　］支に存在する病変の観察や検体採取、治療に用いられる。
- 軟性気管支鏡を用い気管支鏡検査を行う場合は、一般的に［**3**　　　　］麻酔で行われる。通常、亜区域気管支まで観察可能である。
- 合併症として、出血、［**4**　　　］（臓側胸膜の損傷による）、麻酔薬のリドカイン中毒などのリスクがある。

▶ 5. 手術療法

- 手術（surgery、operation）とは、患者の生命予後の改善や［**1**　　　　］の向上を最終目標として、意図的に生体に［**2**　　　］を与える治療法である。

1) 内視鏡的治療

- リンパ節転移が［**1**　　　］、一括切除が［**2**　　　　］な病変に対して行う。

(1) ポリペクトミー（polypectomy）

- ［**1**　　　］病変に対して、スネアという金属の輪を掛けて締め、高周波の電流を流して焼き切る方法である。
- 対象となるのは、［**2**　　　　］、［**3**　　　　］の病変である。

(2) 内視鏡的［**1**　　　　］切除術（endoscopic mucosal resection；EMR）

- 早期胃がんの中の［**2**　　　　］がんで、直径［**3**　　　］cm 以下の分化型のものに対して行われる。
- ［**4**　　　］が少ない病変に対して、［**5**　　　　］に液体を局注し、［**6**　　　　］を厚くすることで、［**7**　　　　］を傷つけずに切除する方法である。
- 入院期間が［**8**　　　］く、［**9**　　　　］だけの切除であるため、患者にとっての恩恵は大きい。

(3) 内視鏡的［**1**　　　　］剥離術（endoscopic submucosal dissection；ESD）

- 病変の周囲の［**2**　　　］を切開したのち、［**3**　　　　　］を剥離して、病変を一括切除する方法である。
- ［**4**　　　］に液体を局注し、病変をナイフによって徐々に切りはがしていく。
- ESDは、EMRより広い範囲を一度に［**5**　　　　］することができる。

* EMRもESDも［**1**　　　　］や［**2**　　　　］などの合併症を起こす可能性がある。

2）腹腔鏡下手術

- 腹腔鏡を用いて、モニタに映し出される画像を見ながら、病変部を切除して、摘出する方法である。
- 気腹とは、体内に［**1**　　　］ガスを送り込んで、腹壁を内側から膨らませる操作である。
- 気腹をする理由は、［**2**　　　］を確保し、手術を行う［**3**　　　　］を作り出すために行われる。
- 創部が小さいため、［**4**　　　　］に優れている、術後疼痛が［**5**　　　　］、感染の危険性が［**6**　　　　］、術後の腹腔内癒着を生じにくい、という特徴がある。
- ［**7**　　　　］の危険性、［**8**　　　］気腫の出現、下肢［**9**　　　　　］のリスクの出現、体温低下、肩の痛みなどの合併症を起こす可能性がある。

3）開腹手術

- 前腹壁（［**1**　　　］、［**2**　　　］脂肪、［**3**　　　］筋、［**4**　　　］筋、［**5**　　　］筋）および腹膜を切開し、腹腔内の手術部位の臓器に至る方法である。
- 腹腔鏡下手術と開腹手術の一般的な比較

	腹腔鏡下手術	開腹手術
切開創	[**6**　　　]	[**7**　　　]
手術侵襲	[**8**　　　]	[**9**　　　]
入院期間	[**10**　　　]	[**11**　　　]

4）自動吻合器による吻合形成

- ［**1**　　　］（ホウゴウ）とは、手術部位の止血、臓器の再建、皮膚の閉鎖などの目的で行われる操作をさす。
- ［**2**　　　］（フンゴウ）とは、本来繋がっていなかった消化管などのある部位どうしを縫合する操作をさす。

［**3**　　　］吻合	最も生理的な通過状態を得られる反面、吻合部の血流障害をきたすことがある。
端側吻合	胃全摘術の R-Y 法や食道亜全摘術の食道胃吻合に利用される。
［**4**　　　］吻合	空腸パウチの作成やバイパス手術の吻合で利用される。
［**5**　　　］吻合	形態的には側々吻合であるが、通過状態は端々吻合と同様になる。

▶ 6. 手術前期に関する知識

- ［**1**　　　　　　　　　］とは、患者が病気や治療について十分な情報を得たうえで同意（選択、拒否、同意）することである。看護師は、患者が自らの病気を理解し、それと向き合い、自分の価値観や人生観と照らし合わせて、どのような治療を受けるかを主体的に決断できるように支援する必要がある。
- 手術を受けることが決定した患者は、外来あるいは病棟において、患者の個別性に応じて、以下のような手術に向けた準備が行われる。
    ▶ 術前オリエンテーション（病棟、手術室、ICU）、抗凝固薬・抗血小板薬の休薬確認。
    ▶ 術前訓練（禁煙、呼吸訓練、下肢の運動など）、臍処置、除毛。

7. 手術期に関連する知識

- 患者が安全かつ円滑に手術を受けることができるように、外科医師（術者）、麻酔科医師、器械出し看護師、外回り看護師、臨床工学技士などの医療従事者が、[①　　　]間で密に情報共有し、連携しながら手術に携わる。

1）麻酔

- 麻酔とは、単に眠らせることではなく、痛みをはじめとする手術に伴う[①　　　]を取り除き、患者が[②　　　]に手術を受けられるようにする全身管理である。
- 麻酔の種類には、全身麻酔と局所麻酔がある。

(1) 全身麻酔

- 全身麻酔は、血流を介して麻酔薬を[③　　　]に運び、[④　　　]を抑制させる。
- 全身麻酔の3要素は、[⑤　　　]、[⑥　　　]、[⑦　　　]（筋弛緩）である。[⑧　　　]の抑制を加えて4要素とすることもある。
- 全身麻酔薬は、意識を[⑨　　　]的に喪失させ、すべての感覚、知覚を[⑩　　　]する薬物であり、無痛下で手術を行うために用いる。副作用として、麻酔の深さが増すと、ほとんどの麻酔薬で[⑪　　　]や[⑫　　　]（血圧低下や徐脈など）を生じる。
- 揮発性麻酔薬（セボフルラン、デスフルラン）や、脱分極性筋弛緩薬（スキサメトニウム）の使用時にまれに生じる死亡率の高い副作用を[⑬　　　]という。筋強直を伴う急速な体温上昇を特徴とする。筋弛緩薬の[⑭　　　]が特異的な治療薬である。

① 全身麻酔で使用される主な薬剤

(a) 吸入麻酔薬 ＜作用：鎮静＞

- 気道を介して[⑮　　　]へ吸入することにより、肺胞から血液に拡散し、血流によって脳に運ばれる。体内での代謝は少なく、[⑯　　　]から排泄される。
- 吸入濃度の調節により麻酔の深さと作用時間の調節が静脈麻酔薬よりも容易に行える。
- 吸入麻酔薬には、亜酸化窒素（笑気）セボフルラン（セボフレン®）、デスフルラン（スプレーン®）などがある。
- 亜酸化窒素のみが常温で気体ガス麻酔であり、そのほかの薬物を揮発性麻酔薬という。
- 有害作用として、[⑰　　　]作用、[⑱　　　]作用がある。

(b) 静脈麻酔薬 ＜作用：鎮静＞

- 末梢静脈ルートから[⑲　　　]内に投与し、心臓を経由して[⑳　　　]に運ばれる。
- プロポフォール（ディプリバン®）、ミダゾラム（ドルミカム®）、チアミラール（イソゾール®）などがある。プロポフォール（ディプリバン®）の特徴を以下に示す。
  - ▶ 脂溶性で、色は[㉑　　　]色である。
  - ▶ 麻酔導入・覚醒ともに非常に[㉒　　　]、調節も容易であるため、頻用されている。
  - ▶ 鎮痛作用がなく、静注時に[㉓　　　]を生じることがある。

（c）麻薬性鎮痛薬 ＜作用：鎮痛＞

- 麻薬性鎮痛薬は、主に［24　　　］神経系に作用し、意識の消失なしに［25　　　］を和らげる。
- 麻薬性鎮静薬は、［26　　　］を起こす可能性を有する薬物である。
- 麻薬性鎮痛薬は、痛みの経路に直接作用し、効果を発現する。
  - ▶フェンタニル：強力な鎮痛作用を有する（モルヒネの［27　　　］倍）。反復投与により体内に蓄積し、［28　　　］を生じる可能性がある。
  - ▶レミフェンタニル（アルチバ®）：超短時間作用性の［29　　　］鎮痛薬で、体内に蓄積せず作用消失が速やかなため、持続投与が可能で十分な［30　　　］が図れる。

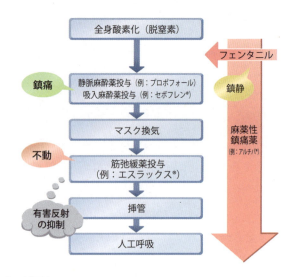

（d）筋弛緩薬 ＜作用：不動＞

- 気管挿管時の［31　　　］反射の除去、調節呼吸の容易化、体動の抑制、［32　　　］弛緩による術野の確保などが目的で用いられる。
- 脱分極性弛緩薬のスキサメトニウム、非脱分極性筋弛緩薬のロクロニウム（エスラックス®）、ベクロニウム（マスキュラックス®）などがある。

② 挿管と抜管

- 挿管の手順を以下に示す。
  - ▶医師へ喉頭鏡を手渡す。
  - ▶医師へ気管チューブを手渡す（スタイレットを使用する場合は、スタイレットは気管チューブの先端より出さない）。
  - ▶医師の指示のもと、気管チューブからスタイレットを抜き、カフに空気を入れる。
  - ▶医師が呼吸音を聴取し、気管挿管できているか確認し、気管チューブの固定を行う（固定の位置が深すぎると片肺挿管となるため注意する）。
  - ▶バイトブロックを患者の口角に挿入し、気管チューブと共にテープで固定する。
- ［33　　　］は、抜管の条件（呼吸状態、胸郭の動き、呼名反応、開眼、離握手など）が満たされているかを確認した後に実施される。

（2）局所麻酔

- 局所麻酔は、脊髄神経、末梢神経、あるいは自律神経系のある部分で［34　　　］を行う。
- 局所麻酔には、以下に示すものがある。
  - ▶［35　　　］麻酔：腰椎の棘突起間から針を穿刺し、局所麻酔薬を［36　　　］膜下腔の脳脊髄液内に注入して、［37　　　］神経を遮断する。

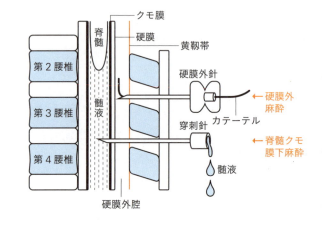

- ▶ [38　　　]麻酔：主に胸椎、腰椎の棘突起間から針を穿刺し、局所麻酔薬を［39　　　］腔に注入して、［40　　　］神経の前根・後根を遮断する。術後鎮静のためにカテーテルを留置することが多い。
- ▶ [41　　　]麻酔：局所麻酔を末梢神経の神経管や神経節、あるいは［42　　　］に注入する。
- ▶ [43　　　]麻酔：皮下組織や粘膜組織内に局所麻酔薬を注入し、神経［44　　　］を遮断する。
- ▶ [45　　　]麻酔：[46　　　]表面に局所麻酔を塗布あるいは噴霧し、最も末梢で神経伝達路を遮断する。

① 硬膜外麻酔

- ［47　　　］腔に局所麻酔薬を注入し、脊髄の［48　　　］と［49　　　］を遮断する麻酔方法である。
- 硬膜外腔は、胸腔内の陰圧を反映して、わずかに［50　　　］になっている。
- 硬膜外麻酔の利点と欠点を以下に示す。
  - ▶ 硬膜外麻酔は脊髄クモ膜下麻酔と比較して、［51　　　］と［52　　　］が軽度である。
  - ▶ 脊髄クモ膜下麻酔とは異なり、［53　　　］から［54　　　］までのどの椎体間でも穿刺が可能である。
  - ▶ 穿刺部位と注入局所麻酔量を調節し、脊椎の分節に応じた［55　　　］が可能である。
  - ▶ 手技に熟練が必要であり、局所麻酔薬を大量に使用するため、局所麻酔薬［56　　　］を起こす可能性がある。
  - ▶ 硬膜外穿刺中に硬膜［57　　　］を起こす可能性がある。
  - ▶ 硬膜外カテーテルを留置することで術後鎮痛に使用できる。
- PCA（patient-controlled analgesia：自己調整鎮痛法）とは、患者が痛みを感じるときに、［58　　　］の判断で、あらかじめ設定されていた少量の鎮痛薬を投与して鎮痛を得る方法である。
  - ▶ PCEA（patient-controlled epidural analgesia：硬膜外自己調整鎮痛法）の投与経路は硬膜外である。
  - ▶ Iv-PCA（intravenous patient controlled analgesia：経静脈自己調整鎮痛法）は、投与経路は静脈内に投与する。硬膜外麻酔が適応にならない症例にも用いられる。欠点として、体動時の鎮痛効果が劣ることや、呼吸器合併症の頻度が高いといわれていることがある。

② 脊髄クモ膜麻酔

- ［59　　　］腔に局所麻酔薬を投与することによって、脊髄の知覚神経、運動神経を遮断する方法である。
- 脊髄クモ膜下腔は、脳脊髄液で満たされており、薬液の拡散が速やかであるため、作用発現が［60　　　］い。そのため、［61　　　］神経が遮断され血管拡張による血圧［62　　　］が生じる。
- 脊髄の穿刺を避けるため、穿刺は第2腰椎より尾側で行う。そのため、下腹部以下の手術が適応となる。
- 副作用や合併症として、血圧［63　　　］、呼吸［64　　　］、硬膜穿刺後頭痛、神経損傷、血腫などがみられる。

③ 末梢神経ブロック

- 神経周囲もしくは神経が走行する［65　　　］層間、筋膜上に局所麻酔薬を投与することにより、一時的にその神経の支配領域に［66　　　］効果を得る方法である。

- 術前、術中、術後で使用する主な薬剤の作用・副作用（有害作用）を各自で調べておきましょう。

> 例）ソセゴン®、ロピオン®、レペタン®、ボルタレン®、ポプスカイン®、ドロレプタン®、エフェドリン、硫酸アトロピン、ワゴスチグミン®、ブリディオン®

3）手術室の環境

- 手術室の環境を以下に示す。
  - ▶ 清浄度クラス（Ⅰ：高度清潔区域、Ⅱ：清潔区域、Ⅲ：準清潔区域、Ⅳ：一般清潔区域、Ⅴ：汚染管理区域、Ⅵ：拡散防止区域）。
  - ▶ 最適室温：25℃前後（22〜26℃）、最適湿度：40〜60％。
  - ▶ 空調：一般的には、手術室から廊下への一方向（陽圧）。照度：1,000ルクス、術野は20,000ルクス。

4）手術室での看護師の役割

- 手術室看護師は、周術期（術前、術中、術後）をとおして、手術を受ける患者が安全で安心な最良の手術を受けられるように、医療チームの一員として情報を共有し、専門的な知識と技術をもって、その役割を果たすことが求められている。（手術室で提供される看護（手術看護））
- 手術室看護師は、患者の［**1**　　　　］となり、患者の擁護を行う役割がある。
  - ▶ 器械出し看護師の役割：手術の進行がスムーズに行われるように、［**2**　　　　］操作の原則に基づき、手術の進行状況を踏まえて、先読みしながら器械を提供する。
  - ▶ 外回り看護師の役割：周術期をとおして、患者の安全・安楽を確保し、手術全体の流れを把握し、手術がスムーズに行うことができるように各職種間の［**3**　　　　］役を担う。

5）手術室での医療安全

- 手術室で行われている安全管理として、以下に示すものがある。
  - ▶ ［**1**　　　　］誤認、［**2**　　　　］誤認の防止。
  - ▶ ［**3**　　　　］遺残の防止。
  - ▶ 確実な滅菌物の提供、針刺し・切創の防止。
  - ▶ 医療機器の使用前点検。
- ［**4**　　　　］チェックリストとは、世界中の手術による死亡者を減少させる目的で、2009年にWHO（世界保健機関）が提唱したものである。

6）体温管理

- 術中の体温は、麻酔開始時、麻酔導入による末梢血管の［**1**　　　　］に伴い、血流にのり、熱が移動し、中枢温が、［**2**　　　］〜［**3**　　　］℃低下する。
- その後、第1段階として、熱の［**4**　　　　］による中枢温の低下が起こる。第2段階として、体表から外部への熱の［**5**　　　］により体温が低下する。第3段階として、体温低下が［**6**　　　］になる。
- 体温測定部位は、［**7**　　　］や膀胱、咽頭、食道、鼓膜、腋窩、皮膚、血液など様々な部位で測定される。
  - ▶ 直腸温は、［**8**　　　］損傷の危険性がある。［**9**　　　］温、［**10**　　　］温は、皮膚や末梢の部分が外気に直接触れているため、温度が変動しやすい。

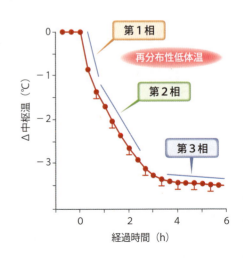

7）手術体位

- 患者にとって［**1**　　　］・［**2**　　　］であり、手術操作を［**3**　　　］・安全に行うことができるという2点を持ち合わせていなければならない。
- 手術体位に求められる条件として、以下の事柄があげられる。
  ▶ 全身の関節が［**4**　　　］内であり、手術上の［**5**　　　］が保持されている。
  ▶ 局所的な［**6**　　　］、過度の牽引・［**7**　　　］がない。
  ▶ ［**8**　　　］、［**9**　　　］、［**10**　　　］の機能を障害しない。
  ▶ 十分な術野が確保でき、手術操作が無理なく行える。
  ▶ 安全な［**11**　　　］管理ができる。
  ▶ 手術時間（長時間）に耐えることができる。

体位名	褥瘡好発部位	ポイント
［**12**　　　］位		・上肢は、手台にのせて、［**16**　　　］度未満の角度に外転させ、前腕は回内回外中間位に固定する。過度に外転させると［**17**　　　］、過度に回外させると［**18**　　　］を引き起こす。 ・下肢は、大腿下部あるいは大腿上部を固定帯（安全帯）で固定する。固定帯の位置が膝関節周囲にくる場合は、［**19**　　　］を起こす可能性があるので注意する。
［**13**　　　］位		・腋窩に枕を入れ、下側への圧迫による上肢の循環不全や腕神経叢麻痺を予防する。 ・下肢は、下側は、股関節を［**20**　　　］〜［**21**　　　］度、膝関節で［**22**　　　］度くらい屈曲させる。上側は、ほぼまっすぐに伸ばすようにする。膝関節の間には、枕を入れて水平になるようにする（下曲げ、上伸ばし）。
［**14**　　　］位		・［**23**　　　］、耳介、鼻、口、頸部の圧迫がないようにする。気管チューブが屈曲しないように注意する。 ・腹臥位用の体幹固定器具（4点支持器など）を用いて、前胸部と［**24**　　　］の動きを確保し呼吸運動が妨げられないようにする。 ・両下肢は、膝関節部の過度の屈曲や圧迫による大腿［**25**　　　］の還流障害を起こさないようにする。
［**15**　　　］位		・股関節を軽度外転させ、膝関節を屈曲させて、下肢を挙上する。 ・［**26**　　　］麻痺、大腿神経麻痺、［**27**　　　］麻痺に注意する。

＊体位ごとの褥瘡好発部位に赤丸をしましょう

8）手術を受ける患者に挿入される主なカテーテルの種類

- 術中・術後には、生体の状態を把握または管理するために様々なカテーテルが挿入される。
  - ▶ 末梢［ 1 ］ラインは、静脈路の確保のために留置され、輸液・輸血薬剤の投与経路として用いられる。
  - ▶ 末梢［ 2 ］ラインは、動脈にカテーテルを留置し、持続的に血圧をモニタリングする目的で用いられる。採血ラインとしても使用される。
  - ▶ ［ 3 ］カテーテルは、一般的にスワン・ガンツカテーテルと呼ばれる。スワン・ガンツカテーテルの先端を大静脈から右心房・右心室を経由し［ 4 ］に留置すると、肺動脈圧、肺動脈楔入圧や心拍出量が測定できる。
  - ▶ ［ 5 ］静脈カテーテルは、輸液・輸血のみならず、高カロリー輸液投与や［ 6 ］圧（CVP）測定による循環血液量のモニタリングなどを目的として留置する。

9）手術を受ける患者の入室から退室までの流れ

- 手術室の実習の前：手術室の実習に臨む前に、次頁の記録用紙の項目について各自で学習を深めましょう。
- 手術室の実習：次頁の記録用紙を使って、術中の手術を受ける患者を理解してみよう。
- 手術室の実習の後：以下のことについて振り返りをしましょう。

> - 手術中の患者が置かれている状況と、その状況下で必要な援助について具体的にまとめてみよう。
> - 手術室看護師が患者に提供した印象的な援助を1つあげ、その援助の意味について具体的にまとめてみよう。
> - 受け持ち患者に対し、術後どのような看護援助を提供する必要性があるか具体的にまとめてみよう。
> - 手術室における患者の安全・安楽を守るためのチーム連携について具体的にまとめてみよう。

手術室での実習の記録用紙

□：看護師と一緒に実践してみよう（状況によって見学になる場合もあり）　○：看護師が実践していることを見学してみよう
☆：手術の進行状況が落ち着いているときに担当看護師に質問してみよう　＊：手術室で実習をするうえでの参考にしよう
下記のポイントの事前学習をしてから、手術室での実習にのぞみましょう。

手術室での実習目標：	実習日：

術式：

学生氏名：　　　　　　（　　　　病棟　）　担当手術室看護師氏名：

病棟	麻酔導入	手術開始前準備
○ 術前訪問（手術室、ICU）を見学しよう □ 手術に対する発言、表情の観察をしよう □ 術前のバイタルサインを測定しよう ・体温【　】℃ ・脈拍【　】回/分 ・血圧【　／　】mmHg ・呼吸数【　】回/分 ・SpO₂【　】% **手術室入室** □ 患者に挨拶をしよう <病棟看護師と手術室看護師の申し送り> ○ 患者確認、手術部位の確認をしよう ・リストバンド認証 ・手術部位確認 ・患者自身によるフルネームの確認 ○ 同意書の確認をしよう ・麻酔同意書、手術同意書 ・輸血同意書、血液製剤同意書 <入室時の介助> □ 更衣の介助をしよう □ 不安を軽減できるような声かけをしよう <モニタ装着> □ モニタを装着してみよう ・心電図モニタ ・マンシェット（非観血的血圧） ・パルスオキシメーター ☆ 麻酔導入前に患者に対して行っている配慮について担当看護師に質問してみよう	□ モニタでバイタルサインを観察しよう ・脈拍【　】回/分 ・血圧【　／　】mmHg ・SpO₂【　】% <麻酔> □ 患者の表情を観察しよう ○ 患者の麻酔方法に✔をつけよう 　○ 脊椎麻酔① 　穿刺部位【　】 　○ 硬膜外麻酔② 　穿刺部位【　】 　○ 全身麻酔 　　○静脈麻酔薬【　】 　　○静脈麻酔薬【　】 　　○吸入麻酔薬【　】 　　○筋弛緩薬【　】 全身酸素化（脱窒素）　　＊ →静脈麻酔薬 →筋弛緩薬投与 →挿管 （気管チューブ・ラリンゲルマスク） □ 聴診器で肺の音を聞いてみよう <全身麻酔の4要素> 患者の状態に✔をつけよう ○ 鎮痛　→　痛みを除去する ○ 鎮静　→　意識レベルを下げて手術を受け入れやすい精神状態をつくる ○ 筋弛緩→手術しやすい術野を提供する ○ 有害反射の抑制	<挿入物> ・尿道留置カテーテル ・体温測定プローベ（直腸温・膀胱温・皮膚温・腋窩温） ・末梢静脈ライン（Vライン）、末梢動脈ライン（Aライン） ・スワンガンツカテーテル（SGカテーテル） ・中心静脈カテーテル（CVカテーテル） <装着物> □ 看護師と一緒に間欠的空気加圧装置を装着しよう □ 看護師と一緒に対極板を貼付しよう <手術体位> □ 看護師と一緒に体位固定をしてみよう □ 患者の体位に✔をつけよう 　体位固定時に観察した圧迫部位に丸をつけてみよう □ 仰臥位 □ 側臥位 □ 腹臥位 □ 截石位 <体温管理> 麻酔薬により体温調節中枢が抑制される　　＊ ↓　（中枢温：36.8±0.2℃） ＊体温が変化しやすくなる □ 術中体温管理をするための援助をしよう （温風式加温装置・水循環式体温維持装置）

Ⅲ 周術期患者を理解するために必要な知識

術中	手術終了〜退室
○ タイムアウトを見学しよう <術中の状態の観察> □ モニタでバイタルサインを観察しよう □ 麻酔チャートをみてみよう 　バイタルサインは？　　　　　　　　　　＊ 　使用している薬剤は？ 　輸液量は？　出血量は？　尿量は？ ☆ 外回り看護師が患者の異常を早期発見するための配慮や工夫の実際を担当看護師に質問してみよう <出血測定> □ 看護師と一緒に出血量の測定しよう <体位、皮膚状態の観察> □ 看護師と一緒に体位、皮膚状態の観察をしよう ☆ 皮膚、神経障害の予防の援助の実際を担当看護師に質問してみよう <体内残存防止、術中の安全の取り組み> ○ 体内残存防止の取り組みを見学しよう 　・ガーゼ、針、器械などのカウント 　・術後のX線像による確認 ☆ 手術部位感染の発生率を低下させるための対策をどのように行っているかを担当看護師に質問してみよう <水分出納> □ 術中の水分出納を記載しよう 　輸液量【　　　】輸血量【　　　】 　尿量　【　　　】出血量【　　　】 　その他【　　　】	<挿入物> 挿入物を記載しよう 　　　- 前面 -　　　　　　　　- 後面 - <術後疼痛管理> 術後の疼痛管理の方法に✔をしよう | ○	硬膜外麻酔	内容量【　　　】	投与速度【　　　】
○	iv-PCA	内容量【　　　】 ロックアウト時間【　　　】	投与速度【　　　】 ボーラス投与量【　　　】
○	ブロック	内容量【　　　】	部位【　　　】	 <抜管> □ 抜管時の観察をしよう 　・呼吸状態、呼名反応、開眼、離握手、胸郭の動き □ バイタルサインを観察しよう 　・体温【　　】℃　・脈拍【　　】回/分　・呼吸数【　　】回/分 　・血圧【　　／　　】mmHg　・SpO₂【　　】% □ 患者にねぎらいの言葉をかけよう □ 看護師や医師たちとともに患者をベッド移乗させよう

Memo（上記以外の記事）

出典／大滝 周・他：看護学生が手術室見学実習を意図的に臨むための教育的試み：第3報—手術室見学実習記録用紙を用いた学習効果—, 昭和学士会雑誌, 78(3): 254-263, 2018.

8. 手術後期に関する知識

- [①　　　　　]（術後回復能力強化、enhanced recovery after surgery；ERAS）とは、欧州で2001年頃から提唱され始めた、①手術侵襲（反応）の軽減、②手術合併症の予防、③術後の回復促進、を主目的とした多職種によるチーム医療により実施される術後回復強化プログラムをさす。
- 術後の看護援助のポイントとして、[②　　　　　]を早期発見するための観察（アセスメント含む）、術後合併症を予防するための[③　　　　　]を促進する援助、生活の[④　　　　　]の支援があげられる。

時期	術前	術中	術後
内容	・手術に関する説明と不安の軽減 ・貧血の改善、禁煙・禁酒、術前リハビリテーション ・絶飲食期間の短縮 ・水分・炭水化物の摂取 ・必要最低限の腸管の前処置 ・適切な麻酔前投薬の使用	・低侵襲手術の選択 ・標準的な麻酔方法の選択 ・予防的な抗菌薬の投与 ・効果的な皮膚消毒薬の選択 ・体温管理による低体温の予防 ・過剰投与防止のための輸液管理 ・深部静脈塞栓症の予防 ・術後悪心・嘔吐予防のための薬物投与 ・必要最低限のドレーン留置	・麻酔覚醒前の経鼻胃管の抜去 ・不要なドレーンの抜去 ・膀胱留置カテーテルの早期抜去 ・消化管蠕動運動の促進 ・適切な疼痛コントロール ・経口摂取の早期再開 ・経口サプリメントによる栄養補給 ・血糖のコントロール ・早期離床の促進 ・退院に向けた調整

9. 心肺蘇生

- [①　　　　　]とは、呼吸や心臓が停止し、またはそれに近い状態にある疾病者に対し、心肺機能を補助するために行う救命処置である。その際に、呼吸および循環を補助する技術を[②　　　　　]法（cardiopulmonary resuscitation；CPR）という。
- 心肺蘇生法には、[③　　　　　]救命処置（basic life support；BLS）と2次救命処置（advanced life support；ALS）がある。

BLS	人工呼吸や胸骨圧迫により呼吸と循環を補助する一連の処置である（自動体外式除細動器（automated external defibrillator；AED）の使用が含まれる）。
ALS	医師の指示のもと気管挿管や薬剤投与などを行う高度な処置である。

- 心肺停止（cardiopulmonary arrest；CPA）とは、①意識[④　　　]、②呼吸[⑤　　　]、③循環[⑥　　　]のすべてを満たした状態をさす。
- 脳は、虚血許容時間が[⑦　　　]く、心停止後10～15秒で脳組織内に残存する[⑧　　　]が消費されて意識を消失し、3～5分で神経細胞の不可逆的障害が始まるとされている。
- 脳は、神経活動を維持するための[⑨　　　]消費量が他の臓器に比べて高い。そのため、心停止により、全身の血液循環が遮断されたとき、低[⑩　　　]によるダメージを受けやすい。
- CPRは、以下の要素で構成される。
  ▶ [⑪　　　　　]
  ▶ 気道確保
  ▶ 人工呼吸

Ⅲ 周術期患者を理解するために必要な知識

- BLSに関するガイドラインは定期的に見直され、改訂されるため、常に最新のアルゴリズムにそった手順を確認する必要がある。
- 一例として『JRC蘇生ガイドライン2015』の医療用BLSアルゴリズムを以下に示す。

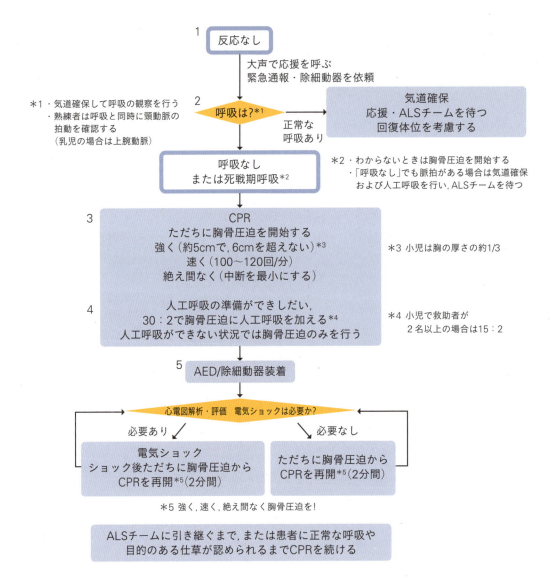

出典／日本蘇生協議会監：JRC蘇生ガイドライン2015，医学書院，2016，p.49．

1) 頸動脈の位置

- 頸動脈を触知する位置に印を付けましょう。
- 頸動脈の位置の見つけ方は、以下のとおりである。
  ▶ 2本か3本の手で、[1　　　]の位置を特定する。
  ▶ 気管と胸鎖乳突筋の間にある溝に滑り込ませ、軽く触れ、[2　　　]を触知する。

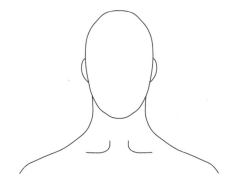

2) 胸骨圧迫の位置

- 胸骨圧迫の位置に印をつけましょう。

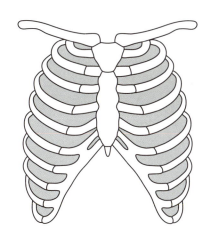

- 胸骨圧迫を最大限効果的に行うためには、傷病者を固い面に横たわらせることが重要である。
- 胸郭を戻すことによって、[①　　　]に血液が流れ込むようになる。胸郭の戻りが不十分な場合は、圧迫間の心臓内に満たされる[②　　　]量、胸骨圧迫により生み出される[③　　　]が減少する。
- 胸骨圧迫のポイントを以下に示す。
  - ▶ 圧迫のテンポ：[④　　　]〜[⑤　　　]回／分
  - ▶ 圧迫の深さ：[⑥　　　]cm以上。臓器などへの[⑦　　　]の原因となりうるため、6cmを超えないようにする。
  - ▶ 手の位置：胸骨の[⑧　　　]に両手を載せる。肘をまっすぐ伸ばし、肩が自分の手の真上になるようにする。
  - ▶ 胸郭の戻り：圧迫を行うたびに胸郭が[⑨　　　]に元に戻るようにする（理想的には圧迫と胸骨の戻りが1：1となるようにする）。圧迫の中断のたびに、胸部に寄りかからないようにする。
  - ▶ 中断を最小限にする：胸骨圧迫の中断を[⑩　　　]秒未満にする。

3) 気道確保

- 気道確保の方法は、以下の2通りがある。
  - ▶ 頭部後屈－あご先挙上法：舌が引き上げられ、[①　　　]を確保できる。
  - ▶ 下顎挙上法：頭部または頸部の損傷が疑われる場合は、頸部や[②　　　]の動きを少なくするために、選択される。
- 頭部後屈－あご先挙上法は、以下の手順で行われる。
  - ▶ 傷病者の額に片方の手を置き、頭部が後方に傾くように手のひらで押す。
  - ▶ もう片方の手の指を、あご先に近い下顎の骨部分の下に当てる。
  - ▶ 下顎を挙上し、顎先を前方に動かす。
- 頭部後屈－あご先挙上法で避ける事柄を以下に示す。
  - ▶ 頸部損傷時は、禁忌である。
  - ▶ あご先の下の軟部組織を押し込むと[③　　　]が塞がれる可能性があるため、深くまで押し込まない。また、傷病者の口は完全に閉じないようにする。
- 下顎挙上法は、以下の手順で行われる。
  - ▶ 下顎角部の下に指をあてがい、両手で持ち上げ下顎を前方へ動かす。
  - ▶ 唇が閉じている場合は、親指で下顎を押して、唇を開ける。

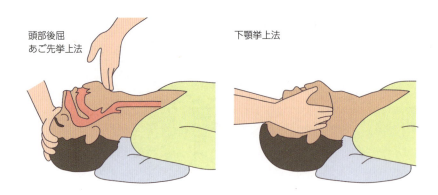
頭部後屈あご先挙上法　　下顎挙上法

4）人工呼吸

- 人工呼吸を実施する際は、以下の点に注意する。
    - ▶ 傷病者の胸が上がるように、[1] 秒かけて息を吹き込むようにする。
    - ▶ 人工呼吸1回ごとに、[2] の上がりを確認する。
    - ▶ [3] 秒以内に、胸骨圧迫を再開する。
    - ▶ たくさんの量を吹き込むと [4] 膨満を招く恐れがある。
    - ▶ 過換気になると、[5] 内圧を上昇させ、静脈還流を阻害する可能性がある。
- [6] 策の一環として、人工呼吸時には感染防護具を用いる（感染防護具の準備ができるまでは人工呼吸を省略しても構わない）。

5）AEDによる除細動

- AEDは、心リズムを解析し、VF（[1]）やPVT（無脈性心室頻拍）であると判断された場合、心臓への [2] 施行を促すメッセージが装置から出される。
- AED操作の手順は、以下のとおりである。
    - ▶ 携帯用ケースを開け、必要であればAEDの電源を入れる。
    - ▶ 傷病者の胸にAEDパッドを貼る。
    - ▶ 傷病者から「離れて」、AEDに心リズムを解析させる。
    - ▶ AEDがショック適応と知らせた場合、傷病者から離れるよう指示が出され、その後、ショックを施行する。
    - ▶ ショックが不要な場合およびショックが施行された後は、[3] から直ちにCPRを再開する。
- 電極パッドを取り出し、右前胸部と左側胸部に貼付するときには、胸骨圧迫は [4] しない。
- パッドを貼る際の注意事項として、以下があげられる。
    - ▶ 胸部が濡れている場合は、タオルなどで [5] をふき取る。
    - ▶ ペースメーカーなどが埋め込まれている場合は、医療機器の [6] を避けて貼付する。
    - ▶ 胸毛が多い場合は、携帯ケースに備えられている剃刀でパッドを貼る部分を剃毛する。または、パッドがもう1セットある場合は、1セット目を、胸毛を取り除くために使用することもできる。

Ⅳ 周術期患者に必要な看護援助

Ⅳ 周術期患者に必要な看護援助

1. 手洗い

手指の皮膚表面には [1] が多く存在している。手指は、[2] や [3]、剥落した皮膚の細胞、埃などにより日常的に汚れやすい。

手洗いの目的は、手指に付着した [4] と通過菌除去により手指を介した交差 [5] から患者を守り、病原体から看護者を守ることである。

手洗いは、日常的手洗い（手洗い）、衛生学的手洗い（[6]）、手術時手洗い（手術時手指消毒）に分類される。

1）手指衛生のタイミング

- ① 患者に触れる [7]
- ② 清潔・無菌操作の前
- ③ 体液に曝露された可能性がある場合
- ④ 患者に触れた [8]
- ⑤ 患者周辺物品に触れた [9]

2）手指衛生の手順

①		速乾性手指製剤を、指を曲げながら適量受ける。	②	手のひらと手のひらを擦り合わせる。
③		指の [10]、指の背をもう片方の手のひらで擦る。	④	手の甲ともう片方の手のひらで擦る。
⑤		指を組んで両手の指の [11] を擦る。	⑥	親指をもう片方の手で包みねじり擦る（両手）。
⑦		両 [12] まで丁寧に擦る。	⑧	乾くまで擦り込む。

IV 周術期患者に必要な看護援助

▶ 2. 除毛と臍処置

除毛処置とは、体毛に付着している細菌による [**1**   ] のため、あるいは、体毛そのものが手術に際して障害になる場合に、医療用バリカンを用いて [**2**   ] を除去する処置をいう。

臍処置とは、[**3**   ] を除去して十分に消毒を行う処置をいう。

1) <u>除毛の手順</u>を【1】準備物品、【2】具体的な方法／根拠・留意点、【3】観察するポイント（内容）の視点でまとめましょう。

【1】準備物品		

【2】具体的な方法	根拠・留意点

【3】観察するポイント（内容）

2) 臍処置の手順を【1】準備物品、【2】具体的な方法／根拠・留意点、【3】観察するポイント（内容）の視点でまとめましょう。

【1】準備物品		

【2】具体的な方法	根拠・留意点

【3】観察するポイント（内容）	

3. 呼吸管理

術後は、できるだけ早く肺を拡張させ、気道分泌物を効果的に排出させ、無気肺や肺炎といった [1   ] を予防することが重要となる。

1) 吸入療法
- 吸入療法は、気道分泌物の粘性・弾性を [2   ] させ、排出を促すために行われる。

2) 深呼吸
- [3   ] によって、肺容量を [4   ] させ、胸腔内がより [5   ] となることにより、肺の背側の [6   ] が低い領域を膨張させることができる。
- 深呼吸（腹式呼吸）は、吸気時に腹部を持ち上げるよう意識することで [7   ] を下げ、吸気量を増加させる。呼気時は、上腹部の筋肉を収縮させて腹腔内圧を高め、[8   ] から空気を出すのを助ける。
- 体位は、効果的な呼吸が行える [9   ] をとることが望ましい。
- 方法として、口をすぼめて、息をゆっくり、[10   ] に吐く。次に、[11   ] から静かに息を吸い、[12   ] を膨らませていく。呼気と吸気の時間は、[13   ]：[14   ] とし、息を吐き出せれば、息を吸い込むことが容易であると説明する。

3) 咳による排痰
- 気道内の分泌物を、咳嗽（咳）をすることによって排出させ、[15   ] の清浄化、気道の疎通を図る。
- 体位は、両上肢の力を抜き、膝を軽く屈曲させて [16   ] または [17   ] をとる。
- 方法として、大きくゆっくりと [18   ] を吸い込んだ後、息を1～2秒とめてから1回ないし2回続けて咳をする。

4) 器具を用いた呼吸訓練
- 吸気を最大限に行い、[19   ] に十分な空気を取り入れて、肺を [20   ] させる方法である。
- 流量型と容量型がある。流量型（商品名：トライボール、トリフロー）は、ボールが動くことによりフィードバック（患者が効果的な呼吸をしていることを認識すること）が得られる。容量型（商品名：コーチ2）は、呼吸の速さではなく、吸気の量によってフィードバックが得られるようになっている。

(1) トライボール
- 収縮した [21   ] にゆっくりと [22   ] のスピードで持続的に息を吸い、空気を取り入れ拡張する最大吸気持続法（sustained maximal inspiration）の練習に用いる。

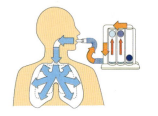
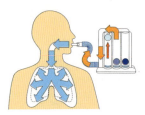

画像提供：コヴィディエンジャパン株式会社

- 1個：水色のボールが筒の最上部にあるとき＝[23   ] mL/秒
- 2個：水色と青色のボールが筒の最上部にあるとき＝[24   ] mL/秒
- 3個：3個全部のボールが筒の最上部にあるとき＝[25   ] mL/秒

- トライボールの手順を以下に示す。
  - 時間（秒）がすぐ確認できるところに時計を用意する。
  - トライボールをセッティングする。（マウスピースを青い蛇管に取り付け、蛇管のもう一端を器具本体前面の取り付け口にしっかりと差し込む。）
  - 器具を垂直に立て、[26　　　　　　]を唇でしっかりとくわえる。
  - 器具の中に息を普通に吐き出し、そのままゆっくり[27　　　]に移る。
    * 少ない吸気量で練習する場合は、3個のボールの内、手前のボールのみが筒の最上部まで上がるように、なめらかに息を吸い、その状態を3秒間続ける。このとき2個目のボールが筒の中を上下しないように注意する。
    * 吸気量を多くして練習する場合は、3個のボールの内、手前2個目のボールをできるだけ長く筒の最上部まで上げ続けるようになめらかに息を吸い込む。このとき3個目のボールが筒の中を上下しないように注意する。
  - 吸気した後は、マウスピースを唇から離し、普通に息を吐き出す。

(2) コーチ2

- コーチ2の原理は、マウスピースを通して[28　　　]することにより、機器内部が[29　　　]となり、ピストン及び吸気コーチが上昇する。吸気コーチの位置によって、吸気量が適切かを[30　　　]に確認することができる。インジケータによって設定した目標吸気量までピストンを上昇させ、持続することにより肺胞を膨らませ、患者の換気機能を改善することができる。
- コーチ2の手順を以下に示す。
  - コーチ2をセッティングする（付属のチューブの蛇腹を伸ばしてから、本体の吸気用ポートに取り付ける。その後、マウスピースをチューブ先端に取り付ける）。
  - 目標の吸気量に、[31　　　]の目標インジケータをスライドさせる。
  - 体の正面で本品のハンドル部分をまっすぐ持つ。
  - 完全に息を[32　　　]から、しっかりマウスピースをくわえる。
  - 小さい黄色の『吸気コーチ』ができるかぎり太枠の「☺」内に入るよう、ゆっくりと深く、息を[33　　　]。
  - ゆっくりと深く息を吸い込み、これ以上息を吸い込めない状態になったら、口からマウスピースを外して所定の時間又は6秒間息を止める。
  - マウスピースを外して口／鼻から息をゆっくり吐き出す。

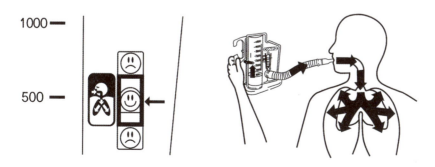

画像提供：スミスメディカル・ジャパン株式会社

IV 周術期患者に必要な看護援助

5) 術前の患者に対する深呼吸の方法の指導の手順を【1】準備物品、【2】具体的な方法／根拠・留意点、【3】観察するポイント（内容）の視点で、まとめましょう。

＊患者の部屋の入室から退室の手順を含めましょう。

【1】準備物品

【2】具体的な方法	根拠・留意点

【3】観察するポイント（内容）

4. 排液（ドレナージ）の管理

ドレナージは、[①　　　]に貯留した体液や気体などを体外に排出することをいい、病態の改善、[②　　　]、診断・観察の目的で行われる。

1) ドレナージの目的

- 治療的ドレナージは、治療のために、体内に貯留した [③　　　] や [④　　　] を取り除く。適応例として、気胸、腸閉塞、水頭症があげられる。
- 情報的ドレナージは、手術部位からの [⑤　　　] や [⑥　　　] のもれなど異常を早期に [⑦　　　] し、貯留物の [⑧　　　] を観察する。
- 予防的ドレナージは、[⑨　　　] の貯留が予想される部位に留置し、貯留を防ぐ。
- 情報的ドレナージ、予防的ドレナージの適応例として、術後の患者があげられる。

2) ドレナージの方法

- ドレナージには排液方法の分類として、開放式ドレナージと閉鎖式ドレナージがある。
- 開放式ドレナージは、ドレーンの体外部分を体表から [⑩　　] 〜 [⑪　　] cm の部位で切り、ガーゼなどを当てて、[⑫　　] に排液を促す方法である。
- 閉鎖式ドレナージは、ドレーンを持続吸入器や留置バッグに接続し、[⑬　　] を容器内に集める方法である。
- 閉鎖式ドレナージには、ドレナージの原理による分類として、[⑭　　　] ドレナージと [⑮　　　] ドレナージに分類できる。
- 受動的ドレナージは、排液集容器などに接続し、自然の圧差やサイフォンの原理を利用する方法である。ドレーンに接続されたバッグは、留置位置より [⑯　　] 位置に設置しなければいけない。代表的なものとして、[⑰　　] 胃管や胆道ドレナージがある。
- 能動的ドレナージは、[⑱　　] 圧をかけて吸引する方法である。代表的なものとして、J-VAC や胸腔ドレーンバッグがある。

3) 腹腔ドレーンの留置部位

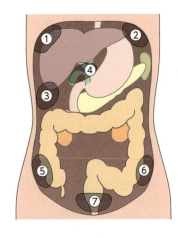

① [⑲　　　] 腔
② [⑳　　　] 腔
③ モリソン窩
④ [㉑　　　] 孔
⑤ [㉒　　　] 溝
⑥ [㉓　　　] 溝
⑦ [㉔　　　] 窩

4) 排液バッグに入っている排液を測定する方法を【1】準備物品、【2】具体的な方法／根拠・留意点、【3】観察するポイント（内容）の視点でまとめましょう。

【1】準備物品

【2】具体的な方法	根拠・留意点

【3】観察するポイント（内容）

Ⅳ 周術期患者に必要な看護援助

5. 膀胱内留置カテーテルよりの尿量測定および尿比重測定

膀胱内留置カテーテルは、持続的導尿法といい、膀胱内にカテーテルを留置し、持続的に尿を排泄する方法である。術後は、膀胱留置カテーテルを留置し、尿量の把握を行う。尿量測定し尿比重測定を行うことで、腎・泌尿器疾患、内分泌疾患、電解質異常の有無や程度を把握することができる。

1）膀胱内留置カテーテルよりの尿量測定の方法を【1】準備物品、【2】具体的な方法／根拠・留意点、【3】観察するポイント（内容）の視点でまとめましょう。

【1】準備物品	

【2】具体的な方法（例）	根拠・留意点

【3】観察するポイント（内容）

2) 尿比重屈折計を用いた尿比重測定の方法を【1】準備物品、【2】具体的な方法／根拠・留意点、【3】観察するポイント（内容）の視点でまとめましょう。

【1】準備物品	

【2】具体的な方法	根拠・留意点

【3】観察するポイント（内容）	

6. 血糖測定

血糖自己測定とは、血糖コントロールを必要とする患者が、簡易血糖測定器を用いて自分の血糖を測定することをさす。

1) 血糖測定の方法を【1】準備物品、【2】具体的な方法／根拠・留意点、【3】観察するポイント（内容）の視点でまとめましょう。

【1】準備物品

【2】具体的な方法	根拠・留意点

【3】観察するポイント（内容）

7. 輸液療法

輸液療法とは水分補給、栄養補給、[①　　　　]、[②　　　　　　]などを目的に、[③　　　　]や中心静脈にカテーテルを留置して輸液剤を継続的に投与する方法である。

1) 輸液療法の適応

- [④　　　　　　]や出血が切迫しているとき。
- 出血以外による循環血液量減少性ショックやそれが切迫しているとき（熱傷、イレウス、嘔吐や下痢など）。
- 浸透圧や[⑤　　　　　]の是正が必要なとき。
- 経口摂取が不可能もしくは不十分で水・[⑥　　　　]・[⑦　　　　]が必要なとき。

2) 維持輸液と補正輸液

- 維持輸液の目的は、生体の恒常性を[⑧　　　]することである。
- 補正輸液の目的は、電解質の平衡状態が崩れた場合は、[⑨　　　]または[⑩　　　]成分を適正な状態に戻すことである。
- 維持輸液は、基本的維持輸液と持続的喪失補正輸液に分類できる。
- 基本的維持輸液とは、[⑪　　]や不感蒸泄のように通常失われる水分・電解質の喪失に対応する輸液である。
- 持続性喪失補正輸液は、多量の[⑫　　　]、嘔吐・下痢などの異常喪失が続く場合に補正を行う輸液である。
- 1日に必要な水分量は「必要な水分量＝[⑬　　　　]＋ 不感蒸泄量 ＋ 糞便水分量 −[⑭　　　　　]」である。

3) 滴下数の計算

- 1分間の滴下数＝1mLの[⑮　　　　]（滴）× 必要時間の[⑯　　　　]（mL）÷ 必要時間（分）である。
- 20滴/mLの輸液セットを用い、生理食塩水500mLを5時間で行うときの1分間の滴下数は[⑰　　　]滴である。

  > 1分間の滴下数 ＝ [⑱　　　]（滴）× [⑲　　　]（mL）÷ [⑳　　　]（分）
  > 　　　　　　　＝ [㉑　　　]滴

- 20滴/mLの輸液セットを用い、生理食塩水360mLを3時間で行うときの1分間の滴下数は、[㉒　　　]滴である。

  > 1分間の滴下数 ＝ [㉓　　　]（滴）× [㉔　　　]（mL）÷ [㉕　　　]（分）
  > 　　　　　　　＝ [㉖　　　]滴

- 60滴/mLの輸液セットを用い、生理食塩水100mLを3時間で行うときの1分間の滴下数は、[㉗　　　]滴である。

  > 1分間の滴下数 ＝ [㉘　　　]（滴）× [㉙　　　]（mL）÷ [㉚　　　]（分）
  > 　　　　　　　＝ [㉛　　　]滴

8. 酸素療法

酸素療法の目的は、[1　　　]・[2　　　]の酸素欠乏状態の改善と予防である。

1) 酸素吸入の種類

酸素吸入装置		100% 酸素流量 (L/分)	吸入酸素濃度 (%)
鼻カニューレ	[3　　]であり、装着による[4　　]も少ない。 高い吸入酸素濃度は[5　　　]。	1	[6　　]
		3	[7　　]
		5	[8　　]
		6	[9　　]
フェイスマスク	マスクに側孔がついていて、[10　　]が逃がせるようになっている。 [11　　　]の蓄積を防ぐため、酸素流量は、最低4〜5L／分に設定する。	5〜6	[12　　]
		6〜7	[13　　]
		7〜8	[14　　]
リザーバー付マスク	フェイスマスクに[15　　　]バッグ（酸素貯留袋）を装着したもので、吸気時にそこから[16　　　]を吸入できる。	6	[17　　]
		8	[18　　]
		10	≧[19　　]

9. 早期離床への援助

- 離床による酸素消費量の増加が[1　　]運動を促進し、[2　　]合併症を予防する。
- 心拍出量を増加し、全身[3　　]を促進し、血圧の維持と早朝治癒を促す。
- [4　]蠕動を促進し、腸内容物の貯留を防ぎ、術後の[5　　　]への移行を予防する。
- 術後早期から床上で自動・他動運動を実施し、四肢の筋力と関節[6　　　]を維持し、さらに離床を図ることで、全身の筋力[7　　]、関節[8　　]および神経麻痺を予防する。
- 活動範囲を広げることで、[9　　　]に対する自信の回復と意欲の向上、さらに自立を[10　　]する。
- 早期離床の禁忌の代表的な例を以下にあげる。
  - ▶[11　　]障害のある患者。
  - ▶[12　　]動態が安定していない時期。
  - ▶ベッド上座位で起立性[13　　]、[14　　]脈、めまい、冷汗、悪心などが起こる場合。
- 離床促進のための配慮を以下にあげる。
  - ▶患者へのオリエンテーションと[15　　　]。
  - ▶術[16　　]からの働きかけ。
  - ▶[17　　]緩和。
  - ▶安全安楽な実施への配慮。

10. 術後に実施される援助

1) 腹腔鏡下手術を受けた術後1日目の患者に対する観察および清拭（石鹸清拭）の援助の手順を【1】準備物品、【2】具体的な方法／根拠・留意点、【3】観察するポイント（内容）の視点でまとめましょう。

* 患者の部屋の入室から退室の手順を含めましょう。
* 寝衣は、寝衣の脇がすべてスナップボタン（ホック）となっているものを着用しています。
* 患者は、バルーンカテーテル1本、ドレーン1本、点滴1本が挿入され、痛みは安静時 NRS 3/10 とします。

【1】準備物品	
【2】具体的な方法	根拠・留意点

IV 周術期患者に必要な看護援助

【3】観察するポイント（内容）

Ⅳ 周術期患者に必要な看護援助

2) 腹腔鏡下手術を受けた術後1日目の患者に対する離床の援助の手順を【1】準備物品、【2】具体的な方法／根拠・留意点、【3】観察するポイント（内容）の視点で、まとめましょう。

＊患者の部屋の入室から退室の手順を含めましょう。

＊患者は、バルーンカテーテル1本、ドレーン1本、点滴1本が挿入され、痛みは安静時NRS 3/10とします。

【1】準備物品

【2】具体的な方法	根拠・留意点

IV 周術期患者に必要な看護援助

【3】観察するポイント（内容）

3）開腹手術を受けた<u>術後数日経過後</u>の患者に対する<u>車椅子における洗髪</u>の援助の手順を【1】準備物品、【2】具体的な方法／根拠・留意点、【3】観察するポイント（内容）の視点でまとめましょう。

＊患者の部屋の入室から退室の手順を含めましょう。

＊患者は、バルーンカテーテル1本、ドレーン1本、点滴1本が挿入され、痛みは安静時 NRS 3/10 とします。

【1】準備物品

【2】具体的な方法	根拠・留意点

Ⅳ 周術期患者に必要な看護援助

【3】観察するポイント（内容）

Ⅴ 各機能別疾患と看護

1. 呼吸器
2. 循環器
3. 消化器
   - (1) 小腸、大腸
   - (2) 胃
   - (3) 食道
   - (4) 肝臓、胆嚢、膵臓
4. 運動器
5. 内分泌器（甲状腺）
6. 脳神経系

V-1 呼吸器

構造と働き

▶ 1. 呼吸器の構造

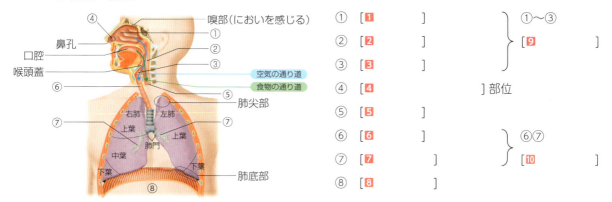

① [1]   ①〜③
② [2]   [9]
③ [3]
④ [4]   ] 部位
⑤ [5]
⑥ [6]   ⑥⑦
⑦ [7]   [10]
⑧ [8]

1) 呼吸器の構造

- 呼吸器に属する器官として、[1]（鼻孔、咽頭、喉頭）、[2]（気管、気管支、細気管支）、肺がある。

(1) 上気道

- [1]から[2]までの気道は、[3]と呼ばれる。

① 鼻（nose）

- [4]は、顔の中央にあって、気道の入り口となる。嗅覚を受け持つ。
- [5]は、[6]によって、左右に分けられる。側壁からは[7]、[8]、[9]の3つの鼻甲介が張り出し、鼻腔を上、中、外の鼻道に分けている。
- 鼻中隔の前下方部で外鼻孔近くの粘膜を[10]部位という。この部位は、[11]が多く集まり、[12]を起こしやすい。
- 鼻腔を囲む上顎骨、前頭骨、篩骨、蝶形骨には鼻腔と連絡している腔があり、[13]と連絡しているので、副鼻腔（[14]洞、前頭洞、[15]洞、篩骨洞）と呼ばれる。

② 咽頭（pharynx）

- [16]は、前方の鼻腔・口腔からつながり、前方の咽頭と下方の[17]につながる。
- 咽頭の長さは、約[18]cmで筋性の管である。
- 咽頭は、消化器系の器官としての[19]の通路（口腔から食道）と、[20]の通路（鼻腔から喉頭）の両方の機能をもつ。

③ 喉頭（larynx）

- 気管への入り口である[21]は、[22]以外のものが気管に入りこまないようにする門の役割を果たす。
- 喉頭は、[23]軟骨、[24]軟骨、[25]蓋軟骨、[26]軟骨（ヒレツナンコツ）などの軟骨に囲まれている。
- 喉頭筋は、[27]神経によって支配されている骨格筋である。
- 喉頭の内腔には、[28]ヒダと[29]ヒダという発声にかかわる声帯がみられる。

(2) 下気道

- 下気道は、気管より下の部分である [1   ] と [2   ] をさす。

① 気管 (trachea)

- [3   ] は、喉頭の下から気管分岐部に至るまでの管である。
- 気管は気管分岐部で左右の気管支に分かれる。気管分岐部の高さは胸骨角（第 [4   ] 肋骨）の高さにある。
- 気管は [5   ] の前方をまっすぐ下行し、頸下部では気管の前面から側面にかけて [6   ] が取り巻くように付着している。
- 気管の長さは約 [7   ] cm、太さは約 [8   ] cm である。前壁から側壁に馬蹄形の [9   ] が 16～20 個ある。軟骨がない後壁は [10   ]（膜様部）と呼ばれ、[11   ] 筋がある。
- 軟骨と軟骨の間は、脆弱な軟部組織の [12   ] からなる。
- 咳嗽時には、膜様部の平滑筋が [13   ] することにより、気管あるいは気管支の直径が [14   ] なり、気道流速は [15   ] なり、喀痰を外に出しやすくする。（排痰メカニズム）

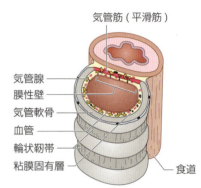

② 気管支 (bronchus)

- 右主気管支は左主気管支よりも、正中線との間の角度が [16   ]、短い。
- 気管支は、右主気管支のほうが傾斜角が急（約 [17   ] 度）で短く（約 [18   ] cm）、左主気管支のほうが傾斜角がゆるく（約 [19   ] 度）で長い（約 [20   ] cm）。
- 気管支は、肺の入口の肺門で [21   ] 気管支（右 [22   ] 本、左 [23   ] 本）に分岐する。さらに [24   ] 気管支に分かれ、分岐を繰り返して細くなり、直径 2 mm 以下で軟骨がない [25   ] 気管支となる。
- 細気管支は、肺小葉内に入り分岐して [26   ] 細気管支となり、さらに分岐を繰り返すと、壁に半球状の袋をもつようになる。これを呼吸細気管支とよび、この袋を [27   ] という。
- 気管支には、軟骨が [28   ]、壁が硬くつぶれない。しかし、細気管支には、軟骨が [29   ]、壁がやわらかくつぶれやすい。

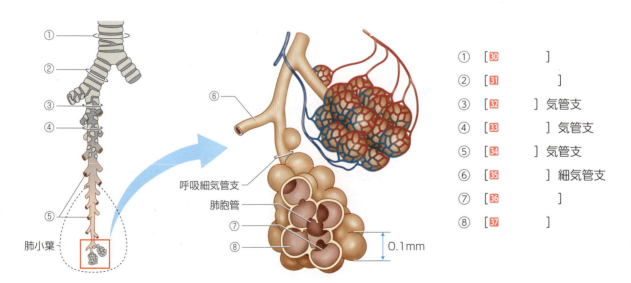

(3) 肺 (lung)

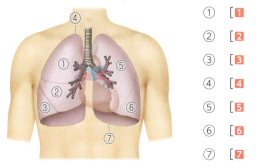

① [1]
② [2]
③ [3]
④ [4]
⑤ [5]
⑥ [6]
⑦ [7]

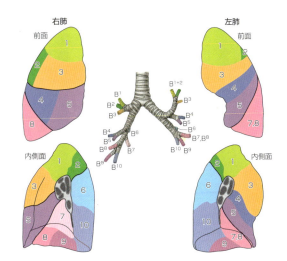

- 肺は、[8] という薄い皮に包まれている。
- [9] は、半円錐形で、上方の細くなった部分をさし、[10] は、下方の広くなった部分をさす。
- 両肺の内側面の中央部には、気管支、肺動静脈などが出入りする [11] がある。
- 右肺は [12] 葉、左肺は [13] 葉に分かれる。
- 肺葉は、[14]（S：pulmonary segment）に分けられる。
- 右肺は S^1〜S^{10} の [15] の肺区域、左肺は8（〜9）の肺区域に分かれている。左肺は、S^1 と S^2 が合わさって S^{1+2} という1つの区域をつくり、また [16] が存在しない。
- それぞれの肺区域に向かう気管支が存在し、[17] 気管支（B：segmental bronchus）という。
- 肺組織は、肺実質と肺間質に分けられる。
- [18] とは、ガス交換にかかわっている部分で、肺胞上皮細胞と肺胞腔をさす。
- [19] とは、実質の間を埋めてガス交換の場を形成する結合組織の部分で、肺胞中隔を意味する。

(4) 肺胞 (pulmonary alveolus)

- 肺の中にある気道の最終部位で、径0.1〜0.9mmの小さな袋状のものを肺胞という。
- 成人の肺胞数は左右合わせて約3億個あり、肺胞の表面積は [1] 〜 [2] m^2 にも達する。
- 肺胞とその周囲を取り込む毛細血管のそれぞれの厚さを合わせても [3] μm 程度である。
- 肺胞壁の組成は、肺胞上皮細胞（Ⅰ型・Ⅱ型）と [4] と間質で構成されている。
- 肺胞上皮の全肺胞表面積の90％は、Ⅰ型 [5] 細胞で覆われている。
- 肺胞と毛細血管、細気管支など、肺の中を空気と血液が流れるための支持構造を総称して [6]（肺胞中隔）という。
- 肺胞中隔には所々に孔があり、[7] 間を結んでいる。

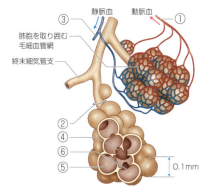

① [8] の枝
② [9] 気管支
③ [10] の枝
④ [11]
⑤ [12]
⑥ [13]

2）胸膜、縦隔、横隔膜の構造

(1) 胸郭

- 肺は、上方と側方を肋骨、肋間筋および呼吸筋群に囲まれ、下方は横隔膜に、内方は縦隔に囲まれている。この囲みを［1　　　］という。
- 胸郭は、骨性胸郭（12対の胸骨、12対の［2　　　］、1対の胸椎）と筋（［3　　　］肋間筋、［4　　　］肋間筋、最内肋間筋、［5　　　］）をさす。
- 第1肋骨から第［6　　　］肋骨は肋軟骨を介し胸骨と連結するが、第［7　　　］肋骨と第［8　　　］肋骨は連結しない。

(2) 胸膜 (pleura)

- 胸郭によって囲まれた空間を［1　　　］という。
- 肺の内側面には気管支や肺動静脈が出入りする［2　　　］がある。
- 肺と胸郭の内側を覆う膜を［3　　　］といい、胸壁の側を［4　　　］胸膜、肺を覆う側を［5　　　］胸膜という2枚の合わさった二重構造をしている。
- 臓側胸膜と壁側胸膜の2つの胸膜の間を［6　　　］という。解剖学的には、胸腔と胸膜腔は異なるが、臨床的に、胸腔と胸膜腔と同様の表現として使用される場合がある。
- 胸腔には、約［7　　　］mLの漿液が入っており、わずかな厚さの漿液の層を挟んで、肺胸膜と壁側胸膜は密着している。

① ［8　　　］胸膜
② ［9　　　］胸膜
③ ［10　　　］

(3) 縦隔 (mediastinum)

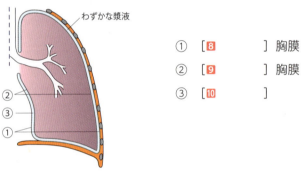

- ［1　　　］は、胸腔の中央部で、左右の肺に挟まれた部分をさす。
- 上縦隔とは、縦隔の上部であり、［2　　　］、［3　　　］、［4　　　］のほか、［5　　　］弓、［6　　　］静脈、奇静脈などの血管、［7　　　］神経、［8　　　］神経などの神経を含む。
- 前縦隔とは、胸骨と［9　　　］の間の狭い部分で、下縦隔の前部をなす。［10　　　］動脈の枝や小児期では胸腺の下部が含まれる。
- 中縦隔とは、下縦隔のうち［11　　　］を含む部分で、［12　　　］と［13　　　］および心臓に出入りする大血管の基部を含む。
- 後縦隔は、［14　　　］と脊柱に挟まれた下縦隔の後ろ部分をさす。［15　　　］、［16　　　］、胸大静脈、奇静脈、半奇静脈などの血管、胸管、神経を含む。

(4) 横隔膜 (diaphragm)

- 横隔膜の中心は、［1　　　］でできている。腱を中心に、放射状に広がる骨格筋がある。
- 横隔膜の動きは、［2　　　］神経によって支配されている。

3）肺に関与する血管

- 肺血管には、機能血管（血液のガス交換を担う）として [1   ] 動脈、[2   ] 静脈と、栄養血管（気管支組織への酸素供給を担う）として [3   ] 動脈、[4   ] 静脈がある。
- 肺動脈の走行は、気管支の分岐に沿って、[5   ] の毛細血管まで伸びる。肺静脈は、肺小葉を通り、区域間を走行して、[6   ] に戻る。
- 気管支動脈、気管支静脈の走行は、[7   ] に沿って走行する。

4）肺に関するリンパ節

- 肺内のリンパ管は特に発達している。
- 肺のリンパの流れは、肺内リンパ節から、肺門のリンパ節へ集まり、縦隔リンパ節を経て、[1   ] 角（内頸静脈と鎖骨下静脈の合流部）に注ぐ。

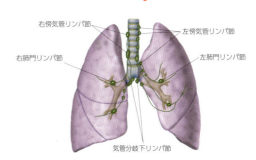

▶ 2. 呼吸器の働き

1）気道、気管の働き

- 気道の [1   ] と分泌腺には自律神経の受容体が分布し、気道の内径や分泌物量が調節する。
- 気道は、[2   ] 神経と [3   ] 神経の支配を受けている。
- 交感神経が優位の場合、平滑筋は [4   ] し、副交感神経が優位の場合、平滑筋は [5   ] する。
- 気道の働きには、[6   ] 作用、[7   ] 作用、[8   ] 作用がある。
  ▶ [9   ] 作用とは、鼻甲介（上鼻甲介、中鼻甲介、下鼻甲介）により、吸い込まれた空気が、体温近くまで温められ、冷たい空気によって受ける刺激を緩和する作用である。
  ▶ [10   ] 作用とは、気道表面（鼻孔、気管、気管支）において分泌されている粘膜によって、吸い込まれた空気が気道を通過する間に [11   ] される作用である。
  ▶ [12   ] 作用とは、鼻腔や気道表面に沈着した細菌や塵埃（ジンアイ）などが、杯細胞から分泌される粘液にとらえられ、そして、気道粘膜の細胞の [13   ] によって、異物が粘液と一緒に [14   ] に送られる作用をさす。
- 杯細胞から分泌される粘液には、IgAやリゾチームなどの [15   ] 作用のある物質が含まれている。
- 気管支の [16   ] 筋には、気管支の [17   ] を調整する働きがある。
- 肺胞の空気が細気管支をつぶそうとすると、間質の [18   ] 線維が細気管支を外に引っ張る力が働く。

2）肺胞の働き

- 肺胞の内面は、扁平な [1   ] で覆われており、肺胞上皮細胞と [2   ] の壁を通して、[3   ] 交換が行われる。
- 肺サーファクタント（肺表面活性物質）は、肺胞内の表面張力を低下させ、[4   ] の形を保つ。
- 肺胞は、1層の肺胞上皮細胞で作られている。大部分を構成するⅠ型肺胞上皮細胞は極めて薄く、肺胞が縮む方向に表面張力が働く。Ⅱ型肺胞上皮細胞は、[5   ] と呼ばれる表面活性物質を分泌して表面張力を下げ、肺胞の [6   ] を防いでいる。

3）呼吸とは

- 呼吸とは、「生体（あるいは、組織、細胞）が、外部環境との間で、酸素あるいは二酸化炭素をやり取りすること：[①　　]交換」と定義される。
- [②　　　　]とは、酸素（O_2）と二酸化炭素（CO_2）が交換されることをさす。
- [③　　]呼吸とは、空気から酸素（O_2）を血中に取り込み、体内で発生した二酸化炭素（CO_2）を血液中から体外へ排出する働きをさす。
- [④　　]呼吸とは、細胞と血液との間で行われるガス交換をいう。全身に拍出された血液は、末梢の毛細血管に入り、血液から酸素が組織の細胞に取り込まれ、二酸化炭素は細胞から出て血液中に移動する。
- 大気中の O_2 と N_2 の濃度比は、O_2：20.99%（約[⑤　　]％）、N_2：78.03% である。吸息時は、横隔膜が[⑥　　]し、胸膜腔の圧が[⑦　　]することにより、肺が[⑧　　]。
- 呼息時は、横隔膜が[⑨　　]し、胸膜腔の圧が[⑩　　]することにより、肺から空気が出ていく。

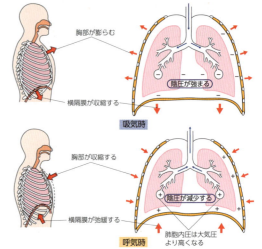

4）呼吸システム

- 延髄の[①　　]中枢から神経を介して伝えられた刺激が呼吸筋（[②　　]膜、[③　　]筋）を収縮させる。
- 呼吸筋は、[④　　]を動かし、胸腔内容積を変化させ、間接的に肺を[⑤　　]・[⑥　　]させる。
- 肺が拡張すると、空気が[⑦　　]を通り、拡張した[⑧　　]内に流れ込む。
- 肺胞内の酸素は、肺胞壁を通して、[⑨　　]系内の血液に取り込まれる。一方で二酸化炭素は、血液から[⑩　　]内へ放出される。
- 中枢や末梢の化学受容体は、血液中の酸素や二酸化炭素分圧、pH に反応し、必要な情報を[⑪　　]中枢に送り出す。

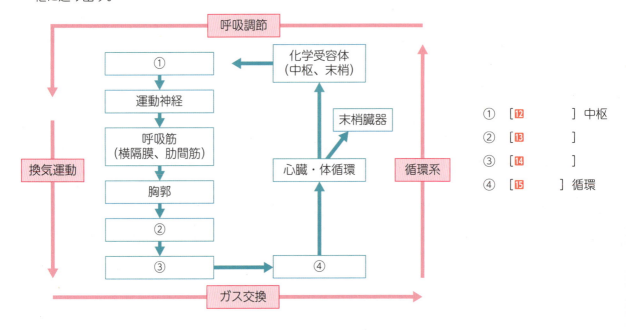

① [⑫　　] 中枢
② [⑬　　]
③ [⑭　　]
④ [⑮　　] 循環

(1) 呼吸調節

- 呼吸調節により、呼吸の［**1**　］、［**2**　］、［**3**　］が調節され、動脈血中の酸素分圧や二酸化炭素分圧が一定に保たれる。
- 呼吸パターンの調節は［**4**　］神経系において行われる。なかでも、脳幹の延髄にある［**5**　］中枢が重要な役割を果たしている。
- 動脈血酸素分圧（PaO_2）の基準値は［**6**　］〜100mmHg、動脈血二酸化炭素分圧（$PaCO_2$）の基準値は35〜［**7**　］mmHgである。
- 呼吸調節にかかわる受容器として、肺の伸展受容器、末梢の化学受容器、呼吸中枢の化学受容器、呼吸調節中枢があげられる。

  ▶ 肺の伸展受容器：ヘリング・ブロイエル反射（肺伸展反射）といい、肺内に存在する伸展受容器から［**8**　］神経を通って呼吸中枢に伝わる反射機構で吸息と呼息の切り換えを調節する。

  ▶ 末梢の化学受容器：末梢の化学受容器として、頸動脈洞に存在する［**9**　］体と大動脈弓に存在する［**10**　］体がある。

  ▶ 呼吸中枢の化学受容器：［**11**　］にある中枢化学受容器は、$PaCO_2$とpHの変化に敏感に反応する。化学受容器は、何らかの原因によりPaO_2が低下したり$PaCO_2$が上昇したりしたときには、［**12**　］を増加させ、正常な状態を維持するように働く。

  ▶ 呼吸調節中枢：視床下部の温熱中枢および吸気中枢から刺激を受けて呼気中枢へ伝える。

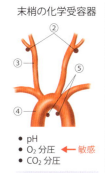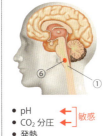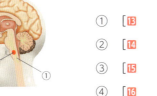

① ［**13**　］
② ［**14**　］小体
③ ［**15**　］動脈
④ ［**16**　］弓
⑤ ［**17**　］小体
⑥ ［**18**　］中枢

- $PaCO_2$の増加が長く続くと、呼吸中枢の化学受容体の$PaCO_2$に対する反応性が［**19**　］し、酸素欠乏による末梢の化学受容器からの信号が呼吸中枢を刺激する唯一の入力となる。このような状態で酸素を投与すると、末梢の化学受容器からの信号も途絶えてしまい、呼吸が抑制される［**20**　］ナルコーシスをきたす（右図）。

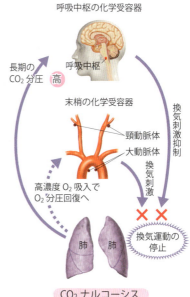

CO_2ナルコーシス

(2) 換気運動（呼吸筋、胸郭、気道）

- 軽く息を吐き、呼吸筋が完全に弛緩しリラックスしている状態（［**1**　］位）では、胸郭が広がろうとする力と肺が縮もうとする力がちょうど釣り合っている。

- [2   ]、[3   ]肋間筋、[4   ]肋間筋など、呼吸に働く筋を総称して呼吸筋と呼ぶ。
- 吸気中は、横隔膜が [5   ]し、胸郭が広がって（胸腔の容積増大）、胸腔内圧が [6   ]し（肺を広げる力が増大）、肺が [7   ]。
- 呼息中は、横隔膜が [8   ]して胸郭がもとの大きさに戻り（胸腔の容積縮小）、胸腔内圧が [9   ]して（肺を広げる力が低下）、肺が [10   ]。
- 胸郭と肺は密着している。これは、胸郭と肺の間に存在する胸腔の圧（胸腔内圧、厳密には胸膜腔の圧）が [11   ]（大気圧以下）になっているためである。
- 横隔膜は、第3頸髄神経（C_3）と第4頸髄神経（C_4）の枝が合流し、そこに第5頸髄神経（C_5）の枝が加わった [12   ]神経に支配される。収縮するとドーム状の盛り上がりが引き下ろされ [13   ]を拡大させる。
- 外肋間筋は、肋骨と肋骨の間の筋肉で、[14   ]から出る [15   ]神経に支配される。収縮すると肋骨を前上方へと挙上し、胸郭の前後径・横径を増大してその容積を [16   ]させる。
- 腹式呼吸は、主に [17   ]の運動によってなされる呼吸をさす。
- 胸式呼吸は、主に [18   ]の運動によってなされる呼吸をさす。
- 気道が狭窄すると、気道 [19   ]が上昇し、気道を通る空気の流速は [20   ]する。このような病態がみられる疾患に [21   ]がある。
- 胸腔内圧の変化に対する肺の変化の割合を [22   ]という（肺の膨らみやすさの指標）。
- コンプライアンスが [23   ]した（肺が固くなる）状態がみられる疾患に、[24   ]肺炎などがある。
- コンプライアンスが [25   ]した（肺が膨らみすぎる）状態がみられる疾患に、[26   ]肺疾患（COPD）がある。

(3) ガス交換（肺胞、肺循環）

① 肺胞

- 肺胞と血管におけるガス交換は、[1   ]内と [2   ]のガス分圧の差、および [3   ]のガスの通りやすさ（拡散能）によって決定される。
- 拡散とは、濃度が不均一な状態にある物質が、濃度（分圧）が [4   ]ほうから [5   ]ほうへ差がなくなるまで移動する現象をさす。
- 肺胞気の酸素分圧（P_AO_2）は100mmHg、静脈血の PO_2 は40mmHgで、[6   ]mmHgの分圧の差によって酸素は [7   ]から [8   ]内へと移動する。
- 二酸化炭素（CO_2）は、肺胞気の二酸化炭素分圧（P_ACO_2）は40mmHg、静脈血の PCO_2 は46mmHgで、[9   ]mmHgの分圧の差によって二酸化炭素は静脈血から [10   ]内へ移動する。PCO_2 は差は小さいが、拡散係数（ガスの移動しやすさ）は酸素より二酸化炭素のほうが大きいため、速く拡散する。
- 体内の O_2、CO_2 の分圧は、記号：P、単位：mmHg または Torr（トール）で表す。

	吸気中 (吸気 inspiratory)	肺胞内 (肺胞：alveolar)	動脈血 (動脈：arterial)	静脈血 (静脈：venous)
PO_2（O_2分圧）	P_IO_2	P_AO_2	[11]	P_VO_2
PCO_2（CO_2分圧）	P_ICO_2	P_ACO_2	[12]	P_VCO_2

肺胞内は「A」（大文字）、動脈血は「a」（小文字）として区別する。

- 肺は、肺胞とそれに対応する［13　　　］で構成されている。
- ［14　　　］（$\dot{V}_A/\dot{Q}$）とは、単位時間あたりの肺胞換気量（$\dot{V}_A$）と単位時間あたりの毛細血管血流量（$\dot{Q}$）の比を示す。正常は、0.8～1.2 である。
- 正常な肺でも、立位では重力の影響により、$\dot{V}_A$、$\dot{Q}$ ともに肺尖部では［15　　　］、肺底部では［16　　　］なる傾向がある。
- 換気量の分布として、$\dot{V}_A$ は肺尖部で［17　　　］なり肺底部で［18　　　］なる。この機序として、肺尖部では肺自体の重量によって肺は引き伸ばされており、換気によって膨らむ量は［19　　　］。一方、肺底部では、肺胞は肺尖部ほど引き伸ばされておらず、換気によって膨らむ量は［20　　　］。
- 血流量の分布として、$\dot{Q}$ は肺尖部で［21　　　］なり、肺底部で［22　　　］なる。この機序として、肺尖部は血管内圧が低いため血管内径が狭くなり、血液が［23　　　］にくく、肺底部は血管内圧が高いため、血管内径が広くなり、血液が［24　　　］やすいことがある。
- 換気血流比として、$\dot{V}_A/\dot{Q}$ は肺尖部で［25　　　］なり、肺底部で $\dot{V}_A/\dot{Q}$ は［26　　　］なる。
- 肺疾患の病変部位では、換気や血流が障害されるため、正常部位と $\dot{V}_A/\dot{Q}$ が異なる。しかし肺全体では換気量と血流量の総量は変化しないことから、正常部位では、反対の方向に V_A/Q の不均等が生じる。この不均等を［27　　　］という。
- $\dot{V}_A$ が低下し、$\dot{Q}$ とつり合わずガス交換（酸素交換）が不十分となる。そのため、病変部では、$\dot{V}_A/\dot{Q}$ は［28　　　］なる。

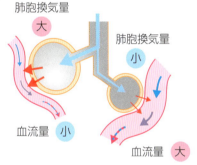

換気・血流比の不均等分布

(a) 肺胞内のガス分圧

- 肺胞内のガス分圧は、［29　　　］によって決定される。この場合の換気量とは、肺胞に達しガス交換に関与する換気量である［30　　　］をさす。
- ガス交換が行われない領域を［31　　　］という。死腔には、解剖学的死腔と肺胞死腔がある（両者を合わせて生理的死腔という）。
- 解剖学的死腔は、気管や気管支など［32　　　］のうちガス交換が行われない領域をいう。解剖学的死腔は約［33　　　］mL とされる。
- 1回換気量が 500mL である場合、実際にガス交換が行われるのは、［34　　　］mL となる。
- 肺胞死腔は、血流が途絶えるなどで［35　　　］が行われない肺胞をさす。正常ではほとんどない。

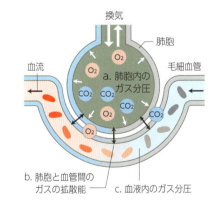

- 肺における [36　　　] とは、肺内に入った静脈血が肺胞との間で [37　　　] をしないまま心臓に還流している状態をさす。
- 解剖学的 [38　　　] とは、解剖学的な異常により肺胞に接しない血管を通過するものをさす（例：左右シャントを生じる先天性心疾患、肺動静脈瘻など）。
- 生理学的 [39　　　] とは、解剖学的シャントに加えて、有効なガス交換ができない [40　　　] の毛細血管を通るものをさす（例：無気肺、肺水腫など）。

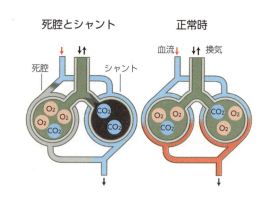

(b) 肺胞と血管間のガスの拡散能

- 肺胞において、酸素分子は、酸素分圧の高い [41　　　] 内から分圧の低い血液のほうに [42　　　] していく。
- 酸素は二酸化炭素と比べ組織や血液に溶けにくい。そのため酸素は組織を通り抜けにくく、肺胞の表面積と壁の厚みが酸素の [43　　　] に大きく影響する。
- 拡散が正常な状態であれば、酸素は血液が肺胞の [44　　　] を循環するあいだに十分に [45　　　] し、P_AO_2 と P_aO_2 は [46　　　]。
- 酸素の拡散経路（[47　　　] から赤血球膜）のいずれかに異常が生じると、拡散が障害され P_AO_2 と P_aO_2 の差が [48　　　] する。

(c) 血液内のガス分圧

- [49　　　] 運搬とは、[50　　　] を介して酸素を肺から細胞へ、二酸化炭素を細胞から肺へ運ぶことをさす。
- 拡散によって、酸素は [51　　　] から血管内へ移動し、赤血球内の [52　　　] と結合した状態で運搬される。全身へ運ばれた赤血球では、ヘモグロビンが酸素を放出し、酸素は再び拡散によって血管内から [53　　　] 内へ移動する。細胞内で酸素はエネルギー産生に利用される。
- 細胞内では代謝によって [54　　　]（CO_2）が産生され、拡散によって細胞内から [55　　　] 内へ移動する。二酸化炭素の大部分は赤血球内で [56　　　]（HCO_3^-）となって運ばれる。肺胞付近で、再び [57　　　]（HCO_3^-）から二酸化炭素に戻り、拡散によって血管内から [58　　　] へ移動する。
- 右図は、[59　　　] といい、ヘモグロビンの酸素飽和度（全ヘモグロビンのうち酸素と結合しているヘモグロビンの割合）と酸素分圧（P_aO_2）との関係を示す曲線である。
- 肺では、酸素分圧は約 [60　　　] mmHg であり、ヘモグロビンは酸素と結合し、ヘモグロビンの 97.5% が飽和される（酸素飽和度：97.5%）。
- 末梢毛細血管領域では、酸素分圧は約 [61　　　] mmHg であり、ヘモグロビンの 75% が飽和される（酸素飽和度：75%）。

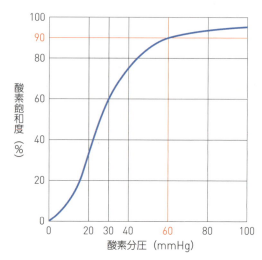

② 肺循環

- 血液の流れる経路には、心臓を出て全身を巡って心臓に戻る［62　　　］（大循環）と、心臓を出て肺を巡って心臓に戻る［63　　　］（小循環）がある。
- 肺循環は、右心室から［64　　　］へ流れる。肺動脈には二酸化炭素の多い［65　　　］血が、肺静脈には肺で酸素化された［66　　　］血が流れる。
- 右心室から肺循環へ送り出される血液の拍出量と、左心室から体循環へ送り出される血液の拍出量は［67　　　］。
- 肺循環は圧が低いため、肺血流量は、肺動脈圧や肺静脈圧、肺胞内圧の影響を［68　　　］。
- 肺循環の特徴は、肺の部位により血流量が異なることである。心臓より高い位置にある肺上部の血管は、心室拡張期には肺胞に圧迫されて［69　　　］し、血流は途絶する。肺下部の血管は、常に開口しており血流が［70　　　］。

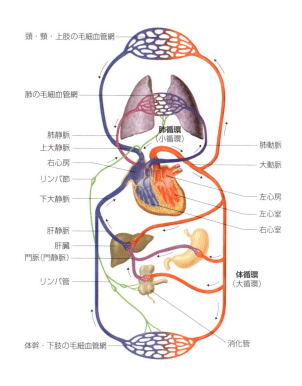

(4) 酸塩基平衡

- ［1　　　］とは、血液中の酸とアルカリ（塩基）の濃度が平衡していることをさす。
- 水溶液中でH^+（水素イオン）を放出できる物質を［2　　　］、H^+を受け取れる物質を［3　　　］という。
- 通常、動脈血のpHは［4　　　］前後（7.35～7.45）に維持されている。この範囲を大きく超えると［5　　　］に異常をきたす。
- 血液中のpHは、酸、塩基の排泄を伴わずにpH変化を抑制する「緩衝系」と、酸、塩基を体外へと排泄することで調節する「肺、腎臓での調節」がある。「肺、腎臓での調節」は、肺で呼出される［6　　　］と腎臓で排泄される［7　　　］の量で調節される。
- ［8　　　］とは、血液中の酸の濃度が増え、pHが低下する病態をさす。（pH＜7.35）
- ［9　　　］とは、血中の塩基濃度が増え、pHが上昇する病態をさす。（pH＞7.45）
- アシドーシスとアルカローシスは、CO_2の濃度に起因して変化が生じる「［10　　　］性」、HCO_3^-の濃度に起因して変化が生じる「［11　　　］性」に分類される。

pH	pH＜［12　　　］		pH＞［13　　　］	
	⇩		⇩	
$PaCO_2$ (35～45mmHg)	↑↑	［14　　　］	↓↓	［15　　　］
HCO_3^- (22～26mEq/L)	［16　　　］	↓↓	［17　　　］	↑↑
	⇩	⇩	⇩	⇩
	［18　　　］ アシドーシス	［19　　　］ アシドーシス	［20　　　］ アルカローシス	［21　　　］ アルカローシス

V-1 呼吸器

- 呼吸性アシドーシス
  - ▶ [22　　] アシドーシスは、呼吸不全や重症の [23　　] などにより [24　　] が排出されず、血中の [25　　] が増加して [26　　] が下がって生じる。
  - ▶ その後、[27　　] 性変化として、HCO_3^- の再吸収と H^+ の排出が促進されて血中の HCO_3^- が増加し、[28　　] に戻そうとする。

- 代謝性アシドーシス
  - ▶ [29　　] アシドーシスは、腎不全などによる [30　　] の排泄の低下や下痢などによる [31　　] の喪失により、血中の [32　　] が低下して [33　　] が下がって生じる。
  - ▶ その後、[34　　] 性変化として、CO_2 の排泄が増加して血中の CO_2 が低下し、[35　　] に戻そうとする。

- 呼吸性アルカローシス
  - ▶ [36　　] アルカローシスは、過換気症候群などにより [37　　] の排出が増え、血中の [38　　] が低下して [39　　] が上昇して生じる。
  - ▶ その後、[40　　] 性変化として、HCO_3^- の再吸収が低下して血中の HCO_3^- が低下し、[41　　] に戻そうとする。

- 代謝性アルカローシス
  - ▶ [42　　] アルカローシスは、嘔吐などによる [43　　] の喪失や利尿薬の服用などによる [44　　] の排泄の増加により、血中の [45　　] が増加して [46　　] が上昇して生じる。
  - ▶ その後、[47　　] 性変化として、CO_2 の排泄が低下して血中の CO_2 が増加し、[48　　] に戻そうとする。

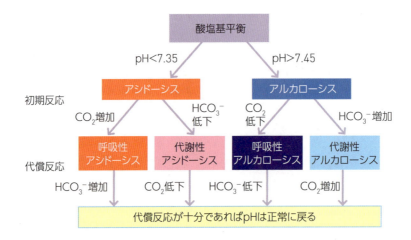

基本的知識

▶ 1. 症状（自覚症状と他覚症状）

1）喀痰（sputum）

- 気道粘膜には、杯細胞や気管支腺があり、[1   ]を産生している。気道分泌物は、線毛上皮細胞の[2   ]運動によって喉頭側へ送り出され、気道を清浄化する。
- 正常では、気道分泌物は意識されずに食道へ飲み込まれる（[3   ]される）ため、喀痰はみられない。
- 分泌物の量が増加したりや粘度が増加すると、気道粘膜の[4   ]運動が低下し、気道に分泌物が貯留・停滞する。余剰の分泌物が咳嗽とともに喀出されたものが[5   ]である。
- [6   ]は、量を問わず血液成分が混ざる喀痰をさす。
- 喀痰の観察所見として、[7   ]、[8   ]、[9   ]があげられる。

	色調	機序	代表的な疾患
[10]性	白黄色〜淡黄色	細菌の存在、細胞成分の混入	急性咽頭炎、急性気管支炎
	[11]色		びまん性汎気管支炎、慢性気管支炎 ＊緑膿菌などが生産する色素による色
	さび色		肺膿瘍
[12]性	透明〜白色	杯細胞や気管支腺などからの分泌過剰	[13]（慢性閉塞性肺疾患）：タバコ煙を主とする有害物質を長期に吸入、曝露することで生じた肺の炎症性疾患
[14]性	ピンク色	肺循環のうっ血	[15]：肺毛細血管から水分が血管外に漏出し、異常に貯留している状態
漿液性	透明〜白色	毛細血管の透過性亢進	肺胞上皮がん、気管支喘息
血痰	茶色、暗赤色	肺血管の破綻による気道内への出血	肺がん、肺結核症、気管支拡張症
喀血	赤色	肺血管の破綻による気道内への出血	肺出血 ＊1回の喀出血液量が2mL以上

2）喀血（hemoptysis）

- [1   ]は、下気道からの出血で、痰に混じるだけでなく血液そのものを喀出することをさす。
- 喀血における血液は、[2   ]より出血し、色調は鮮[3   ]色、泡状であり、pHは中性から[4   ]性を示す。聴診で肺雑音が聴収され、随伴症状として[5   ]症状がみられる。
- 喀血の主な原因疾患は、炎症性では[6   ]拡張症、[7   ]結核、腫瘍性では原発性[8   ]がんがある。また、[9   ]狭窄症なども原因となるなど、多岐にわたる。

3）咳嗽（cough）

- [1   ]とは、吸気終了後に[2   ]が閉鎖し、胸腔内圧が上昇したところで一気に[3   ]が開いて肺内の空気が急速に[4   ]されるものをいう。
- 咳嗽は、生体にとって、①外界から気道内に[5   ]が入るのを防止する、②気道分泌物を喀出し気道を[6   ]させるという点で有用である。しかし、咳嗽が長く続くと体力も消耗し、生体にとって不利になることもある。

V-1 呼吸器

- 咳嗽の機序として、次のような反応が起こる。
  ① 肺への刺激や炎症が起こる。
  ② 咳受容器（気管支、肺胞、横隔膜など）が反応する。
  ③ [7   ]神経を介して咳中枢へ伝達される。
  ④ [8   ]神経を介して吸気が起こる。
  ⑤ [9   ]が閉鎖し、呼吸筋（肋間筋、[10   ]）が収縮し[11   ]が上昇する。
  ⑥ 声門が開いて爆発的な呼気が生じる。
- [12   ]咳嗽は、[13   ]を伴う咳嗽で、気管支炎や COPD などの気道内病変が多い。
- [14   ]咳嗽は、[15   ]を伴わない咳嗽で、気道上皮などの咳受容器が直接刺激を受けて起こる。気胸や咳喘息などで生じる。

4）胸痛（chest pain）

- 胸痛は、胸部に起こる[1   ]や[2   ]感をさす。
- 胸痛は、[3   ]を経由する表在痛と、自律神経（[4   ]神経、[5   ]神経系）を経由する内臓痛の2種類がある。
- 胸痛の主な原因疾患として、呼吸器系では、[6   ]炎、気胸など、心臓・血管系では急性冠症候群、[7   ]解離などがある。これ以外にも、胸痛の原因は多岐にわたる。

5）呼吸困難

- [1   ]とは、呼吸をする際に感じる[2   ]感や[3   ]感を総称した自覚症状をさす。
- 呼吸困難の分類として、一般的に[4   ]の分類や修正 MRC スケール（british medical research council）が用いられる。
- 以下は、[5   ]の分類である。

Ⅰ	同年齢の健康者と同様の労作ができ、歩行、階段も、健康者並みに[6]。
Ⅱ	同年齢の健康者と同様に歩行できるが、坂、階段の昇降は、健康者並みに[7]。
Ⅲ	平地でさえ健康者並みに歩けないが、自分のペースなら、1.6km 以上[8]。
Ⅳ	休みながらでなければ、[9]m 以上歩けない。
Ⅴ	会話、着物の着脱にも[10]がする。息切れのために外出[11]。

- 以下は、修正[12   ]スケールである。

Grade 0	激しい運動をしたときだけ[13]がある。
Grade 1	平坦な道を早足で歩く、あるいは、ゆるやかな上り坂を歩くときに[14]がある。
Grade 2	息切れがあるので、同年代の人よりも平坦な道を歩くのが遅い、あるいは、平坦な道を自分のペースで歩いているとき、[15]のために立ち止まることがある。
Grade 3	平坦な道を約[16]m、あるいは数分歩くと息切れのために立ち止まる。
Grade 4	[17]がひどく家から出られない、あるいは衣服の着替えをするときにも[18]がある。

6）チアノーゼ（cyanosis）

- ［1　　　］とは、皮膚や口唇、爪床、口腔粘膜などが青紫色から暗赤色を呈する状態をさす。
- チアノーゼは、［2　　　］内の血液中で、酸素と結合していない還元ヘモグロビンが 5 g/dL 以上に増えたときに認められる。
- ［3　　　］ヘモグロビンとは、酸素と結合していないヘモグロビンをさす。
- ［4　　　］ヘモグロビンとは、酸素と結合しているヘモグロビンをさす。
- チアノーゼは、［5　　　］性チアノーゼと［6　　　］性チアノーゼに分けられる。
- 中心性のチアノーゼは、全身の皮膚や［7　　　］、特に口唇や口腔粘膜などに出現する。［8　　　］状指や多血症を伴い、酸素投与で［9　　　］する。所見では SaO_2 の［10　　　］がみられる。原因には、肺胞での低換気、肺の拡散障害などがあげられる。
- 末梢性のチアノーゼは、［11　　　］末端、鼻尖などに出現する。酸素投与では［12　　　］しない。所見では SaO_2 の［13　　　］はみられない（正常）。原因には、寒冷による末梢血管の収縮、心不全による心拍出量の低下などがあげられる。

7）ばち状指（clubbed finger）

- ［1　　　］状指とは、手指あるいは足趾の末端が腫大して、爪の彎曲度が増大した状態をさす。

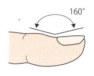
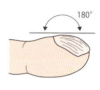
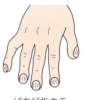

正常　　　ばち状指　　　ばち状指の手

▶ 2. 検査

1）呼吸機能検査（pulmonary function test）

(1) 換気機能検査

- スパイロメータは、［1　　］から出入りする空気の量を測定する装置で、短時間で、簡便に換気機能障害異常の有無を判定できる。

① スパイログラム（肺気量分画）

- スパイロメータと機能的残気量の測定を行い、下の図のような、スパイログラム（肺気量分画）が得られる。

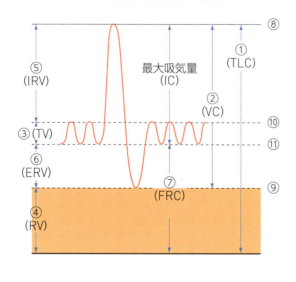

① 全肺気量
② ［2　　　　］
③ ［3　　　　］
④ ［4　　　　］
⑤ 予備［5　　　］
⑥ 予備［6　　　］
⑦ ［7　　　　］
⑧ 最大［8　　　］位
⑨ 最大［9　　　］位
⑩ 安静［10　　　］位
⑪ 安静［11　　　］位

(a) 肺活量（vital capacity；VC）（②）と％肺活量（%VC）

- [12   ] とは、最大の吸息から最大の呼息を行ったときに呼出される空気量をさす。
- 女性では約 [13   ] ～ [14   ] L、男性では約 [15   ] ～ [16   ] L である。

> [17   ] ＝ 予備吸気量 ＋ [18   ] 換気量 ＋ 予備呼吸量

- [19   ] とは、実測肺活量の予測肺活量に対する百分率（%）をさす。

> ％肺活量（%VC）＝ 実測肺活量／予測肺活量 × 100（%）

- ％肺活量は、[20   ] ％以上が正常とされる。
- 予測肺活量は下記から算出される。

> 男性（18歳以上）：予測肺活量（L）＝ 0.045 × 身長（cm）－ 0.023 × 年齢 － 2.258
> 女性（18歳以上）：予測肺活量（L）＝ 0.032 × 身長（cm）－ 0.018 × 年齢 － 1.178

(b) 1回換気量（tidal volume；TV）（③）

- [21   ] とは、1回の [22   ] で吸い込まれる、あるいは吐き出される [23   ] の量である。
- 成人では、通常 [24   ] mL 程度である。
- [25   ] とは、上気道や気管・気管支など、空気が肺胞まで達せずガス交換が行われない領域をいう。ここに存在する空気量は約 [26   ] mL とされる。
- [27   ] とは、肺胞までに達してガス交換にかかわる空気量のことで、約 [28   ] mL とされる。

> [29   ] 換気量 ＝ [30   ] 換気量 － [31   ]

(c) 残気量（residual volume；RV）（④）

- [32   ] とは、最大限の呼息を行った後に肺内に残っている空気量をさす。
- 成人では、約 [33   ] L である。
- [34   ] とは、肺活量と残気量を合計したものをさす。
- [35   ]（FRC）（⑦）とは、[36   ] と予備呼気量を合計したものをさす。

(d) 予備吸気量（inspiratory reserve volume；IRV）（⑤）と予備呼気量（expiratory reserve volume；ERV）（⑥）

- [37   ] とは、通常の吸息位（安静吸気位）からさらに吸入しうる吸気量をさし、約 [38   ] L とされる。
- [39   ] とは、通常の呼息位（安静呼気位）からさらに呼出しうる呼気量をさし、約 [40   ] L とされる。

(e) 1秒量（FEV_1）と1秒率（FEV_1%）

- [41   ]（FVC）とは、最大吸気位から最大呼気位まで一気に呼出させたときの空気量をさす。
- [42   ] とは、努力肺活量のうち最初の1秒間に呼出される空気量をさし、1秒量の努力肺活量に対する百分率（%）を [43   ] という。

> 1秒率（FEV_1%）＝ 1秒量（FEV_1）／努力肺活量（FVC）× 100（%）

② **フローボリューム曲線**

- [44   ] 曲線とは、努力呼出時の変化を、横軸に肺気量（volume）(L)、縦軸に呼気気流速度（flow）(L/秒) をとって表した曲線である。
- 測定した呼気気流速度の最大値を [45   ] という。

③ **換気障害の分類**

- [46   ] 換気障害は、%肺活量（%VC）が [47   ]％以下の状態であり、主な疾患として、間質性肺炎、肺線維症、肺結核後遺症などがあげられる。肺や胸郭が [48   ] にくいため、[49   ] しづらい。一方、気道閉塞はないため [50   ] はスムーズに行える。
- [51   ] 換気障害は、1秒率（FEV_1%）が [52   ]％以下の状態であり、主な疾患として、COPD や気管支喘息などがあげられる。肺・胸郭は正常に [53   ] ため、[54   ] はスムーズに行えるが、気道閉塞があるため [55   ] しづらい。

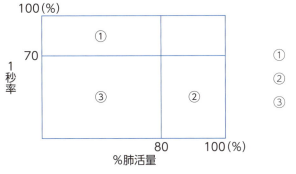

① [56   ] 換気障害
② [57   ] 換気障害
③ [58   ] 換気障害

(2) **ガス交換機能検査：動脈血ガス分析**

- 動脈血中の [59   ] 分圧、[60   ] 分圧、酸素飽和度、重炭酸イオン濃度、pH などを測定することにより、[61   ] の機能障害の有無や体内の酸塩基平衡の状態を評価する検査である。
- 通常、[62   ] 動脈、上腕動脈、大腿動脈から医師が採血する。動脈を穿刺するため、採血後は [63   ] 分間圧迫し、[64   ] 確認後に止血パッド付き絆創膏を貼る。血液ガス検査で以下のことが把握できる。
  ▶ 動脈血 [65   ] 分圧（PaO_2）は、酸素化の能力を表す。
  ▶ 動脈血 [66   ] 飽和度（SaO_2）は、動脈血中の酸化ヘモグロビンの割合を示す。
  ▶ 動脈血 [67   ] 分圧（$PaCO_2$）は、[68   ] 換気量を表す。
  ▶ pH は、[69   ] イオン濃度を示す。
  ▶ HCO_3^- は、血液に溶解する [70   ] イオン量を示す。
  ▶ BE は、過剰な塩基を中和するために、37℃、$PaCO_2$ 40Torr の血液を pH7.40 にするために必要な酸の量をさす。
- 酸素飽和度のうち、SaO_2 は動脈血ガス分析によって得られた値を、SpO_2（[71   ] 酸素飽和度）はパルスオキシメータにより得られた値をさす。
- 爪にマニキュアなどが塗られていてパルスオキシメータの光が遮断される場合や、末梢循環不全の場合などは、SpO_2 の値が不正確となりやすい。

- 主なガス交換の指標と、酸塩基平衡の指標で用いられる項目の正常値を以下に示す。

項目	正常値	項目	正常値
PaO₂	[72] ～100Torr	pH	[73] (7.35～7.45)
SaO₂	[74] %以上	HCO₃⁻	24 (22～26) mEq/L
PaCO₂	40 (35～45) Torr	BE	[75] (－3～+3) mEq/L

2) 単純X線検査

- 胸部疾患で最も繁用されている画像検査で、CTやMRIに比べて費用も廉価で、簡便などの利点がある。
- 撮影は一般に、立位正面像と立位側面像で行われる。深く息を吸った深吸気位で行われる。
  ▶ 正面像：通常は、X線は [1] 側から当てる。感光板を前胸部に当てる。一般的に、中央（縦隔）陰影が中央に白く見え、[2] 野が両側に黒く見える。
  ▶ 側面像：原則として、右から左の方向で、撮影される。正面像で観察しにくい縦隔や [3] 、大血管などを観察できる。

3) CT検査（computed tomography；CT）

- 胸部では、主に心血管、リンパ節などの観察を目的とした縦隔条件と、肺野の観察を目的とした肺野条件という2つの画像処理法の画像を用いて評価する。
- 造影 [1] 検査では、造影剤を使用して、血流豊富な組織とそうでない組織を識別しやすくできる。
- 高分解能CT（high-resolution CT；HRCT）とは、空間分解能が高い画像で、末梢の気管支の形態や肺小葉など微細な構造を観察することができる。

4) MRI検査（magnetic resonance imaging；MRI）

- 磁気共鳴画像法（MRI）は、[1] 線は利用せず、核磁気共鳴現象を利用して生体内のプロトン（H⁺）が発する信号を検出して画像化するものである。
- 肺野の病変にはCTを用い、心血管、縦隔、胸壁の病変には [2] を用いることが多い。

5) 陽電子放出断層撮影（positron emission tomograpy；PET）

- 陽電子放出断層撮影（PET）は、陽電子を放出する18Fなどの [1] 性同位元素で標識された薬物（¹⁸F-FDGなど）を投与して、その分布状態を撮影する画像診断である。
- 陽電子放出核種を用いることにより、アイソトープ検査よりも鮮明な画像が得られ、空間分解能が向上し位置の判定が容易である。

6) 超音波検査

- 超音波は気体では伝わりにくいため、空気の多い肺内を観察することはできないが、[1] の貯留部位や量の評価、病変と胸膜との関係の評価などに有用である。

7) 喀痰検査（examination of sputum）

- 喀痰検査とは、[1] の炎症の原因菌を明らかにしたり、肺腫瘍の細胞学的診断をする検査である。

- 痰の採取時は口腔内の［2　　　］の混入を最小限にするために、含漱により口腔内を清浄にし、咳嗽とともに痰を喀出（カクシュツ）させる。採取された検体の性状の観察を行う。
- 喀痰細胞診は、簡便に行える肺がんのスクリーニング検査であり、中枢型の肺がんの検出に有用である。

8）気管支鏡検査（endoscopy）
- 口または鼻から挿入し、喉頭、［1　　　］、［2　　　］支を観察し検査する方法である。病変の観察だけでなく、検体採取や治療に用いられることもある。
- 軟性気管支鏡（一般に気管支鏡という場合は軟性をさす）を用いる場合は、［3　　　］麻酔とミダゾラムなどの鎮静薬を併用して検査が行われる。通常、亜区域気管支まで観察可能である。
- 合併症として、出血、（臓側胸膜の損傷による）［4　　　］、発熱、肺炎、局所麻酔薬（リドカイン）によるアレルギーや中毒などが起こりうる。

9）胸水検査（examination of pleural effusion）
- 胸腔穿刺により胸水を採取し、胸水貯留の原因を検査する方法である。
- 採取した胸水の外観、たんぱく濃度、比重などより漏出液（ロウシュツエキ）か滲出液（シンシュツエキ）かを鑑別し、それにより［1　　　］が貯留する原因となった疾患を推測できる。
  - ▶漏出液：生理的な現象として静脈圧と膠質浸透圧の差により血管内腔から血管外組織へ（または血管外組織から血管内へ）移動する。血漿膠質浸透圧の低下や血管透過性の亢進などの組織破壊を伴わない非炎症性疾患によって血管内から血管外の組織や体腔に漏れて貯留した液。
  - ▶滲出液：炎症性疾患による血管透過性の亢進などによって血管内から組織や体腔内に漏れ出た［2　　　］質や細胞を多く含む液。
- 胸水の所見として、色調は、多くは［3　　　］色で透明である。血液が混じった血性胸水の場合は、外傷、がん性胸腹炎、自然気胸、術後合併症などが原因として考えられる。また、混濁した乳白色の乳び胸水の場合は、悪性リンパ腫などが原因として考えられる。

▶ 3. 胸腔ドレーン
- 胸腔ドレーンの目的は、胸腔内にドレーンを挿入し、①［1　　　］からの空気および液体の排出、②ドレーンからの排液の性状の［2　　　］、③体液の貯留予防である。
- 胸腔内は、［3　　　］での閉鎖腔である（吸気時には－8 cmH₂O、呼気時には約－3 cmH₂O強の陰圧である）。
- 胸腔ドレーンに接続される排液装置の構造は、排液ボトル、水封室（ウォーターシール）、吸引圧制御ボトルからなる。
- 水封室および吸引圧制御ボトルに滅菌蒸留水を入れると、医療安全面より滅菌蒸留水の色が変化する。
- 持続吸引をかけたときの実際の胸腔内圧は、水封室の細管の水位Aと吸引圧制御ボトルの水位Bの合計となる。
  - ▶例：A＝－2cm、B＝－10cmとすると、実際の胸腔内圧は－12cmH₂Oとなる。

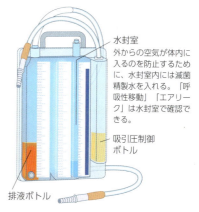

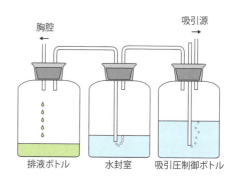

- 胸腔ドレーンに接続される排液装置の仕組みは以下のとおりである。
  ① 排液ボトル：胸腔から排出された液体を貯留させる。
  ② 水封室：通常、呼吸運動とともに胸腔の気圧は上下するので、胸腔内圧が高まる呼気時に胸腔内の気体や液体はドレーンを通して、体外に排出される。胸腔内圧の変化により、水封室の水位は上下する（呼吸性変動：右図）。水封室に入れた滅菌精製水は、一方向に[4   ]のみ通す弁の役割を果たし、胸腔への空気の[5   ]を防ぐ。
  ③ 吸引圧制御ボトル：胸腔への空気の[6   ]を防ぐとともに、過度な吸引圧になることを防ぐ。
- 吸引圧制御ボトルには連続的な[7   ]が、水封室にはわずかな[8   ]が発生していることを確認する。水封室に多くの気泡がある場合は、[9   ]（空気漏れ）があることを意味する。

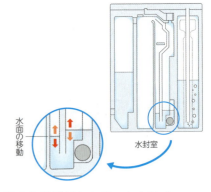

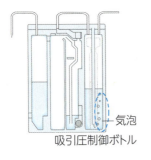
吸引圧制御ボトル／気泡

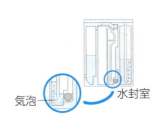
気泡／水封室

4. 呼吸器系の診察

1) 視診：呼吸数と深さと異常

- 呼吸数の基準値（成人）は、[1   ]～20回/分である。
- 24回/分以上を[2   ]、12回/分以下を[3   ]という。
- 特殊な呼吸パターンとして、以下のようなものがある。
  ▶ [4   ]（kussmaul）呼吸：[5   ]正しい[6   ]く大きな呼吸で、呼吸数は正常または[7   ]する。
  ▶ [8   ]（cheyne-stokes）呼吸：呼吸と[9   ]を数十秒程度の周期で繰り返す。PaCO₂の変動によって呼吸の[10   ]が変化する。
  ▶ [11   ]（biot）呼吸：深さが一定でない[12   ]呼吸と無呼吸を[13   ]な周期で繰り返す。呼吸中枢の障害によって起こるとされ、[14   ]の危機を示唆する。

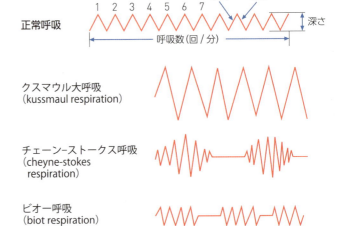

2) 打診：清音、濁音、鼓音

- 打診では、体表を叩打して発生する音響により[1   ]内の状態を把握する。
- 通常では、肺野のように空気の量が多い部位では音の跳ね返りがよく[2   ]音となる。心臓や肝臓などの空気の量が少ない部位では音の跳ね返りが悪く[3   ]音となる。

- 打診音として以下のようなものがある。
  - ▶ [4] 音：強さは [5] く、長さは [6] い。音質は低くてハリがある。やわらかい音が長く響く。健常な成人の肺野を打診したときの音である。
  - ▶ [7] 音：強さは [8] く、長さは [9] い。音質は高く、つまった感じがする。反響しない。無気肺や胸水貯留などで聞かれる。
  - ▶ [10] 音：強さは [11] く、長さは中くらいである。音質は高く、うつろである。堅い音が強く響く。正常な胸部では、胃泡部で聞かれる。また COPD や気胸などで胸郭内の空気の量が増えると鼓音を呈する。

3）聴診：呼吸音

- 呼吸音は、生理的な音である呼吸音と、病変があると生じる [1] 音に分類される。
- 呼吸音（狭義）は、以下のように正常と異常に分類できる。

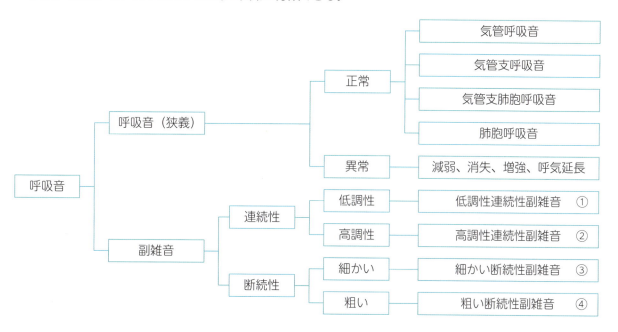

（1）連続性副雑音

- 一定以上持続する副雑音で、音の高さによって低調性と高調性に分けることができる。
- 基本的には、気道内腔が [2] し、そこを通過する [3] によって生じる気道壁の振動音であると考えられている。
- 低調性連続性副雑音①（[4] 音、ロンカイ〈rhonchi〉）：「グーグー」「ボーボー」など、低くいびきのような連続音である。[5] 気道の狭窄により生じる。
- 高調性連続性副雑音②（[6] 音、ウィーズ〈wheeze〉）：「ヒューヒュー」「ピーピー」など、高めの連続音である。[7] 気道の狭窄により生じる。

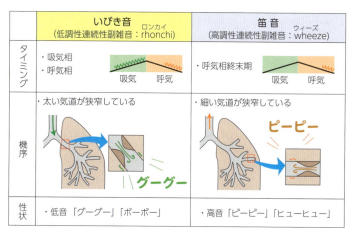

(2) 断続性副雑音

- 持続時間が短い不連続な副雑音で、細かいタイプと粗いタイプに分けられる。
- 細かい断続性副雑音③（[8]音、ファインクラックル〈fine crackles〉）：「パチパチ」「バリバリ」など、細かく、高く、短い断続音である。吸気相の後期に聴取される。
- 粗い断続性副雑音④（[9]音、コースクラックル〈coarse crackles〉）：「ブツブツ」などの、粗く、低く、やや長めの断続音である。吸気相の早期から聴取できる。

	捻髪音 ファイン (fine crackles/ late inspiratory crackles)	水泡音 コース (coarse crackles/ early inspiratory crackles)
タイミング	・吸気相終末期	・吸気相の初期に多く、呼気相の初期まで続く
機序	・吸気時に胸腔内圧の陰圧が強くなり、正常な肺胞が開いた後で遅れて、障害された肺胞が一気に開く ・肺間質の肥厚により閉じやすく開きにくい肺胞が開く	・気道内に体液膜様物があり、呼吸によって破裂する
性状	・短い、高い、細かい、硬い音「バリバリ」「パチパチ」	・やや長い、低い、粗い、鈍い音「ブツブツ」

(3) 連続性副雑音と断続性副雑音以外の副雑音（肺外に由来する副雑音）

- 肺外に由来する副雑音には、[10] 摩擦音、ストライダーなどがある。
- [11] 摩擦音とは、「ギューギュー」「バリバリ」などの、雪を握る音に似ていることから握雪音とも呼ばれる音が聴取される。吸気、呼気いずれの時相にも聴取される。機序は、胸膜の炎症のため臓側 [12] と壁側 [13] がこすれ合うことによって生じる（ただし胸水がある場合は聞こえない）。
- ストライダーとは、呼気相のみに聴かれる連続性の雑音（喘鳴）をさす。主に上気道の [14] が原因とされ、[15] の恐れもある。
- 喘鳴は、上気道に由来するものを吸気性喘鳴といい、ストライダーとも呼ばれる。また、下気道に由来するものを呼気性喘鳴といい、[16] とも呼ばれる。

▶ 5. 発声と構音

1) 発声

- [1] は喉頭を音源として声を作り出すことで、声は、[2] を通過する気流による振動で作られる。声門を通過する気流は [3] からの呼気により作られる。
- 声帯の振動は、声門の開閉と呼気の断続的な流出により起こる。
- 声の高低は声帯の緊張・厚さ・長さで変化する。

2) 構音

- [1] は、喉頭でつくられた音波が、呼気とともに、[2] を通して口腔に運ばれ、口腔で音波を共鳴させて、言語音にしたてあげることである。
- 舌、下顎、[3]、[4] 蓋などを使って口腔や咽頭などの形を変えることで母音を作り出す。子音は舌や口唇により母音を発する空気の流れを妨げることで生じる。
- 口唇を閉じて、鼻腔だけに呼気を通すと、ハミングにしかならない。

機能別代表的な疾患

I．肺腫瘍

- 部位別にみた場合、肺がんの死亡率は、日本人の悪性腫瘍による死亡の第1位である。1980年に比べ、男女とも約3〜4倍に増加している。

1．分類

1）肺腫瘍の分類

- 腫瘍とは、生体の調節機構から逸脱し細胞が自律性をもって不可逆性に過剰増殖するものである。
- 肺に発生する[1]腫瘍は極めてまれである。全肺腫瘍の数%程度で、その約半数を過誤腫が占める。過誤腫は、正常な肺組織に含まれる上皮系の組織と間葉系の組織が異常に混在して構成された[2]腫の一種である。

	原発巣による分類	悪性／良性による分類		組織学的分類	臨床上の分類
肺腫瘍	原発性肺腫瘍	[3]性	肺がん（上皮性の悪性腫瘍）	扁平上皮がん	非小細胞肺がん
				[4]がん	
				大細胞がん	
				小細胞肺がん	小細胞肺がん
			肉腫（非上皮性の悪性腫瘍等）		
		良性		過誤腫等	
	[5]性肺腫瘍				

2）進行度（ステージ）

- TNM分類で病期を決定する。T（tumor）は[6]の広がり、N（lymph nodes）は[7]節の転移の有無、M（metastasis）は[8]転移の有無を意味する。

＜TNM分類＞

		転移リンパ節				M1a	M1b 単発遠隔転移	M1c 多発遠隔転移
		N0	N1	N2	N3			
T1	T1a	ⅠA1	ⅡB	ⅢA	ⅢB	ⅣA	ⅣA	ⅣB
	T1b	ⅠA2						
	T1c	ⅠA3						
T2	T2a	ⅠB						
	T2b	ⅡA						
T3	T3	ⅡB	ⅢA	ⅢB	ⅢC			
T4	T4	ⅢA						

出典／日本肺癌学会編：肺癌診療ガイドライン2017年版，2017.
https://www.haigan.gr.jp/guideline/2017/jo/17002017ha00.html

<原発腫瘍：T因子>

Tx	潜伏癌、原発腫瘍の存在が判定できない
T0	原発腫瘍を認めない
Tis	上皮内癌、充実成分径0cmかつ病変全体径≦3cm
T1	腫瘍の充実成分径≦3cm 　　T1mi：充実成分径≦0.5cmかつ病変全体径≦3cm／T1a：充実成分径≦1cmでかつTis・T1miに相当しない／T1b：1cm＜充実成分径≦2cm／T1c：2cm＜充実成分径≦3cm
T2	3cm＜充実成分径≦5cm、または充実成分径≦3cmでも、主気管支、臓側胸膜浸潤、部分的無気肺か閉塞性肺炎のいずれか 　　T2a：3cm＜充実成分径≦4cm／T2b：4cm＜充実成分径≦5cm
T3	5cm＜充実成分径≦7cm、または充実成分径≦5cmでも壁側、胸壁、横隔神経、心膜の浸潤、同一肺葉内の不連続な副腫瘍結節のいずれか
T4	充実成分径＞7cm、または大きさを問わず横隔膜、縦隔、心臓、大血管、気管、反回神経、食道、椎体、気管支分岐部への浸潤、同側の異なった肺葉内の副腫瘍結節

出典／日本肺癌学会編：肺癌取扱い規約，第8版，金原出版，2017，p.3-4. より作成

<リンパ節への転移：N因子>

NX	所属リンパ節転移評価不能
N0	所属リンパ節転移なし
N1	同側の気管支周囲かつ／または同側肺門、肺内リンパ節への転移で原発腫瘍の直接浸潤を含める
N2	同側縦隔かつ／または気管分岐下リンパ節への転移
N3	対側縦隔、対側肺門、同側あるいは対側の前斜角筋、鎖骨上窩リンパ節への転移

出典／日本肺癌学会編：肺癌取扱い規約，第8版，金原出版，2017，p.3-4. より作成

<遠隔転移の有無：M因子>

M0	遠隔転移なし
M1	遠隔転移がある M1a：対側肺内の副腫瘍結節、胸膜または心膜の結節、悪性胸水、悪性心嚢水 M1b：他臓器への単発遠隔転移がある／M1c：他臓器への多発遠隔転移がある

出典／日本肺癌学会編：肺癌取扱い規約，第8版，金原出版，2017，p.3-4. より作成

3）転移（進展形式）

- 肺がんは、全身の臓器に転移しやすい。また、肺は、全身の静脈血が集まって毛細血管を通過するため、他臓器の悪性腫瘍が［ 9 　　］しやすい。
- 主な進展形式には、連続性進展、［ 10 　　］性転移、［ 11 　　］性転移がある。
- 連続性進展は、［ 12 　　］膜や［ 13 　　］壁、心嚢、上大静脈、横隔膜、食道、心臓へ浸潤することがある。
- 腫瘍が臓側胸膜に浸潤して胸腔内に露出した場合、腫瘍細胞が胸腔内に飛び出し、その一部が胸膜の表面で増殖することがある。このような進展形式を［ 14 　　］播種という。
- 肺がんのリンパ行性転移は、肺の［ 15 　　］流路に従って、肺門、縦隔、鎖骨上窩、頸部の順で上行していく。
- 肺がんは、［ 16 　　］性転移を起こしやすいとされる。
- 転移しやすい部位として、［ 17 　　］、骨、肝臓、肺、副腎、リンパ節があげられる。

▶ 2. 原因

- 肺がんの最大の危険因子は［**1**　　　］である。特に扁平上皮がんと小細胞肺がんは喫煙との関連が強いとされる。また、肺がん患者増加の理由として、人口の［**2**　　　］化が考えられている。
- 喫煙のほかには、閉塞性肺疾患や、アスベストなどの職業的曝露、大気汚染などが原因となる。

▶ 3. 症状

- 全身倦怠感や、［**1**　　　］（ガイソウ）、喀痰などの呼吸器症状がみられる。
- 他臓器への浸潤や遠隔転移を起こすと、それに伴う諸症状が出現する。
- 肺内病変による症状として、以下のようなものがあげられる。
    - ▶ 肺門部に発生した場合は、気道への刺激によって［**2**　　　］や喀痰が生じる。また、気道粘膜からの出血で［**3**　　　］や喀血がみられたり、気道の狭窄によって喘鳴や無気肺などが生じたりする。
    - ▶ 肺野領域に発生した場合は、早期は［**4**　　　］症状であることも多い。
    - ▶ がんが拡大すると、周囲の臓器への［**5**　　　］または圧迫が生じ、諸症状が起こる。
    - ▶ 浸潤による症状として、以下のものがある。

肺尖部から周囲への浸潤	パンコースト（Pancoast）症候群：がんの［**6**　　　］神経叢への浸潤・圧迫、頸部の交感神経への浸潤・圧迫（ホルネル症候群）、脈管（動脈、静脈、リンパ管）への浸潤・圧迫により生じる症状をさす。 ＊ホルネル（Horner）症候群とは、眼瞼下垂、縮瞳、眼球陥凹、発汗減少の症状をさす。
胸膜、胸壁への浸潤	がん性胸膜炎（胸痛、胸水貯留、呼吸困難）
心外膜への浸潤	がん性心膜炎（心タンポナーデ、心嚢液貯留）
横隔神経の浸潤、圧迫	［**7**　　　］の挙上
食道の圧迫	［**8**　　　］困難
上大静脈の圧迫	［**9**　　　］症候群：上大静脈には頭部と上肢からの［**10**　　　］血が流れるため、急速に閉塞すると顔面と上肢に極度の［**11**　　　］がみられる。［**12**　　　］血行路の開通により時間とともに腫脹は消退する。その後、側副血行路により［**13**　　　］部の血管の拡張がみられる。
反回神経の圧迫	［**14**　　　］（サセイ）

- 遠隔転移による症状として、以下のようなものがあげられる。
    - ▶ 肺転移では、肺内で原発巣と異なる部位に生じる。
    - ▶ 脳転移による症状として、［**15**　　　］、悪心・嘔吐、言語障害、意識障害などが生じる。
    - ▶ 肝転移による症状として、黄疸や肝機能障害などが生じる。
    - ▶ 骨転移による症状として、病的な骨折などが生じる。脊椎（椎体）へ転移して［**16**　　　］損傷や脊髄への浸潤や転移が生じると、対麻痺や直腸膀胱障害などの［**17**　　　］障害が出現する。

▶ 4. 検査・診断

- 検診でのＸ線検査による指摘や、［**1**　　　］、喀痰や血痰・喀血などの症状で受診することが多い。受診後、Ｘ線像や簡便に行える肺がんのスクリーニング検査である［**2**　　　］細胞診が行われる。
- 病変の局在をみるために、CT検査や［**3**　　　］鏡などが行われる。
- 確定診断のためには、組織診や細胞診が行われる。
- 進行度をみる病期の診断として、造影CT検査やPET-CT検査、造影MRI検査などが行われる。

▶ 5. 治療

- 肺がんは、病期、組織型（[1]　　　　]肺がんか[2]　　　　]肺がん）や年齢、全身状態、合併症などを考慮して治療方針が決定される。
- 小細胞肺がんでは、治療の中心は化学療法と放射線療法で、手術はⅠ期のみ行われる。
- 非小細胞肺がんは、早期であれば、[3]　　　　]による根治切除が可能である。

病期			一般的な治療方針
ⅠA			[4]　　　　]
ⅠB	ⅡA	ⅡB	[5]　　　　]＋化学療法（術後補助化学療法）
ⅢA			手術が可能な場合：[6]　　　　]＋化学療法（術後補助化学療法） 手術が不可能な場合：化学療法および／または放射線療法
ⅢB、ⅢC			化学療法および／または放射線療法
ⅣA、ⅣB			化学療法

1）外科治療

- 肺を切除するために用いられる手術方法を[7]　　　]術という。開胸術では胸壁を切開するため、[8]　　　]が開放され、大気圧より低圧に保たれていた[9]　　　]が大気圧と同じになる。
- 腫瘍の大きさや部位により直視下での開胸手術（標準開胸）や胸腔鏡を用いた胸腔鏡補助下手術を選択する。
- 開胸術は皮膚切開部位の違いから、後側方切開、前方切開、腋窩切開、胸骨正中切開などに分けられる。
- 肺切除の手術法には、部分切除術、[10]　　　]切除術、肺葉切除術、肺全摘術がある。
  - ▶ 部分切除術：末梢の腫瘍を周囲の肺組織とともに切除する。
  - ▶ [11]　　　]切除術：腫瘍のある肺の区域を単位として切除する。
  - ▶ 肺葉切除術：腫瘍のある肺葉を切除する。
  - ▶ 肺全摘術：一側の肺をすべて摘出する。
- 手術部位の視野確保と操作を容易にするため、全身麻酔下分離片肺換気で手術側の肺を[12]　　　]させ手術が行われる。
  - ▶ 手術側の肺のガス交換が行われない状態となるため、血液は酸素化されず左房内に戻る（酸素化されず心臓に還ることをシャントという）。動脈血酸素飽和度が低下し、全身に低酸素血症の恐れが生じる。
  - ▶ 通常は、換気されない肺では、肺胞が毛細血管が収縮する仕組みがあるため、血管抵抗が高くなり、シャント血流は最小限に調整され、換気されている肺へ血流がシフトする。

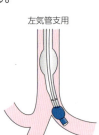

左気管支用

2）放射線治療

- 放射線療法は、[13]　　　]を腫瘍に照射し、DNAを損傷させて細胞を傷害することで、腫瘍を縮小・消失させるものである。
- 胸部の放射線治療に伴う合併症には[14]　　　]肺炎、[15]　　　]食道炎、放射線皮膚炎がある。

3）薬物療法

- がんの縮小や生存期間の延長を目的として、[16]　　　]薬や分子標的薬が投与される。
- 入院あるいは[17]　　　]通院で行われる。
- 抗がん薬は、DNA合成阻害などによりがん細胞を傷害するが、[18]　　　]な細胞にも影響するため、様々な[19]　　　]が出現する。

- 分子標的薬は、がん細胞がもつ増殖などに関与する特定の分子を標的に作用して抗腫瘍効果を発揮する。
- 免疫チェックポイント阻害薬（オプジーボ®など）は、がんに対する免疫応答の制御を解除する作用がある。

6. 原発性肺腫瘍 A と転移性肺腫瘍 B における好発、症状、検査・診断、治療

A-1 扁平上皮がん（squamous cell carcinoma）

1）好発
- [1] による煙の化学的刺激により気管支粘膜の扁平上皮化生が起こることが一因と考えられている。
- 長い [2] 歴、[3] 性に多くみられる。好発部位は、[4] 部（中枢型）である。
- 肺がん全体の約 [5] % を占める。他の組織型と比べ、リンパ行性転移、血行性転移は起こりにくい。

2）症状
- [6]、喀痰、血痰、ばち状指などがみられる。

3）検査・診断
- X 線検査では、肺門部およびその周囲の腫瘤影、気道閉塞による [7] が観察できる。
- 喀痰細胞診では、オレンジ色に染色（角化細胞の細胞質の染色）される細胞がみられる。
- 血液検査では、腫瘍マーカーの扁平上皮がん関連抗原（SCC 抗原）、CEA が [8] 性となる。
- CT 検査では、詳細に病変を観察したり、[9] 転移や浸潤などを検査する。

4）治療
- 早期では手術治療が行われる。

A-2 腺がん（adenocarcinoma）

1）好発
- 男性に多いが、[1] 性においては全肺がんの約 70% を占める。また、非 [2] 者にも多い。
- 肺がん全体の約 50% を占める。好発部位は [3] 領域（末梢型）である。

2）症状
- 早期は、[4] 症状なことが多い。進行すると胸痛、[5]、喀痰などがみられる。

3）検査・診断
- X 線検査では、肺野に腫瘤影がみられる。
- 喀痰細胞診では、ライトグリーン色に染まる細胞がみられる。
- 血液検査では、腫瘍マーカーの CEA、SLX が [6] 性となる。
- CT 検査で、周囲の組織が [7] がんに引っ張られてできる放射状の線状影（spicula：スピキュラ）や、周囲の血管と並走する [8] 支が引き込まれてできる血管収束像がみられる。

4）治療
- 早期では手術治療が行われる。

V-1 呼吸器

A-3 大細胞がん (large cell carcinoma)

1) 好発
- 男女比では [①　　] 性に多い。
- 肺がん全体の約 [②　　] ％と、比較的まれな組織型である。好発部位は [③　　] 領域（末梢型）である。

2) 症状
- 早期は [④　　] 症状であることが多い。進行すると、胸痛、[⑤　　]、喀痰などがみられる。

3) 検査・診断
- X線検査で特徴的な所見は認められない。
- 喀痰細胞診では、大型で異形型が強い細胞がみられる。
- 血液検査で、腫瘍マーカーのCEA、SLXが [⑥　　] 性となる。

4) 治療
- 早期では手術治療が行われる。

A-4 小細胞肺がん (small cell lung cancer)

1) 好発
- [①　　] 者、[②　　] 性に多い。
- 肺がん全体の約 [③　　] ％を占める。好発部位は [④　　] 部（中枢型）である。

2) 症状
- [⑤　　]、喀痰、血痰などを認める。進行が極めて早い。

3) 検査・診断
- X線検査では [⑥　　] 部の腫瘤影や [⑦　　] の腫大がみられる。
- 喀痰細胞診では、小型で細胞質に乏しい異常な細胞がみられる。
- 血液検査では、腫瘍マーカーのNSE、Pro-GRPが [⑧　　] 性となる。
- CT検査では、詳細に病変を観察したり、[⑨　　] 転移や浸潤などを検査する。

4) 治療
- [⑩　　] 療法や [⑪　　] 療法が治療の中心となる。

B 転移性肺腫瘍

転移性肺腫瘍とは、他臓器に原発した悪性腫瘍が [①　　] に転移して生じた腫瘍である。

1) 症状
- 初期は無症状で経過する。進行すると、[②　　]、喀痰、血痰などがみられる。

2）転移様式

- 肺へ転移する原発巣として、結腸がんや直腸がんの［**3**　　　］がん、［**4**　　　］がん、骨肉腫、腎細胞がん、子宮がんなどがあげられる。血行性転移やリンパ行転移により転移してくる。

3）検査・診断

- X線検査では、多様な画像所見を呈する。

4）治療

- 基本的には原発巣の腫瘍の治療方針に準じて行われる。

▶ 7．看護

1）肺を切除すると生活にどのような影響を及ぼすかまとめましょう。

2）肺切除を受ける患者の術前の状態を考え、アセスメントに必要な観察項目や看護援助を具体的にあげましょう。（O-p、T-p、E-p）

(1) 胸腔鏡補助下手術により肺部分切除あるいは肺区域切除を受ける患者の視点であげましょう。

(2) 開胸手術により肺部分切除あるいは肺区域切除を受ける患者の視点であげましょう。

(3) 開胸手術により肺全摘術を受ける患者の視点であげましょう。
　※ 2）-（2）に追加する視点であげましょう。

3）肺切除を受けている患者の術中の状態を考え、アセスメントに必要な観察項目や看護援助を具体的にあげましょう。（O-p、T-p、E-p）

(1) 胸腔鏡補助下手術により肺部分切除あるいは肺区域切除を受けている患者の視点であげましょう。

(2) 開胸手術により肺部分切除あるいは肺区域切除を受けている患者の視点であげましょう。

(3) 開胸手術により肺全摘術を受けている患者の視点であげましょう。
　※ 3）-（2）に追加する視点であげましょう。

V-1 呼吸器

4) 肺切除を受けた患者の術後の状態を考え、アセスメントに必要な観察項目や看護援助を具体的にあげましょう。(O-p、T-p、E-p)

(1) 胸腔鏡補助下手術により肺部分切除あるいは肺区域切除を受けた患者の視点であげましょう。

(2) 開胸手術により肺部分切除あるいは肺区域切除を受けた患者の視点であげましょう。

(3) 開胸手術により肺全摘術を受けた患者の視点であげましょう。

　※ 4)-(2) に追加する視点であげましょう。

5）肺切除を受けた患者の生活の再構築を支援するために、どのような退院指導が適切かまとめましょう。

(1) 胸腔鏡補助下手術により肺部分切除あるいは肺区域切除を受けた患者の視点でまとめましょう。

(2) 開胸手術により肺部分切除あるいは肺区域切除を受けた患者の視点でまとめましょう。

(3) 開胸手術により肺全摘術を受けた患者の視点でまとめましょう。

V-2 循環器

構造と働き

1. 循環器系の構造

1) 心臓の構造

- 心臓は、[1   ]の中央に存在し、左右の肺に挟まれた[2   ]に位置する。
- 心臓は、円錐形をしており、上方の幅広く太い血管が出入りしている部分を[3   ]といい、下方の細くなっている部分を[4   ]という。
- 心底から心尖に至る心臓の長軸を[5   ]という。
- 心臓は、握りこぶし程度の大きさで、重さは成人で[6   ]～[7   ]gである。
- 心臓は、心房と心室に分かれており、心房の左右の間の仕切りを[8   ]、心室の左右の間の仕切りを[9   ]という。
- 心房中隔の右側面には、卵円窩とよばれる浅いくぼみがある。これは、胎児期に開存していた[10   ]が閉鎖した跡である。
- 房室弁（心房と心室との間）および[11   ]は、血液の[12   ]を防止する弁である。
- 右房室弁は[13   ]弁、左房室弁は[14   ]弁とよばれる。
- 心臓を通る血液の流れは、[15   ]大静脈・[16   ]大静脈から[17   ]、三尖弁を通って[18   ]に入り、さらに[19   ]弁を通って[20   ]に流れる。肺静脈から[21   ]、僧帽弁を通って[22   ]に入り、大動脈弁を通って[23   ]に流れる。
- 心室は、心房より壁が[24   ]、また左心室の壁は右心室の壁よりも厚い。

① [25   ]
② [26   ]大静脈
③ [27   ]大静脈
④ 右[28   ]動脈
⑤ 左[29   ]動脈
⑥ 右[30   ]静脈
⑦ 左[31   ]静脈
⑧ 右[32   ]
⑨ 右[33   ]
⑩ 左[34   ]
⑪ 左[35   ]
⑫ [36   ]弁（右房室弁）
⑬ [37   ]弁
⑭ [38   ]弁
⑮ [39   ]弁（左房室弁）
⑯ [40   ]窩
⑰ [41   ]洞開口部
⑱ [42   ]（ケンサク）
⑲ [43   ]筋
⑳ [44   ]中隔

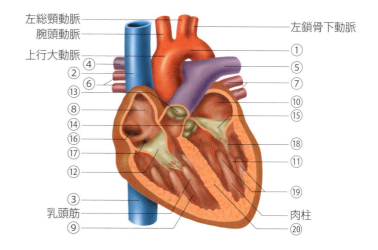

V-2 循環器

- 大動脈弁は、[45   ]冠尖（後半月弁）、[46   ]冠尖（右半月弁）、[47   ]冠尖（左半月弁）の3つの弁からなる。
- 肺動脈弁は、[48   ]冠尖（右半月弁）、[49   ]冠尖（左半月弁）、[50   ]尖（前半月弁）の3つの弁からなる。
- 三尖弁は、[51   ]尖、[52   ]尖、中隔尖の3つの弁尖からなる。
- 僧帽弁は、[53   ]尖、[54   ]尖の2つの弁尖からなる。

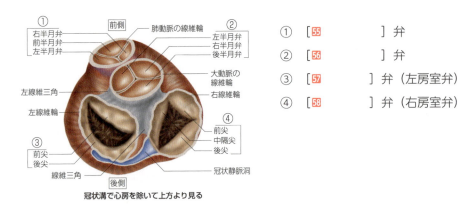

① [55   ]弁
② [56   ]弁
③ [57   ]弁（左房室弁）
④ [58   ]弁（右房室弁）

- 心臓の壁は、外側から心外膜、心筋層、心内膜の[59   ]層からなっている。
- 心[60   ]膜は、心臓の内腔に面した薄い膜で、心臓の弁は、心内膜がヒダ状に伸び出したものである。
- 心[61   ]層は、主に[62   ]組織からなる。心房と心室の心筋層の間は線維組織によって電気的に絶縁隔離されており、興奮の伝導線として[63   ]束だけが心房と心室を電気的につないでいる。
- 心[64   ]膜は、心臓表面を覆う[65   ]からなり、心外膜下の[66   ]組織には、心臓の壁を養う血管や心臓の働きを調節する神経が走行している。
- 心臓は、[67   ]という二層の袋で包まれている。袋の層の内側は、[68   ]（ゾウソクバン）とよばれ、心臓の壁の心外膜にあたる。外側の層は[69   ]（ヘキソクバン）とよばれる。

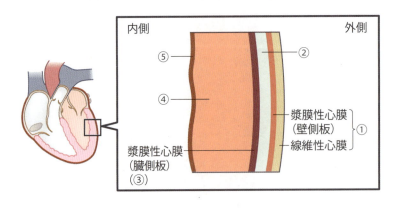

① [70   ]膜
② [71   ]腔
③ [72   ]膜
④ [73   ]層
⑤ [74   ]膜

2）心臓に分布する血管

(1) 動脈と静脈

- 血液の循環経路には、[1   ]循環（大循環）と[2   ]循環（小循環）がある。体循環では、[3   ]に富んだ血液が動脈に流れるが、肺循環では、肺[4   ]に酸素に富んだ血液が流れる。
- 心拍出量の約5％は、心臓にある血管（冠状動脈）に送られる。
- 心臓からの体循環と肺循環の拍出量（血液量）は同量であるが、体循環と肺循環の間には、生理学的[5   ]（一部短絡）がある。（例：気管支静脈の一部が左房に、冠血流の一部が左心房に還流する）
- 血管の基本構造は、[6   ]膜、[7   ]膜、[8   ]膜の3層からなる。

V-2 循環器

- 動脈（artery）は、[9   ]動脈、筋性動脈、細動脈に分けられる。弾性動脈は、[10   ]線維が豊富で、心臓から末梢にいくにつれて[11   ]組織の割合が増える。
- 静脈（vein）も動脈と同じように３層からなるが、その境界は不明瞭である。四肢の静脈には、[12   ]弁があり、逆流を防止する役割がある。
- 動脈と[13   ]を結ぶ血管で細くなっている部分を[14   ]（capillary）という。毛細血管は、[15   ]が変形して通り抜けることができる。
- 毛細血管の壁は、扁平な内皮細胞と基底膜でできており、血管内外で酸素や栄養素のやりとりのような[16   ]の交換が行われる。（ほかに二酸化炭素、老廃物など）

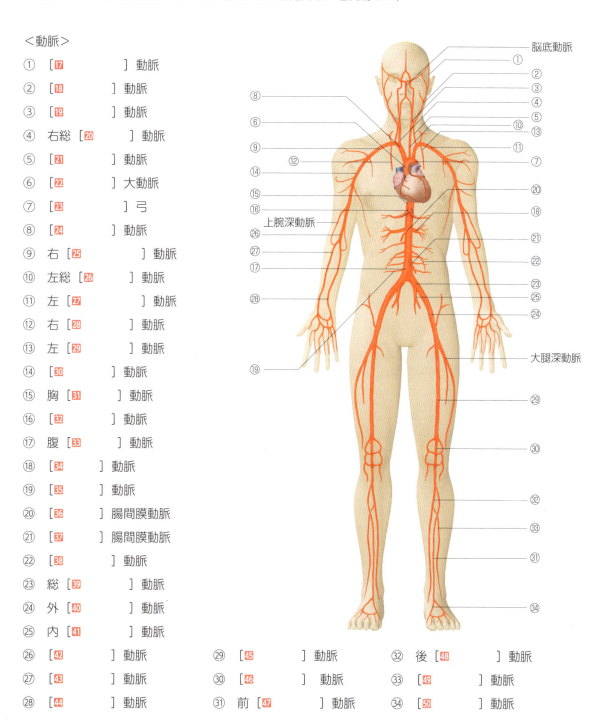

＜動脈＞
① [17   ]動脈
② [18   ]動脈
③ [19   ]動脈
④ 右総[20   ]動脈
⑤ [21   ]動脈
⑥ [22   ]大動脈
⑦ [23   ]弓
⑧ [24   ]動脈
⑨ 右[25   ]動脈
⑩ 左総[26   ]動脈
⑪ 左[27   ]動脈
⑫ 右[28   ]動脈
⑬ 左[29   ]動脈
⑭ [30   ]動脈
⑮ 胸[31   ]動脈
⑯ [32   ]動脈
⑰ 腹[33   ]動脈
⑱ [34   ]動脈
⑲ [35   ]動脈
⑳ [36   ]腸間膜動脈
㉑ [37   ]腸間膜動脈
㉒ [38   ]動脈
㉓ 総[39   ]動脈
㉔ 外[40   ]動脈
㉕ 内[41   ]動脈
㉖ [42   ]動脈
㉗ [43   ]動脈
㉘ [44   ]動脈
㉙ [45   ]動脈
㉚ [46   ]動脈
㉛ 前[47   ]動脈
㉜ 後[48   ]動脈
㉝ [49   ]動脈
㉞ [50   ]動脈

V-2 循環器

▶ 大動脈は、人体で最も [51　　　]、内側から内膜、中膜、外膜という3層で構成された丈夫で弾力のある血管である。

▶ 大動脈とは、心臓の左心室から送り出された血液が大動脈弁を通過したところから始まり、骨盤のやや上で左右に分かれるところまでをさす。

▶ 大動脈は、心筋に血液を送る [52　　　] 動脈を分枝し（大動脈基部）、上方に走行する（[53　　　] 大動脈）。その後、頭部、上肢に血液を送る3本の血管を分枝し（大動脈弓部）、下方に走行する（[54　　　] 大動脈）。その後、横隔膜を貫き下方に走行しつつ腹部の重要な血管を分枝する（[55　　　] 大動脈）。

＜静脈＞
① [56　　　] 静脈
② [57　　　] 静脈
③ [58　　　] 静脈
④ [59　　　] 静脈
⑤ 左 [60　　　] 静脈
⑥ 上 [61　　　] 静脈
⑦ [62　　　] 静脈
⑧ [63　　　] 静脈
⑨ [64　　　] 静脈
⑩ 半 [65　　　] 静脈
⑪ 下 [66　　　] 静脈
⑫ [67　　　] 静脈
⑬ [68　　　] 静脈
⑭ [69　　　] 静脈
⑮ 総 [70　　　] 静脈
⑯ 内 [71　　　] 静脈
⑰ 外 [72　　　] 静脈
⑱ [73　　　] 静脈
⑲ [74　　　] 静脈
⑳ [75　　　] 皮静脈
㉑ [76　　　] 皮静脈
㉒ 肘 [77　　　] 皮静脈
㉓ [78　　　] 静脈
㉔ [79　　　] 静脈
㉕ [80　　　] 静脈
㉖ 大 [81　　　] 静脈
㉗ [82　　　] 静脈
㉘ 前 [83　　　] 静脈
㉙ 後 [84　　　] 静脈

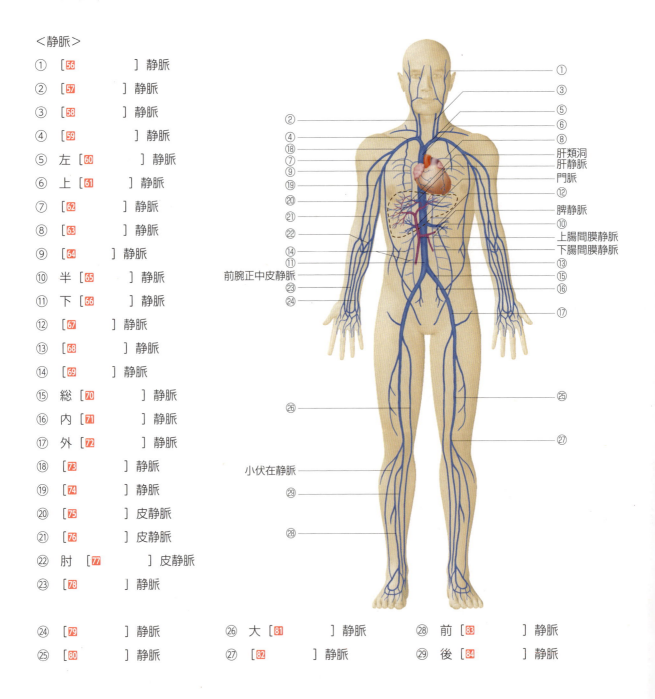

(2) 冠状動静脈

- [1] 動静脈は心臓に分布する血管であり、その血液の循環を冠状循環という。
- [2] 動脈は、上行大動脈起始部の膨大部（バルサルバ洞）から左右に分かれる。
- [3] 冠状動脈は、右心房と右心室の間を走り、心室の後壁に血液を送る。
- [4] 冠状動脈は、前下行枝、回旋枝の2本に分かれる。
- 左冠状動脈は、拡張期に大動脈から血液が流入し、心筋に血液を供給する。右冠状動脈は、収縮期、拡張期を通じてほぼ一定に血液が流れる。

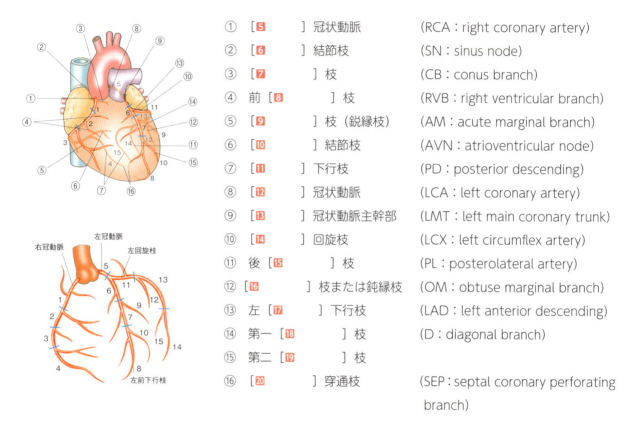

① [5] 冠状動脈　　　　（RCA：right coronary artery）
② [6] 結節枝　　　　　（SN：sinus node）
③ [7] 枝　　　　　　　（CB：conus branch）
④ 前 [8] 枝　　　　　（RVB：right ventricular branch）
⑤ [9] 枝（鋭縁枝）　　（AM：acute marginal branch）
⑥ [10] 結節枝　　　　 （AVN：atrioventricular node）
⑦ [11] 下行枝　　　　 （PD：posterior descending）
⑧ [12] 冠状動脈　　　 （LCA：left coronary artery）
⑨ [13] 冠状動脈主幹部 （LMT：left main coronary trunk）
⑩ [14] 回旋枝　　　　 （LCX：left circumflex artery）
⑪ 後 [15] 枝　　　　　（PL：posterolateral artery）
⑫ [16] 枝または鈍縁枝 （OM：obtuse marginal branch）
⑬ 左 [17] 下行枝　　　（LAD：left anterior descending）
⑭ 第一 [18] 枝　　　　（D：diagonal branch）
⑮ 第二 [19] 枝
⑯ [20] 穿通枝　　　　 （SEP：septal coronary perforating branch）

3) 心臓の神経

- 心臓には、交感神経と [1] 神経（迷走神経）の枝が分布している。

▶ 2. 心臓の働き

- 心臓には、房室弁（心房と心室の間）と動脈弁（心室からの出口）という血液の逆流を防ぐ弁が備わっており、心臓は4つの部屋と4つの弁を備えてポンプ機能を有している。
- 房室弁は、弁の遊離縁に複数の [1] があり、乳頭筋と結ばれ、心房側への反転を防いでいる。
- 動脈弁は、半月弁が3枚のポケット状になっていて、それらのふちが接することによって血液の [2] を防いでいる。
- 心臓は、神経が切断されても、自ら周期的に興奮して、[3] と [4] を繰り返す。これを [5] という。

1) 心臓の興奮と伝播

- [1]（ドウボウケッセツ）とは、右心房の上大静脈の前方の分界稜にある一群の細胞であり、自動性の源となっている。

V-2 循環器

- 洞房結節に発生した興奮は [2   ] 筋に広がり、[3   ]（ボウシツケッセツ）、[4   ] を経て、[5   ] 筋に分布する [6   ] 線維へと伝わる。
- 心房と心室の間は、結合組織で区切られているため、基本的には [7   ] の興奮は直接的には [8   ] には伝わらない。しかし、興奮は特殊な心筋細胞群である房室結節からヒス束を通って、興奮が [9   ] から [10   ] に伝わる。
- 心拍動の起始部は [11   ] 結節であり、正常の心臓では、[12   ]（歩調とり）の役割を果たす。
- 心臓のペースメーカー（歩調とり）は、成人では1分間に約 [13   ] 〜 90 回の自動性を有する。

2）心臓の収縮

(1) 心拍出量

- 1回心拍出量（stroke volume；SV）とは、心臓が1回 [1   ] したときに、動脈内に拍出される血液量をいう。安静時の成人で 40 〜 100mL（約 70mL）である。
- 心拍数（heart rate；HR）とは、1分間に心臓が拍動する（[2   ] が収縮する）回数であり、安静時の成人で [3   ] 〜 90 回 / 分である。洞房結節の興奮頻度が心拍数を決定する。
- 心拍出量（cardiac output；CO）とは、1分間に1つの [4   ] から駆出される血液量のことで、安静時の成人で 5 〜 7L/ 分である。心拍出量は、「心拍出量＝1回心拍出量×心拍数」で求められる。
- 血圧（blood pressure；BP）とは、血管内の血液のもつ [5   ] を意味する。血圧は、[6   ] と末梢血管の抵抗との積で決まる（血圧＝ [7   ] ×末梢血管抵抗）。
- スターリングが提唱した [8   ] の心臓の法則とは、心筋が伸びれば伸びるほど収縮力が増加するという法則である。
- 前負荷とは、収縮する [9   ] に心室にかかる負荷のことで、心室容積に依存する。前負荷が大きいほど1回拍出量は [10   ] する（スターリングの心臓の法則）。
- 後負荷とは、収縮開始 [11   ] に心室にかかる負荷のことで、後負荷が大きいほど1回拍出量は [12   ] する。

(2) 心周期

- 心房と心室は交互に周期的な [1   ] と [2   ] を繰り返しており、この収縮と拡張の1回の過程を [3   ] といい、いくつかの時期（心室の収縮期と拡張期）に分けることができる。
- 左心室の収縮期圧はおよそ [4   ] mmHg、右心室の収縮期圧はおよそ [5   ] mmHg である。
- 心室が [6   ] を開始して心室内圧が心房内圧より [7   ] くなると、圧差により房室弁が [8   ] する。この時点では、動脈弁は [9   ] したままであるため、心室容積は変わらず心室内圧だけが上昇する。この時期を等容性 [10   ] 期という。

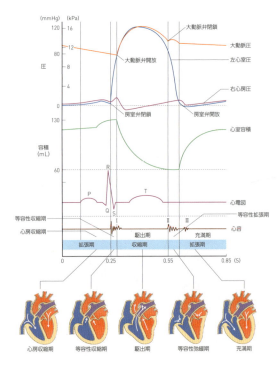

- 心室内圧が動脈圧よりも［11　　］くなると、［12　　　　］弁が開き、血液が動脈へ送り出される。この時期を［13　　　　］期という。
- 心室内圧が動脈圧よりも［14　　］くなると、［15　　　　］弁が閉鎖され、心室筋の弛緩により心室内圧は［16　　　　］する。しかし、心室内圧が心房内圧よりも［17　　］いと、［18　　　　］弁は閉鎖したままなので心室容積は変化しない。この時期を等容性［19　　　　］期という。
- 心室内圧が低下し心房内圧を下回ると、［20　　　　］弁が開き、血液は急速に［21　　　　］から［22　　　　］へ流入し、心室に血液が充満する。この時期を［23　　　　］期という。

(3) 循環の調節機構

- 脳、心臓、腎臓（生命を維持するうえで重要な臓器）においては、血液や心拍出量が変化しても、血流量が［1　　　　］に保たれる。
- 循環の調節機構は、外因性調節と内因性調節に大別される。外因性調節には、自律神経系による［2　　　　］調節や、ホルモンなどの液性因子による液性調節がある。
- 血圧を調節する中枢（血管運動中枢）は［3　　　　］にある。延髄のニューロンは圧受容器から情報を受け、その情報を主に自律神経を介して心臓や血管に伝える。

▶ 動脈圧受容器反射

- 大動脈弓と［4　　　　］動脈洞に血圧を感知する受容器がある。
- 大動脈弓に存在する受容器からの情報は、［5　　　　］神経を経て、血管運動中枢に伝わり、［6　　　　］神経活動の調節を介して、反射的に［7　　　　］の変動が起こる。
- ［8　　　　］動脈洞に存在する受容器からの情報は、［9　　　　］神経を経て、血管運動中枢に伝わり、［10　　　　］神経活動の調節を介して、反射的に［11　　　　］の変動が起こる。
- 血圧が上昇した場合、大動脈弓や［12　　　　］動脈洞にある圧受容器が伸びて、その情報が血管運動中枢に伝わり、［13　　　　］神経が抑えられ、血管が［14　　　　］する。また、［15　　　　］神経を介して、［16　　　　］を抑制する。

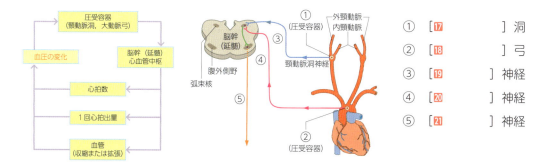

① ［17　　　　］洞
② ［18　　　　］弓
③ ［19　　　　］神経
④ ［20　　　　］神経
⑤ ［21　　　　］神経

▶ 化学受容器反射

- 頸動脈体や大動脈体に存在する化学受容器は、酸素分圧（PaO_2）とpHの低下、二酸化炭素分圧（$PaCO_2$）の上昇を感知して、［22　　　　］神経の興奮を起こす。

▶ 心肺圧受容器反射

- 心房や肺静脈にある低圧系の圧受容器が、静脈還流量の変化を受けて、腎臓の［23　　　　］神経に影響を与える。
- 血流量が増えると心肺圧受容器の機能が亢進し、［24　　　　］神経の抑制、［25　　　　］分泌の抑制、レニン分泌の抑制が起こる。

▶ ベゾルト-ヤーリッシュ（Bezold-Jarisch）反射
　・迷走神経求心路を介する中枢性の［26　　　］神経の抑制と、［27　　　］神経の興奮が起こり、血管拡張による血圧低下と、徐脈を起こす状態をいう。

- 大脳皮質や視床下部の影響が、［28　　　］を通して、［29　　　］神経の遠心性経路を経て、血管の［30　　　］と拡張を起こす。
- ［31　　　］神経が興奮すると、心拍数が［32　　　］し、心収縮力は［33　　　］する。末梢神経では、［34　　　　　　　］が分泌されることによって、血管の収縮が起こる。
- ［35　　　］神経が興奮すると、［36　　　］神経の刺激を介して、神経末端から［37　　　　　　］が分泌され、心臓の活動を抑制し、心拍数は［38　　　］する。
- カテコールアミンには、［39　　　　　　］、［40　　　　　　　］、ドパミンの3種類がある。
  ▶ ［41　　　　　　　　　］は、交感神経終末から分泌され、心臓や血管のアドレナリン受容体に結合する。
  ▶ ［42　　　　　　　］は、副腎髄質で分泌される。
  ▶ ドパミンは、神経伝達物質で、ノルアドレナリン、アドレナリンの前駆体である。
- アドレナリン受容体には、［43　　　］受容体とβ受容体の2種類があり、さらにα_1、α_2、β_1、β_2に分けることができる。一般的には、ノルアドレナリンによる活性化が強いのが［44　　　］受容体、アドレナリンによる活性が強いのがβ受容体である。
- α受容体刺激は、血管を［45　　　］させ、心筋のβ_1受容体刺激は、心拍数と心拍出力を［46　　　］させる。β_2受容体刺激は、血管平滑筋を［47　　　］させ、血管を［48　　　］させる。
- バソプレシンは、［49　　　］ホルモン（ADH）とも呼ばれ、脳下垂体［50　　　］から放出される。血圧の［51　　　］や血液循環量の［52　　　］で分泌が促進されて、血圧を［53　　　］させる。
- レニン-アンジオテンシン-アルドステロン系（RAA系）は、体液量と血圧の調節システムである。アンジオテンシンⅡによる血管［54　　　］作用とアルドステロンによるNa^+と水の再吸収などによって、調節している。
  ▶ 血圧が低下すると、腎臓から［55　　　］という酵素が血液に分泌される。
  ▶ 血中に分泌されたレニンは、血中のたんぱく質である［56　　　　　　　　　］を［57　　　　　　　］へと分解する。
  ▶ アンジオテンシンⅠはさらに、アンジオテンシン変換酵素により［58　　　　　　　　］となる。
  ▶ アンジオテンシンⅡは、血管平滑筋を［59　　　］させ、血圧を［60　　　］させる。また、副腎皮質に作用し、［61　　　　　　　］を放出させる。
  ▶ アルドステロンは、腎臓の遠位尿細管に作用して、Na^+の再吸収を高め、K^+の再吸収を抑制する。水分の再吸収も促進し、尿量を低下させ、血流量を増加させる。その結果、血圧が［62　　　］する。

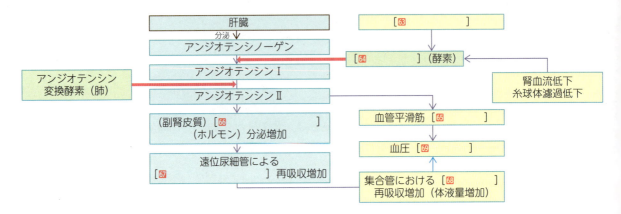

基本的知識

▶ 1. 症状（自覚症状と他覚症状）

1）胸痛（chest pain）

- 胸痛の原因は様々である。[**1**　　　　]、心膜、肺、胸膜、食道など胸郭内にある臓器に由来する痛み、胸壁や皮膚の痛みのほか、胸部以外の臓器に由来する[**2**　　　　]（ホウサンツウ）などがある。
  - 狭心症の胸痛は心筋が必要とするだけの酸素が供給されず、[**3**　　　　]となることで生じる。
    - 労作性狭心症の胸痛は、[**4**　　]分程度続く。安静にすると改善する。冠攣縮性狭心症の胸痛は[**5**　　]時に起こりやすく、夜中から早朝にかけて起こるのが典型的である。
    - 狭心症の胸痛に対しては、[**6**　　　　]の舌下投与が有効である。
    - 患者は、前胸部全体あるいは左胸全体の[**7**　　]感や、重い物が乗っている感じ、息ができないなどと訴えることが多い。また、顎（左顎）、[**8**　　]肩、胃部などへの[**9**　　]痛がみられることもある。
  - 心筋梗塞の胸痛は、血流が再開しないかぎり、心筋[**10**　　]がある程度完成するまで持続する。痛みは[**11**　　]起こり、[**12**　　]分以上持続し、数時間に及ぶこともある。
    - 前胸部や胸骨の裏側辺りに痛みが生じ、左肩、左腕、顎などに放散することもある。顔面は蒼白となって冷汗をかき、四肢は冷たくなり、[**13**　　]感がある。

2）呼吸困難（dyspnea）

- 呼吸困難とは、[**1**　　]することに努力の必要を感じる不快な状態の自覚である。
- 原因は、心臓、肺、気道、胸郭の疾患に起因する[**2**　　]血症や低換気のほか、心因性の疾患がある。肺疾患では、[**3**　　]（bronchial asthma）、肺気腫、肺塞栓症、肺炎などで起こる。
- 労作性呼吸困難（exertional dyspnea）とは、労作によって呼吸困難や息切れが生じるものをいう。
  - [**4**　]心不全により肺静脈や肺毛細血管圧が[**5**　　]し、肺の間質や[**6**　　]に水分が濾出、貯留しガス交換が不十分となる。労作を行うと、全身の酸素需要は増加するが肺毛細血管圧はさらに[**7**　　]し、努力して呼吸してもガス交換ができなくなる。
- 起座呼吸（orhopnea）とは、[**8**　　]臥位では呼吸困難を感じるが、[**9**　　]位や半座位になると症状が軽減する状態である。重症の[**10**　　]心不全でみられる。
  - 仰臥位では、全身の[**11**　　]血が心臓に還流しやすく、肺毛細血管圧が上昇して[**12**　　]が増強する。また、仰臥位では、[**13**　　]膜が挙上するため換気がしにくく呼吸困難となりやすい。
  - 座位では、下半身の[**14**　　]血が心臓に還流しにくくなるため、[**15**　　]が緩和される。また横隔膜が下降することで呼吸が容易になり呼吸困難が改善する。
- 発作性夜間呼吸困難（paroxysmal nocturnal dyspnea）とは、就寝後1～3時間で激しい息苦しさを自覚して目覚め、[**16**　　]呼吸で呼吸困難が軽減する状態をさす。重症左心不全の重要な徴候となる。

3）動悸（palpitation）

- 動悸とは、心臓の[**1**　　]を不快に自覚することをいう。速くなったり、不規則になったり、強くなったりするなどの違和感がある。
- 動悸のほかに、めまいや眼前暗黒感、失神が生じている場合は危険な[**2**　　]が考えられる。
- 動悸の病態は、①心臓の調律異常、②1回拍出量の[**3**　　]のいずれかであることが多い。

不整脈の病態	持続時間	規則性	動悸のメカニズム	注意点
上室性期外収縮 心室性期外収縮	[4]	[5]	期外収縮から次の心拍までの間隔があき、次の1回拍出量が増えるため、動悸を感じる。	心室性期外収縮は、重症不整脈となることもあるので、原因の検索が必要となる。
上室性頻拍 心室頻拍	数秒以上	[6]	心拍数が増加し、動悸を感じる。	血圧が低下し、心室細動に移行することもある。
発作性心房細動	数秒以上	[7]	1拍ごとのRR間隔が不規則（絶対性不整）となり、動悸を感じる。	脳梗塞を発症する危険性もある。
Ⅱ度房室ブロック	[8]	[9]	1拍QRS波が脱落し、1回拍出量が増えるため、動悸を感じる。	除脈となり、脳血流量が低下し、失神をきたしやすい。ペースメーカの適応となる。

4) 浮腫 (edema)

- 浮腫とは、血管内の水分が血管 [1] へ濾出し、組織間液が異常に増加した状態をさす。
- 出現する部位によって [2] 性浮腫と [3] 性浮腫に分けられる。
- 全身性浮腫の原因として、[4] 性の右心不全、[5] 性のネフローゼ症候群、[6] 性の肝硬変、[7] 亢進症、内分泌性の甲状腺機能低下症、低栄養性の [8] 腫瘍、薬剤性の [9] （NSAIDs）など、また特発性のものなどもある。
- 局所性浮腫の原因として、血管性の上大静脈症候群、静脈瘤など、[10] 性のリンパ管炎、リンパ節郭清術後など、[11] 性の関節リウマチ、痛風などによるものがある。
- [12] 性の浮腫は、主に [13] 不全によって [14] 圧が上昇することで起こる。

5) チアノーゼ (cyanosis)

- チアノーゼとは、局所の [1] 状態により、皮膚や粘膜が青紫色〜暗赤色を呈する状態をさす。
- 血液中の還元ヘモグロビン濃度が [2] g/dL 以上になると出現する。
- [3] 性チアノーゼと [4] 性チアノーゼに分けられる。
- 中心性チアノーゼは、肺疾患により毛細血管と肺胞での [5] 交換が不十分となって動脈血酸素飽和度が [6] したり、先天性に右心系と左心系のシャントがあり、[7] 血が [8] 血に混入して動脈血酸素飽和度が著しく [9] したりすることで生じる。
  ▶ ファロー四徴症やエプスタイン奇形、大血管転位症などでは、生後初期からチアノーゼが生じる。
  ▶ 心室中隔欠損（VSD）、動脈開存症（PDA）、心房中隔欠損症（ASD）は、左−右シャントの病態であるため、チアノーゼは生じない。これらの疾患でも、肺高血圧を伴い、右心系の圧が高まると、右−左シャントが発生する。これを [10] 症候群という。
  ▶ [11] 、口腔粘膜、爪床などで観察される。
- 末梢性チアノーゼは、末梢血管の [12] が減少して生じる。
  ▶ 心拍出量の [13] 、血管の閉塞、寒冷への曝露、神経の緊張などにより生じる。
  ▶ 手足などの四肢末梢、耳、鼻、[14] などで観察される。

6) 失神 (syncope)

- 失神とは、突然の脳血流の低下によって、[①　　]性に意識がなくなり、短時間（通常数秒〜数分）に[②　　]するものをいう。
- 失神の原因には、「循環障害が原因である失神」と「循環障害以外が原因である失神」がある。
- 循環障害が原因である失神は、心血管系、[③　　]系反射の異常、脳血管障害に分けられる。心疾患系の失神には、[④　　]脈によるものと、器質的心疾患によるものがある。
- 不整脈が原因で生じる失神やめまいは、[⑤　　]症候群と呼ばれる。
  ▶ 徐脈性不整脈（洞不全症候群、房室ブロック）では一過性[⑥　　]停止が起こり、そのあいだ脳血流が途絶する。一般的に4秒以上の心停止でめまい、10秒以上の心停止で[⑦　　]が出現する。
  ▶ 頻脈性不整脈（心室頻拍、上室頻拍）で極端に心拍数が速くなると、心拍出量が[⑧　　]し、めまいや失神が出現する。
- 器質的心疾患が原因で生じる失神やめまいは、器質的異常により極端に心拍出量が[⑨　　]し、脳が虚血状態となり出現する。
  ▶ 左心系の機械的障害：大動脈弁狭窄症（AS）、閉塞性肥大型心筋症（HOCM）、左房粘液腫。
  ▶ 肺血流の障害：肺塞栓、肺動脈狭窄、ファロー四徴症、肺高血圧症。
  ▶ 一過性のポンプ不全：急性心筋梗塞（AMI）、狭心症（特に冠攣縮性）。
- 自律神経系反射の異常による失神は、神経調節性失神、起立性低血圧などがあげられる。
  ▶ 神経調節性失神：[⑩　　]神経の過緊張により、著しい[⑪　　]や血圧の[⑫　　]が起こり、一過性に脳血流が低下して起こる（血管迷走神経失神とも呼ばれる）。
  ▶ 起立性低血圧：起立すると重力により血液は下半身に移動するが、同時に、血管運動反射が働いて心臓に血液が戻る。しかしこの反射が弱いと、心臓への[⑬　　]血還流を維持できず、心拍出量が[⑭　　]し、めまいや失神が出現する。
- 脳血管障害による失神は、一過性の脳虚血発作や、椎骨脳底動脈循環不全などが原因で出現する。
- 循環障害以外が原因である失神は、[⑮　　]、低酸素、薬物などが原因で出現する。

7) ショック

- ショックとは、急激に生じた全身性循環不全で、[①　　]の臓器や組織が必要とする血流が得られないため機能不全に陥った状態である。早期に適切に処置をしないと、[②　　]（multiple organ failure；MOF）に陥り、死に至る。
- ショックは、循環の3要素（[③　　]、血液、血管）のいずれかによって生じる臓器循環障害である。
- 主な症状を以下に示す。ショックの原因によっては、必ず以下の項目がすべて当てはまるわけではないので、注意する。
  ① 皮膚[④　　]（pallor）
  ② 虚脱（prostration）
  ③ [⑤　　]（perspiration）
  ④ 脈拍触知不能（pulseless）
  ⑤ 呼吸不全（pulmonary insufficiency）
  ＊頭文字の「p」をとり、5Pとも呼ばれる

- ショックの種類と発症機序は以下のとおりである。

ショックの種類		機序	原因
血液分布異常性ショック	[6] 性ショック	細菌性毒素による血管 [7] をきたしショックを起こす。	細菌感染など
	[8] 性ショック	自律性神経反射の異常に伴い、血管 [9] をきたし、ショックを起こす。	激痛、麻酔 脊髄損傷など
	[10] ショック	I型アレルギーに伴う血管 [11] 、血管透過性亢進によりショックを起こす。	薬剤など
[12] 性ショック		循環血液量の [13] によりショックを起こす。	大量出血 脱水、熱傷など
[14] 性ショック		心機能低下により循環障害をきたす。	心筋梗塞、心弁膜症、心筋炎、不整脈など
心外閉塞・拘束性ショック		体外循環あるいは肺循環がその途中で閉塞・圧迫されることで、心拍出量の減少を招き、循環に障害をきたす。	心タンポナーデ 緊張性気胸 重症肺塞栓症など

- 循環血液量減少性ショックおよび [15] 性ショックは、末梢血管が [16] して、四肢が [17] ことからコールドショック（cold shock）と呼ばれる。
- 敗血症性ショック、神経原性ショック、アナフィラキシーショックは、末梢血管が [18] して、四肢が [19] ことからウォームショック（warm shock）と呼ばれる。
- 敗血症性ショックは、初期は [20] ショックの状態を呈するが、進行するとやがて心拍出量が低下して末梢血管が収縮し、[21] ショックの状態を呈する。

8）心不全

- 心不全とは、何らかの原因により心臓のポンプ機能が [1] し、全身の組織や臓器が必要とするだけの血液を拍出できない状態をいう。
- 心不全の原因には、心筋梗塞や心筋虚血などの [2] 動脈疾患、心筋疾患、大動脈弁疾患や僧帽弁疾患などの [3] 症、先天性心疾患、心膜疾患、高血圧、不整脈などがあげられる。
- 心不全は、[4] 心不全と [5] 心不全、両心不全に分けることができる。
- 心不全の重症度の分類として、[6] （ニーハ）（new york heart association）分類で表される。

＜NYHA分類＞

Ⅰ度	心疾患はあるが身体活動に制限は [7] 。日常的な身体活動では著しい疲労、動悸、呼吸困難、あるいは [8] 痛を生じない。
Ⅱ度	心疾患のために、身体活動に [9] の制限が [10] 。安静時には [11] 症状。日常的な身体活動で疲労、動悸、呼吸困難あるいは [12] 痛を生じる。
Ⅲ度	身体活動に [13] な制限が [14] 。安静時には [15] 症状。日常的な身体活動以下の労作で疲労、動悸、呼吸困難あるいは [16] 痛を生じる。
Ⅳ度	心疾患を有し、いかなる身体活動をするときにも [17] を伴う。心不全、狭心症の徴候が安静時にも認められることがある。わずかな軽労作でこれらの症状は増強する。

- [18　] 心不全は、心拍出量の [19　] から、臓器の血流の [20　]、左室拡張末期圧と左房圧の [21　] が生じる。さらに、左房圧の上昇により、肺静脈 [22　]、肺水腫が生じる。
  ▶ 軽症では、労作時の息切れがみられる。
  ▶ 重症になると安静時の呼吸困難や [23　] 呼吸がみられる。
- [24　] 心不全は、右室からの拍出量が減少し、静脈系が [25　] する。そのため、浮腫や [26　] 腫大を生じる。
- [27　] 心不全では肺動脈楔入圧（PCWP）の [28　]、[29　] 心不全では中心静脈圧（CVP）の [30　] がみられる。

2. 検査

1）心電図（electrocardiogram）

- 心電図とは、体表面に電極を装着し、[1　] 系から発生する微弱な電気的活動を心電計を用いて記録するものである。
- 心電図を測定する方法として、標準 [2　] 誘導心電図、ホルター心電図、負荷心電図（マスター2階段試験（マスター法）、トレッドミル試験、自転車エルゴメーター試験）がある。
  ▶ マスター2階段試験：2段の階段を一定時間昇降する。昇降回数は、性別、年齢、体重によって決める。
  ▶ トレッドミル試験：速度や傾斜を調節できるベルト上を歩行する。
  ▶ 自転車エルゴメーター試験：ペダルに一定の抵抗を加えた固定式自転車を座位または臥位で漕ぐ。
- 心電図の記録用紙は、マス目の1mmが [3　] 秒、25mmで [4　] 秒である。
- 測定時には電極を四肢および胸部につける。右手首には [5　] 色、左手首には [6　] 色、右足首には [7　] 色（アース）、左足首には [8　] 色の電極をつける（右図）。

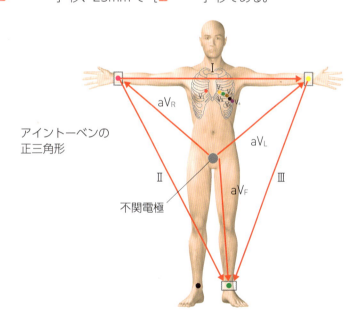

アイントーベンの正三角形
不関電極

- 心電図検査における電極の装着部は以下のとおりである。
  ▶ 双極誘導（第Ⅰ誘導、第Ⅱ誘導、第Ⅲ誘導）：二肢間の電極導子の電位差をみる。第Ⅰ誘導は右手首（－）と左手首（＋）の電位差、第Ⅱ誘導は右手首（－）と左足首（＋）の電位差、第Ⅲ誘導は左手首（－）と左足首（＋）の電位差をみる。
  ▶ 単極肢誘導（aV_R、aV_L、aV_F）：心臓の電気中心（不関電極）を陰極として、四肢の電極導子の電位差をみる。aV_Rは不関電極（－）と右手首（＋）、aV_Lは不関電極（－）と左手首（＋）、aV_Fは不関電極（－）と左足首（＋）の電位差をみる。
  ▶ 胸部誘導（$V_1 \sim V_6$）：心臓の電気中心（不関電極）を陰極として、心臓の電気的 [9　] を各誘導からみる。

V-2 循環器

▶ 胸部誘導での電極の装着部位とカラーコード（色）は下表に示すとおりである。

	装着部位	色
V_1	第［10　］肋間胸骨右縁	［11　］
V_2	第［12　］肋間胸骨左縁	［13　］
V_3	V_2 と V_4 の中間点	［14　］
V_4	［15　］中線と第［16　］肋間の交点	茶
V_5	V_4 の高さの水平線と左前腋窩線との交点	黒
V_6	V_4 の高さの水平線と左中腋窩線との交点	紫

- 心電図波形のみかたは以下のとおりである。
  - ▶ P 波は、［17　］の興奮（脱分極）を表す。一般に、幅は 0.10 秒以内、高さは 2.5mm 以下である。
  - ▶ PQ 間隔は、［18　］の伝導時間を表す。一般に 0.12 ～ 0.20 秒である。
  - ▶ QRS 波とは、［19　］の興奮（脱分極）を表す。一般に、幅は 0.10 秒以内である。
  - ▶ ST 部分は、［20　］全体の興奮の終了を表す。
  - ▶ T 波とは、［21　］筋が次の興奮に備えている状態を表す（再分極）。T 波は aVR では陰性（下向き）、第Ⅰ誘導、第Ⅱ誘導、V_2 ～ V_6 では陽性（上向き）である。
  - ▶ QT 間隔は、［22　］波の起始部から［23　］波の終わりまでの時間であり、電気的心室収縮時間を表す。

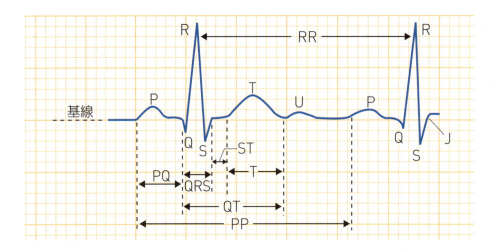

- 心電図は、一般的に以下のように読影される。
  - ▶ リズム、心拍数：洞調律であるかを確認する。洞調律とは、洞結節（生理的な刺激生成部）の興奮により律せられる調律のことで、すべての［24　］波の次に QRS が続き、第Ⅰ誘導、第Ⅱ誘導、第Ⅲ誘導で P 波が［25　］性である。
  - ▶ P 波の間隔、PQ 間隔、QRS 波の間隔、QT 間隔：例として、上室性の不整脈では［26　］幅は狭く、心室性不整脈では［27　］幅は広く、かつ変形している。
  - ▶ P 波の形、QRS 波の高さ
  - ▶ ST-T の変化
  - ▶ U 波の有無

- R 波と次の R 波に大きいマス（0.2 秒）がいくつあるかを数えることで心拍数を計算することができる。
  - ▶ 「300 ÷ 大きいマスの数 ＝ 心拍数」で求められる（例：300 ÷ 5 マス ＝ 60 回 / 分）。

2）X線検査

- X線では、心疾患による血行動態の変化が［**1**　　　］陰影の形態の特徴としてあらわれる。
- 正面像（PA像）は、後ろから前方向へ撮影する。
- 側面像（RL像／LR像）は、蛍光板に対して身体が垂直になる向きに立ち、右側から（RL像）または左側から（LR像）撮影する。通常はRL像で評価し、肺や胸部大動脈、脊柱などを観察する。
- 第1斜位像（RAO）は、患者の右肩を蛍光板に近づけて［**2**　　　］方向で撮影を行う。
- 第2斜位像（LAO）は、患者の左肩を蛍光板に近づけて［**3**　　　］方向で撮影を行う。
- 心胸郭比（cardio thoracic ratio；CTR）は、「心臓の最大横径÷［**4**　　　］内側の最大横径×100（％）」で求められる。一般的に、成人では［**5**　　　］％以下、小児では［**6**　　　］％以下が正常とされる。
- PA像では、以下のような陰影を見ることができる。
  - ▶ 右第1弓：［**7**　　　］の陰影
  - ▶ 右第2弓：［**8**　　　］の陰影
  - ▶ 左第1弓：［**9**　　　］の陰影
  - ▶ 左第2弓：肺動脈の陰影
  - ▶ 左第3弓：左心房の陰影（通常はほとんど弓として認められない）
  - ▶ 左第4弓：［**10**　　　］の陰影

3）心臓超音波検査、心エコー検査（echocardiogram）

- 非侵襲的に心臓の［**1**　　　］や動きなどを可視化できる検査である。
- 心エコー検査は、断層心エコー法（Bモード法）、Mモード心エコー法、ドプラー心エコー法、経食道心エコー法などの種類がある。
  - ▶ 断層心エコー法：超音波ビームをプローブより広角に発射し、反射波から心臓の二次元断層図を描出する方法である。僧帽弁や動脈弁などの［**2**　　　］の運動、壁の運動、疣贅（ユウゼイ）、血栓などを描出できる。
  - ▶ Mモード心エコー法：一方向の超音波ビームによって得られる画像である。
  - ▶ ドプラー心エコー法：ドプラー効果を利用して血流速度を測定する方法である。カラードプラー心エコー法では、プローブに近づく血流は［**3**　　　］色、遠ざかる血流は［**4**　　　］色で表示される。逆流や狭窄などで生じる異常血流は乱流となって赤と青が入り混じり、モザイクパターンを示す。
  - ▶ 経食道心エコー法（TTE）：先端にトランデューサーが付いた［**5**　　　］を食道に挿入して心エコー検査を行う方法である。咽頭麻酔をし、左側臥位にして行う。

4）心臓カテーテル法

- 心臓カテーテル方法とは、［**1**　　　］や大血管にカテーテルを挿入して行う検査方法である。
- 心臓カテーテル検査は、主に、心拍出量（CO）などを測定する［**2**　　　］検査と、冠状動脈造影などを行う［**3**　　　］造影などがある。

- 右心カテーテル法は、[4　　] カテーテル法といい、[5　　] 静脈、[6　　] 静脈、鎖骨下静脈、尺側皮静脈などから [7　　] カテーテルを挿入する。

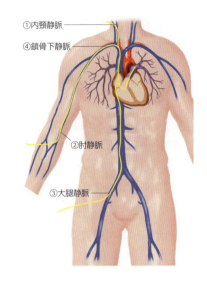

▶ スワン - ガンツカテーテルは、右房圧、右室圧、肺動脈圧、肺動脈楔入圧（セツニュウアツ）や、その他の心拍出量などを測定できる（右図）。カテーテルを大静脈、[8　　] 心房、[9　　] 心室、肺動脈、肺動脈末梢へと挿入していく。スワン - ガンツカテーテルの先端にはバルーンがついており、バルーンを膨らませた状態で進めていくと、静脈の血流にのり（順行性）、[10　　] 末梢までスムーズに挿入できる。

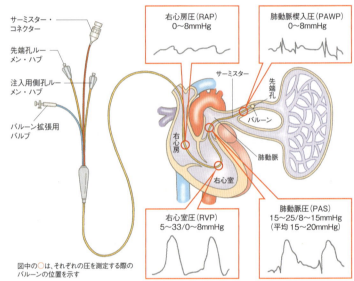

- 左心カテーテル法は、カテーテルを大腿動脈や [11　　] 動脈などの動脈から挿入し、血流に逆らって（逆行性）大動脈を通して [12　　] 室などに挿入する。逆行性にカテーテルを進めるため、右心カテーテルに比べて侵襲性は [13　　] く、手技が困難である。

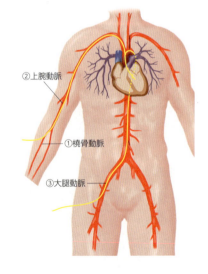

5）心血管造影

- 心血管腔内に [1　　] を急速に注入し、X 線で連続撮影を行う。
- 心血管造影として、右室の形態や三尖弁閉鎖不全の有無などを観察するための右室造影や、左室の形態や僧帽弁閉鎖不全の有無など確認するための左室造影、大動脈造影、肺動脈造影、冠状動脈の狭窄部位や程度を観察するための冠状動脈造影（coronary angiography；CAG）がある。

- 冠状動脈造影（CAG）とは、橈骨動脈、上腕動脈、大腿動脈のいずれかに穿刺してカテーテルを挿入し、逆行性にカテーテルを進めて造影剤を注入し、冠動脈の［2　　　］、［3　　　］、拡張、攣縮、血栓を確認する検査である。
- 米国心臓協会（american heart association；AHA）では冠状動脈を 1 〜 15 の区画に分類している。
  - 1 〜 4：RCA（［4　　　］冠状動脈）
  - 5：LMT（［5　　　］冠状動脈主幹部）
  - 6 〜 8：LAD（左［6　　　］）
  - 9：D1（第 1 対角枝）
  - 10：D2（第 2 対角枝）
  - 11：LCX（左［7　　　］）
  - 12：OM（鈍縁枝）
  - 13：LCX（左［8　　　］）
  - 14：PL（後側壁枝）
  - 15：PD（［9　　　］）

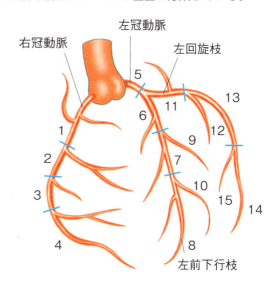

- 狭窄は、下記のように％（パーセンテージ）で表される。
  - 左前下行枝が完全狭窄をしている場合は「# LAD 100％」と示す。

6）核医学検査

- 核医学検査は、放射性同位元素（RI）を標識した薬剤を体内に投与し、体内分布やその動態を調べ画像化するものである。
- 心筋血流シンチグラフィでは、［1　　　］（^{201}Tl）で標識した塩化タリウム -201（^{201}Tl-Cl）などの放射性薬剤が用いられる。^{201}Tl-Cl は、血流に比例して心筋細胞内に取り込まれる。心筋梗塞や狭心症の診断で用いられる。

▶ 3. 循環の診察

1）視診

- 頸部を視診する際は、頸部を［1　　　］させて［2　　　］領域を観察する。
- 外頸静脈は体表に近いので、通常は臥位において観察できるが、上半身を［3　　　］度起こすと怒張は［4　　　］する。消失しない場合は、右心不全や右心への還流障害による静脈圧の［5　　　］を意味する。
- 前胸部では、漏斗胸による陥凹やマルファン症候群にみられる脊柱の変形（脊柱側弯症）などがないかを観察する。
- 腹部では、腹部動脈瘤の［6　　　］がないかを観察する。
- 口唇や手足の［7　　　］の色の観察、また、ばち状指の有無を観察し、チアノーゼがないかを確認する。

2）触診

- 動脈の触診で、［1　　　］数、リズムの整・不整、脈の性状、血管の弾力性、左右差などを観察できる。
- 触診しやすい部位は［2　　　］動脈である。そのほか、［3　　　］動脈、上腕動脈、大腿動脈、腋窩動脈、後脛骨動脈、［4　　　］動脈などで触知できる。

- 健常成人の安静時の脈拍数は、[5]〜100回/分である。
- 脈拍数100回/分以上を[6]、60回/分以下を[7]という。
- リズムが規則的な場合を[8]、不規則な場合を[9]という。

3）聴診：心音

- 聴診器には、[1]型と[2]型がある。[3]型は低調な音が聴こえやすい。Ⅲ音、Ⅳ音、拡張期ランブル音（拡張期雑音の一種）などをよく聴取する。[4]型は高調な音が聴こえやすい。
  ▶ [5]音：房室弁（僧帽弁、三尖弁）の閉鎖音。
  ▶ [6]音：動脈弁（大動脈弁、肺動脈弁）の閉鎖音。
  ▶ [7]音：Ⅱ音の後に生じる音。若年層では健常者にも聴取されるが、中年以降に聴取されれば異常音である。
  ▶ [8]音：通常は聴取されない。聴取される場合は、心筋の肥大や虚血などで聴取される。

4. 人工心肺による体外循環

- 人工心肺による体外循環は、人工心肺装置を用いて体内の血液を[1]に誘導し、酸素の付加や二酸化炭素の除去、血液の冷却や加湿をした後で再び[2]に戻すものである。

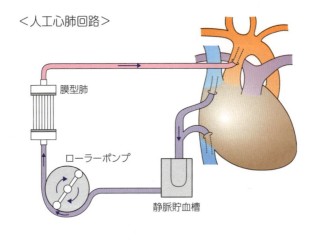
＜人工心肺回路＞

- 血液が凝固するのを阻止するために、体外循環を実施する前には[3]を投与する。体外循環終了時にはヘパリンを中和させるプロタミンを投与し、凝固機能を[4]に戻す。
- 送血のカニューレは、通常[5]動脈に挿入される。術式や患者の状況に応じて、右鎖骨下動脈や大腿動脈に挿入されることもある。
- 脱血のためのカニューレは、1本脱血の場合は右心房（右心耳）、2本脱血の場合は[6]大静脈と[7]大静脈に挿入される。術式や患者の状況に応じて大腿静脈に挿入されることもある。
- 上行大動脈を遮断し心停止状態にしているあいだ、虚血による[8]細胞の崩壊を阻止することが重要となる。塩化カリウムを主体とする[9]保護液を冷却して、冠状動脈に注入し、心筋の酸素消費を抑制する（カルジオプレジア〈cardioplegia〉法）。
  ▶ 順行性：大動脈基部から順行性に注入する。
  ▶ 逆行性：冠静脈洞から逆行性に注入する。

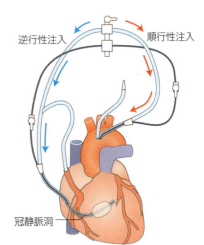

5. 補助循環療法

1）大動脈内バルーンパンピング（intraaortic balloon pumping；IABP）

- ［1　　］の機能障害に対し、機械的な補助循環装置である大動脈内バルーンパンピング（IABP）が用いられる。
- 大腿［2　　］からバルーンカテーテルを左鎖骨下動脈直下の［3　　］大動脈に挿入する。心拍動と同期させて心［4　　］期にバルーンを膨らませ、［5　　］期にしぼませる。
- 拡張期血圧は［6　　］して冠血流量や脳血流量が増加し、収縮期には末梢血管抵抗が低下して後負荷が［7　　］し、大動脈への血液駆出が容易となる。

＜IABPの原理＞

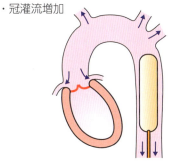
A. 拡張期バルーンインフレーション
　拡張期圧増強
　・冠灌流増加

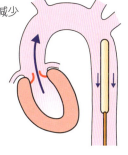
B. 収縮期バルーンデフレーション
　後負荷軽減
　・心仕事量減少
　・心筋酸素需要減少
　・心拍出量増加

拡張期にバルーンを拡張（インフレーション）させることで、拡張期圧増強が冠灌流を増加させ、収縮期直前にバルーンを収縮（デフレーション）させることによって後負荷、心筋酸素需要、心仕事量を減らし、心拍出量を増やす

2）経皮的心肺補助（percutaneous cardio pulmonary support；PCPS）

- 急性期の循環補助を目的とする。
- 経皮的に大腿［1　　］から［2　　］大静脈を経て右房までカニューレ（脱血管）挿入し、［3　　］血を汲み出して人工肺で酸素化させる。その後、経皮的に大腿［4　　］から外腸骨動脈に挿入したカニューレ（送血管）を通して酸素化した血液をポンプを用いて体内に戻す。
- 経皮的心肺補助（PCPS）の利点は、血液回路が単純で小型な点である。

6. 人工ペースメーカー

- ペースメーカーとは、刺激伝導系の代わりに［1　　］に人工的に電気刺激を与え、規則正しい心収縮をもたらす機械である。
- ペースメーカー治療は、一時的ペーシングと恒久的（永久型）ペーシングに分けられる。
- 一時的ペーシングは、一過性に徐脈性不整脈で心不全やアダムス-ストークス発作を起こしている患者などに用いられる。恒久的（永久型）ペーシングは、本体とリードを体内に植え込む。

- ペーシングコードは下表のとおりである。

第1文字		第2文字		第3文字	
文字	刺激部位	文字	感知部位	文字	応答様式
A	[2]	A	[4]	I	[6]
V	[3]	V	[5]	T	[7]
D	心房、心室とも	D	心房、心室とも	D	抑制、同期とも
		0	なし	0	なし

7. 心臓リハビリテーション

- 心臓リハビリテーションとは、「医学的評価、運動処方、冠危険因子是正、教育およびカウンセリングからなる、長期にわたる包括的プログラム」をさす。
- 単なる体力回復訓練や冠危険因子改善の介入ではなく、多面的効果により心疾患患者の[1]と[2]の改善を目指す長期的な介入を行う。
- 心臓リハビリテーションは、[3]や急性・慢性心不全治療のガイドラインにおいても推奨されている。
- 心臓リハビリテーションのステージは、[4]期（入院から早期退院）、回復期（退院してから社会復帰まで）、維持期（社会復帰から生涯）に分けられる。
- 心臓リハビリテーションのプログラムの目的は、個々の患者の心疾患に基づいて、身体的および精神的影響を[5]にとどめ、突然死や再梗塞のリスクを[6]し、症状をコントロールし、動脈硬化の進行過程を安定化または退縮させ、心理・社会的および職業的状況を[7]することである。
- 対象となる疾患は、発症（または術後）6か月以内の[8]（AMI）、心臓手術後、狭心症、心不全（安定期）、閉塞性動脈疾患、補助人工心臓装着後など多岐にわたる。
- 下表は、急性心筋梗塞におけるリハビリテーションの時期区分の例である。

	第1相	第2相	第3相	
時期	急性期	前期回復期	後期回復期	維持期
場所	ICU/CCU	一般循環器病棟	外来・通院リハ	地域の運動施設
目標	日常生活への復帰	社会生活への復帰	社会生活への復帰 新しい生活習慣	快適な生活 再発予防
内容	機能評価 療養計画 床上理学療法 座位・立位負荷 30〜100m歩行訓練	病態機能評価 精神・心理評価 リハの重要性啓発 運動負荷試験 運動処方 生活一般・食事・服薬指導 カウンセリング 社会的不利への対応法 復職支援	病態機能評価 精神・心理評価 運動負荷試験 運動処方 運動療法 生活一般・食事・服薬指導 集団療法 カウンセリング 冠危険因子是正	よりよい生活習慣の維持 冠危険因子是正 運動処方 運動療法 集団療法

機能別代表的な疾患

I．弁膜症

弁膜症とは、弁膜が［1　　　］し正常に機能しなくなることで、心臓のポンプ機能に支障をきたした状態をさす。弁膜症には、弁の開放が不十分となることで血流が妨げられる［2　　　］症と、弁が完全に閉じず［3　　　］を起こす［4　　　］症に大別される。

弁膜症の外科的治療（手術）には、自己弁を修復する［5　　　］術と、自己弁を切除して人工弁を移植する［6　　　］術がある。

弁膜症のほとんどが［7　　　］弁、［8　　　］弁で起こる。

1．人工弁

- 人工弁の種類には、人工材料を用いた［1　　　］弁と、生体・生物材料を用いた［2　　　］弁がある。
- 人工弁の問題点として、弁が壊れ機能不全に陥る可能性があること、［3　　　］症を起こしやすいこと、感染を起こしやすいことがあげられる。
- 人工弁置換術後の患者では、歯・口腔・呼吸器などにおける外科的手技や処置に伴い、菌血症から容易に人工弁感染性［4　　　］炎を発症することがある。

人工弁の種類		適応	長所	短所
［5　］弁		下記以外の適応を除いて、大部分の患者に用いられる	耐久性に優れている	血栓が生じやすく、生涯にわたって抗［6　］療法が必要となる
［7　］弁		・高齢者 ・妊娠の可能性がある女性 ・出血性素因のある疾患を合併した患者	抗［8　］性に優れている	・術後3か月間以内は、血栓塞栓症の危険性が高いため、抗凝固療法が推奨される ・耐久性に欠ける

1) 人工弁を用いた手術を受けると生活にどのような影響を及ぼすかまとめましょう。
　＊機械弁と生体弁を用いた視点でまとめましょう。

2. 各弁膜症の原因、病態、症状、検査・診断、治療

A-1 僧帽弁狭窄症（mitral stenosis；MS）

1) 原因
- 主に、リウマチ熱後の弁膜や心筋の炎症性変化による、弁膜の [1   ] や弁交連部の [2   ]、腱索、乳頭筋の肥厚・短縮に伴って生じる。近年は加齢などによる [3   ] 性のものが増加している。
- [4   ] 性に多くみられる。

2) 病態

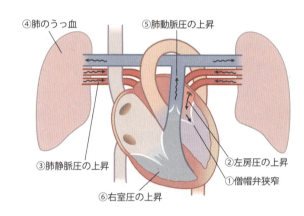

- 僧帽弁口が狭窄すると（①）、[5   ] から [6   ] への血流が阻害されるため [7   ] の血液がうっ滞し、左房圧が [8   ] する（②）。
- 肺静脈圧が [9   ] し（③）、肺うっ血が起こる（④）。肺うっ血が進むと肺水腫をきたし、[10   ] を呈する。
- 肺うっ血を起こすと肺動脈圧が [11   ] し（⑤）、右室圧も [12   ] するため（⑥）、[13   ] 心不全をきたす。

3) 症状
- 左心不全の症状として、労作時の [14   ]、動悸、易疲労性などや [15   ] 顔貌（頬の紅潮、口唇のチアノーゼ）がみられる。
- [16   ] 心不全の症状として、下腿浮腫、頸静脈怒張、肝腫大、腹水などがみられる。

4) 検査・診断
- 聴診所見として、Ⅰ音の亢進、心尖部の [17   ]（拡張中期雑音）、僧帽弁開放音（opening snap；OS）、前収縮期雑音が特徴的である。
  ▶ 僧帽弁開放音：僧帽弁が肥厚・硬化することで、開くときに"パチ"という鋭い音がする。
- 胸部X線写真では、左第2弓および左第3弓が突出し、肺は [18   ] 像を示す。
- 心電図では、僧帽弁性 [19   ] 波、右軸偏位、心房 [20   ] を示す。
- 心エコー検査では、僧帽弁および弁下組織の [21   ]・硬化や前尖の弁後退速度（diastolic descent rate；DDR）の低下がみられる。弁口面積が測定でき、重症度を評価できる。

<僧帽弁狭窄症の重症度>

	軽度	中等度	高度
平均圧較差	＜5mmHg	5〜10mmHg	＞10mmHg
収縮期肺動脈圧	＜30mmHg	30〜50mmHg	＞50mmHg
弁口面積	＞1.5cm²	1.0〜1.5cm²	＜1.0cm²

出典／Bonow RO, et al.：J Am Coll Cardiol 2006；48：el-148.

- 心臓カテーテル検査では、[22   ] 房圧、肺 [23   ] 圧、[24   ] 室圧の [25   ] がみられる。

5）治療

- 内科的治療では、心不全がある場合、ジギタリス製剤や［26　　　］薬の投与、安静、運動制限、食塩制限を行う。また、［27　　　］（AF）による［28　　　］房内血栓・塞栓を予防するために抗凝固療法を行う。
- 外科的治療では、症状、年齢、弁の性状、心内血栓の有無、弁口面積、NYHA 分類などを踏まえた術式が選択される。
  ▶ 経皮的僧帽弁交連切開術（PTMC）：経静脈的にバルーン付カテーテルで僧帽弁狭窄部を拡張させる方法。
  ▶ 直視下僧帽弁交連切開術（OMC）：体外循環下で直視下に僧帽弁交連を切開する方法。
  ▶［29　　　］弁置換術（MVR）：体外循環下で僧帽弁を［30　　　］弁に置換する方法。

＜僧帽弁置換術（MVR）の一連の流れ＞
① 皮膚切開、胸骨正中切開、心膜切開
② 体外循環用カニューレ挿入：〈送血〉上行大動脈、〈脱血〉上大静脈、下大静脈
③ 大動脈遮断
④ 左心房縦切開（A）
⑤ 僧帽弁切除（B）、乳頭筋切除（C）
⑥ 弁輪部の測定：人工弁サイザーを用いる
⑦ 弁置換：僧帽弁輪にプレジェット付の縫合糸を全周性にかけ、人工弁に糸を通す（D）
⑧ 左心房切開部閉鎖

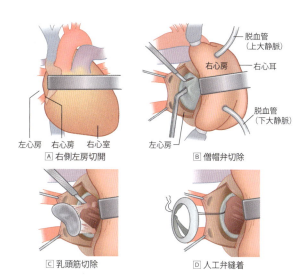

A-2　僧帽弁閉鎖不全症（mitral regurgitation；MR）

1）原因

- リウマチ性病変、［1　　　］性心内膜炎、心内膜床欠損症、心房中隔欠損症などによる弁膜の器質的な病変や、腱索・［2　　　］筋断裂、僧帽弁逸脱症などの弁支持組織の病変などにより起こる。
- 近年ではリウマチ性病変によるものは減少し、加齢による退行変性によるものや［3　　　］によるものが多くみられる。

2）病態

- ［4　　　］室から大動脈へ駆出される血液の一部が［5　　　］へ逆流し、左室に容量負荷が加わることで、左室の［6　　　］をきたす。
- 急性僧帽弁閉鎖不全症は、左室に急激な容量負荷がかかり、肺うっ血と低心拍出量状態を生じ、時にショック状態に至る。
- 慢性僧帽弁閉鎖不全症は、左室・左房が［7　　　］することにより容量負荷を代償し、しばらく無症状のまま経過することがある。代償機能が破綻すると、［8　　　］や［9　　　］駆出率の低下が起こる。
  ▶ 左室駆出率（left vericular ejection fraction；LVEF）：心拍ごとに心臓を送り出す駆出量（血液量）を、心臓が拡張したときの左室の容積で除したもの。左室駆出率が 50～55％未満のとき、左室収縮機能不全状態と推定されることが多い。
    ＊LVEF ＝（左室拡張末期容積 － 左室収縮末期容積）÷ 左室拡張末期容積

3）症状

- 心拍出量の［10　　］により動悸や息切れを起こしやすい。
- ［11　　］心不全の症状として、発作性夜間呼吸困難、起座呼吸がみられる。
- ［12　　］心不全の症状として、下腿浮腫、頸静脈怒張、肝腫大などがみられる。

4）検査・診断

- 聴診所見では、Ⅰ音が［13　　］、［14　　］部収縮期雑音、左室拡大による［15　　］音が聴取される。
- 胸部Ｘ線写真では、左室・左房の拡大に伴う心陰影の拡大（左第3弓、左第4弓の突出）がみられる。
- 心電図では、左室負荷による［16　　］肥大所見、左房負荷による［17　　　］（AF）がみられる。
- 心エコー検査では、僧帽弁の左房への逸脱や収縮期における左室から［18　　］へ逆流がみられる。カラードプラ法を利用することで、逆流の程度や発生部位などを評価することで病因を推定できる。
- 心臓カテーテル検査では、肺動脈楔入圧のｖ波の［19　　］がみられる。
- 左室造影では、左室から［20　　］への血液逆流がみられる。

＜Sellers の分類＞

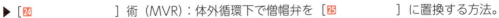

1度	2度	3度	4度
逆流のジェットあり、左房濃染なし、造影剤の消失急速	逆流のジェットあり、左房濃染軽度、造影剤の消失速い	逆流のジェットなし、左房は左室と同等に染まる、造影剤の消失は遅い	逆流のジェットなし、左房は左室より濃染される、造影剤停滞

5）治療

- 内科的治療として、［21　　］の徴候に対して治療を行う。
- 外科的治療として症状、年齢、弁の性状、心内血栓の有無、弁口面積、NYHA 分類などを踏まえ術式が選択される。
  - ▶［22　　］形成術（MVP）：逆流の原因となる部位を部分切除し再縫合する方法、人工腱索による腱索再建を行う方法。人工弁輪（リング）をあてて弁輪拡大を修正する方法は、［23　　］弁輪形成術と呼ぶ（右図）。
  - ▶［24　　］術（MVR）：体外循環下で僧帽弁を［25　　］に置換する方法。

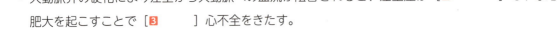

B-1　大動脈弁狭窄症（aortic stenosis；AS）

1）原因

- 変性性（加齢に伴う動脈硬化）、先天性（先天性二尖弁）、リウマチ性（リウマチ熱による交連部の癒合）によって、大動脈弁が［1　　］化し弁尖の動きが制限されることで生じる。

2）病態

- 大動脈弁の硬化により左室から大動脈への血流が阻害されると、左室圧が［2　　］し、求心性の左室肥大を起こすことで［3　　］心不全をきたす。

3）症状

- 息切れや［4　］痛（前胸部の締めつけられるような痛み、圧迫感）を起こす。
- 心拍出量の［5　］により血圧の［6　］が起こり、［7　］や失神などを引き起こす。
- ［8　］脈（脈の立ち上がりと消失の速度が遅い脈）と［9　］脈（小さく触れる脈）がみられる。
- 症状が出現してからの高度動脈弁狭窄症は予後［10　］である。無治療では狭心症が出現してからの平均余命は5年、失神では3年、心不全では2年とされている。

4）検査・診断

- 聴診所見では、右第2肋間胸骨右縁を中心として［11　］駆出性雑音を聴取する。
- 胸部X線写真では、左第4弓の突出がみられるが、目立たない場合も少なくない。
- 心電図では、左軸変位とV5～6のST［12　］や陰性T波がみられるのが特徴である。
- 心エコー検査では、大動脈弁の［13　］・硬化と左室の求心性肥大などの特徴的な所見がみられる。運動性の［14　］（振幅の減少）がみられる。
  カラードプラで大動脈弁口面積の［15　］、大動脈弁での収縮期圧較差を認める。
- 心臓カテーテル検査では、［16　］室圧と［17　］圧の圧較差を認める。造影法により［18　］部の形状を確認することができる。

5）治療

- 無症状であれば、経過観察と予防的内科治療を行う。
- 内科的治療に抵抗性がある場合などは、手術療法として［19　］弁置換術（AVR）が行われる。

＜大動脈弁置換術（AVR）の一連の流れ＞
① 皮膚切開、胸骨正中切開、心膜切開
② 体外循環用カニューレ：〈送血〉上行大動脈、〈脱血〉右心房（右心耳）
③ 大動脈遮断（A）
④ 上行大動脈壁切開
⑤ 大動脈弁切除（B）
⑥ 弁輪部の測定
⑦ 弁置換：大動脈弁輪にプレジェット付の縫合糸を全周性にかけ、人工弁に糸を通す（C）
⑧ 上行大動脈壁閉鎖

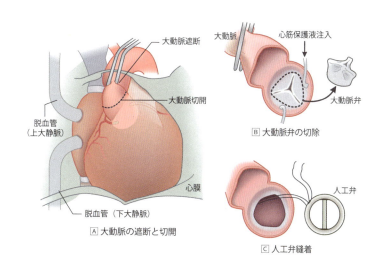

B-2 大動脈弁閉鎖不全症（aortic regurgitation；AR）

1）原因

- リウマチ性心内膜炎、［1　］性心内膜炎による弁の［2　］や破壊、大動脈炎症候群、Marfan（マルファン）症候群、梅毒などにより生じる。
  ▶ Marfan症候群：骨、眼、心疾患系結合組織異常に基づく系統疾患であり、大動脈弁輪拡張症（annulo-aortic ectasia；AAE）により大動脈弁［3　］症をきたす。

2）病態

- [4　　　　] へ拍出された血液が [5　　　　] へ逆流することで左室容量負荷となり、[6　　　　] の拡大をきたす。左室の拡大に伴い、左房圧が上昇し、[7　　　　] を引き起こす
- 大動脈弁閉鎖不全症は、病態の発症と進行状況によって、急性大動脈弁閉鎖不全症と慢性大動脈弁閉鎖不全症に区別される。
- 急性大動脈弁閉鎖不全症は、通常左室拡大は明らかでなく、僧帽弁早期閉鎖や拡張期逆流を生じるため、肺水腫や [8　　　] 性ショックを引き起こす。
- 慢性大動脈弁閉鎖不全症は、左室 [9　　　] を伴う遠心性肥大が生じ、しばらく無症状のまま経過する。その後、心拡大や左室機能の [10　　　] が生じる。

3）症状

- 主症状として、呼吸困難などの [11　　] 心不全症状、冠循環血液量の減少による [12　　　] 痛、失神発作がみられる。
- 特徴的な身体所見として、Hill's sign（ヒルズサイン）、Quincke（クインケ）徴候、de Musset（ドゥミュッセ）徴候がみられる。
  ▶ Hill's sign：下肢血圧が [13　　　] し、上肢血圧より高くなること。収縮期に大量の血液が大腿動脈へ流れ込むことにより生じる。
  ▶ Quincke 徴候：[14　　　] に伴う爪床部の毛細血管拍動のこと。脈圧が増大することにより生じる。
  ▶ de Musset 徴候：[15　　　] に伴う頭部のうなずくような動きのこと。収縮期に大量の血液が頸動脈へ流れ込み、脈圧が増大することにより生じる。

4）検査・診断

- 聴診所見では、第3または第4肋間胸骨左縁を中心とする高調性の [16　　　] 雑音が主体であるが、同時に収縮期駆出性雑音も聴取されることが多い。
- 胸部X線写真では、左第1弓および左第4弓の突出を認める。
- 心電図では、[17　　] 室肥大を認める。
- 心エコー検査では、カラードプラ法で、拡張期に [18　　　] から左室への逆流を示すモザイクパターンを認める。
- 心臓カテーテル検査では、大動脈造影で [19　　　] への逆流の程度をみることにより重症度を判定する。

5）治療

- 無症状であれば、経過観察と内科的（保存的）治療を行う。
- 手術療法として [20　　] 弁置換術（AVR）が行われる。

C　その他の弁膜症

- 三尖弁疾患として、三尖弁 [1　　　] 症（tricuspid stenosis；TS）、三尖弁 [2　　　] 症（tricuspid regurgitation；TR）がある。
- 肺動脈弁疾患として、肺動脈弁 [3　　　] 症（pulmonary stenosis；PS）、肺動脈弁 [4　　　] 症（pulmonary regurgitation；PR）がある。
- 1つの弁膜だけでなく複数の弁膜で機能障害が生じている状態を [5　　　] 症という。

D 感染性心内膜炎（infective endocarditis；IE）

- 弁膜や心内膜などに疣腫（ユウシュ）(vegetation) が形成され、菌血症や血管塞栓などの臨床症状を引き起こす全身性敗血性疾患である。疣腫が形成され弁組織が破壊され、弁逆流が生じ、[1　　　　] を呈する。

▶ 3. 看護

1）弁膜症の手術を受ける患者の術前、術中、術後の看護（O-p、T-p、E-p）

(1) 弁膜症の手術を受ける患者の術前の状態を考え、アセスメントに必要な観察項目や看護援助を具体的にあげましょう。（O-p、T-p、E-p）

(2) 弁膜症の手術を受けている患者の術中の状態を考え、アセスメントに必要な観察項目や看護援助を具体的にあげましょう。（O-p、T-p、E-p）

① 弁輪形成術を受けている患者の視点でまとめましょう。

② 弁置換術を受けている患者の視点でまとめましょう。

(3) 弁膜症の手術を受けた患者の術後の状態を考え、術後のアセスメントに必要な観察項目や看護援助を具体的にあげましょう。(O-p、T-p、E-p)

① 弁輪形成術を受けた患者の視点でまとめましょう。

② 弁置換術を受けた患者の視点でまとめましょう。
　＊機械弁と生体弁の視点でまとめましょう。

(4) 弁膜症の手術を受けた患者の生活の再構築を支援するために、どのような退院指導が適切かまとめましょう。
　＊弁輪形成術および弁置換術の視点でまとめましょう。

Ⅱ．虚血性心疾患

虚血性心疾患とは、動脈硬化によって、冠状動脈が [**1**   ] や閉塞を起こし、心筋に供給する血液が [**2**   ] または途絶することで起こる疾患をいう。

虚血性心疾患は、以下に分類できる。
- ▶ 胸痛などの発作を繰り返すが心筋が壊れていない安定狭心症（stable angina pectoris）
- ▶ 急性冠症候群（acute coronary syndrome；ACS）
- ▶ 心筋が壊れて瘢痕化しポンプ機能が低下した陳旧性心筋梗塞（old myocardial infarction；OMI）

1．虚血性心疾患に対する治療法

- 虚血性心疾患に対する治療法には、薬物療法のほか、経皮的冠状動脈インターベンション（percutaneous coronary intervention；PCI）や冠状動脈バイパス術（coronary artery bypass grafting；CABG）がある。

1）経皮的冠状動脈インターベンション（PCI）

- バルーンやステントなどの付いたカテーテルを [**1**   ] 動脈（または上腕動脈や橈骨動脈）から冠状動脈の [**2**   ] 部位に送り込み、血管内腔を広げる治療法である。
  - ▶ POBA（plain old balloon angioplasty）：バルーンを膨らませ、狭窄部位を [**3**   ] させる。
  - ▶ BMS（bare metal stent）：ステントを留置し、狭窄部位を [**4**   ] させる。
  - ▶ DES（drug eluting stent）：ステントを留置し、そのステントから狭窄予防の薬剤を溶出させる。
  - ▶ DCA（directional coronary atherectomy）：カッターで [**5**   ] を削り取る。
  - ▶ ロータブレータ：ダイヤモンドでできたバー（burr）を高速で回転させ、プラークを削り取る。

2）冠状動脈バイパス術（CABG）

- 冠状動脈の狭窄部よりも末梢にある部位と大動脈を新たな血管（グラフト）でつなぐことで血流を確保する術式である。
- バイパスに用いる血管（グラフト）は、左右の [**6**   ] 動脈（LITA、RITA）、[**7**   ] 静脈（SVG）、右胃大網動脈（RGEA）が多い。

  例1）Ao-SVG-D2（AC バイパス）：大伏在静脈グラフト（SVG）を用いて大動脈（aorta）と第2対角枝（D2）をバイパス

  例2）LITA-LAD：左内胸動脈（LITA）と左前下行枝（LAD）のバイパス

- 体外循環を使用せず心臓を拍動させたまま行う冠状動脈バイパス術（CABG）として、体外循環非使用（心拍動下）冠状動脈バイパス術（off-pump coronary artery bypass；OPCAB）も施行される。

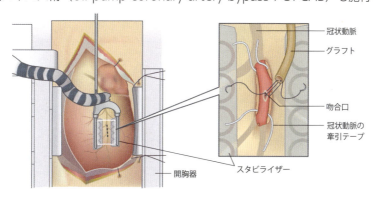

2. 各虚血性心疾患の原因、病態、症状、検査・診断、治療

A 安定性狭心症

安定性狭心症は、①歩行、階段昇降、トイレでの努責など、身体を動かす労作によって引き起こされる［**1**　　　］狭心症（effort angina pectoris）、②就寝中の明け方や早期起床直後などのようにじっとしているときに起こる［**2**　　　］狭心症（angina decubitus）に分類される。

1) 原因

- 労作によって心筋の酸素需要量が［**3**　　　］することで、一過性の心筋虚血状態をきたす。

2) 病態

- 冠状動脈に器質的な［**4**　　　］が存在することで、労作により心筋の酸素需要量が［**5**　　　］したときに十分な酸素が供給されず、狭心発作が出現する。安静にすることで心筋の酸素需要量が元に戻るため、症状も消失する。
- 冠状動脈の内腔が［**6**　　　］％以上狭窄すると症状が出現するといわれている。

3) 症状

- 胸部に締めつけられるような痛み（［**7**　　　］感）や圧迫感がみられ、3〜5分程度持続する。
- 症状を感じる部位は、胸の真ん中の［**8**　　　］部分で最も多く、しばしば左肩から左腕や頸部に感じる。
- 背中のはりや下顎・［**9**　　　］の痛みとして訴えることがある。
- 症状が起こる部位と心筋の障害部位には関係が［**10**　　　］。

4) 検査・診断

- 心電図では、安静時は基本的に正常所見を示すため、外来受診時も正常であることが少なくない。
  ▶ 労作狭心症では、発作時にST部位が［**11**　　　］する。
  ▶ 安静狭心症では、発作時にST部位が［**12**　　　］する。
- 狭心症の診断には、負荷前後で心電図の変化を判定する運動負荷心電図やホルター心電図が用いられる。ただし、問診上、不安定狭心症と考えられる患者には、運動負荷試験は禁忌である。
- 心エコー検査では、労作狭心症の発作時の壁運動は、［**13**　　　］である。慢性的な心筋虚血、心筋梗塞では左心室の一部の動きが［**14**　　　］する。
- 血液検査では、WBC（白血球）、CK（クレアチンキナーゼ）、AST（GOT）、LDH（乳酸脱水素酵素）、赤血球沈降速度の上昇がみられ［**15**　　　　　］。
- 心臓カテーテル検査では、冠状動脈造影（coronary angiography；CAG）や左室造影により、冠状動脈の狭窄部位や心機能を評価する。
- 核医学検査では、心筋血流シンチグラフィで、心筋の［**16**　　　］状態や心機能の判定を行う。

5) 治療

- 薬物治療として、発作時には硝酸薬である［**17**　　　　　］の舌下投与が有効である。非発作時には、Ca拮抗薬、硝酸薬、β遮断薬、抗血小板薬が用いられる。
- 観血的治療として、患者のバイタルサインが安定していれば、冠状動脈造影（CAG）で冠状動脈の狭窄部位を確認した後に、経皮的冠状動脈インターベンション（PCI）や冠状動脈バイパス術（CABG）が行われる。

B 急性冠症候群（acute coronary syndrome；ACS）

急性冠症候群とは、冠動脈粥腫の破綻による［**1**　　　］が形成されることで、冠状動脈の内腔が狭窄または［**2**　　　］し、急性の心筋虚血を呈する病態の総称であり、不安定狭心症（unstable angina；UA）から急性［**3**　　　］（acute myocardial infarction；AMI）、心臓突然死までを含む。

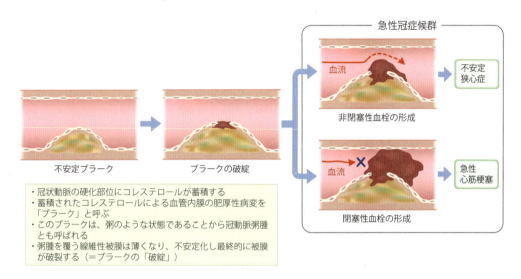

- 冠状動脈の硬化部位にコレステロールが蓄積する
- 蓄積されたコレステロールによる血管内膜の肥厚性病変を「プラーク」と呼ぶ
- このプラークは、粥のような状態であることから冠動脈粥腫とも呼ばれる
- 粥腫を覆う線維性被膜は薄くなり、不安定化し最終的に被膜が破裂する（＝プラークの「破綻」）

B-1 不安定狭心症（unstable angina；UA）

不安定狭心症とは、狭心症のなかでも［**1**　　　］に移行する可能性が高い状態のものを指し、新たに症状が起こるようになった場合（3週間以内）、労作時発作の頻度や程度が増悪している場合、［**2**　　　］時にも胸痛発作がみられる場合が該当する。

1）原因

- 冠状動脈内の不安定プラークの破綻による［**3**　　　］の形成や冠状動脈の攣縮（スパズム）が関与していると考えられている。
- 不安定狭心症分類として、重症度、臨床像、治療状況を考慮した Braunwald（ブラウンワルド）分類がある。

＜Braunwald 分類（1989）＞

重症度	Class Ⅰ：新規発症の重症または増悪型狭心症 　・最近［**4**　　］か月以内に発症した狭心症 　・1日に［**5**　　］回以上発作が頻発するか，軽労作にても発作が起きる増悪型労作狭心症 　・安静狭心症は認めない Class Ⅱ：亜急性安静狭心症 　・最近1か月以内に［**6**　　］回以上の安静狭心症があるが、48時間以内に発作を認めない Class Ⅲ：急性安静狭心症 　・48時間以内に1回以上の安静時発作を認める
臨床状況	Class A：二次性不安定狭心症（貧血、発熱、低血圧、頻脈などの心外因子により出現） Class B：一次性不安定狭心症（ClassA に示すような心外因子のないもの） Class C：梗塞後不安定狭心症（心筋梗塞発症後2週間以内の不安定狭心症）
治療状況	1）未治療もしくは最小限の狭心症治療中 2）一般的な安定狭心症の治療中（通常量のβ遮断薬、長時間持続硝酸薬、Ca拮抗薬） 3）ニトログリセリン静注を含む最大限の抗狭心症薬による治療中

2) 病態

- 冠状動脈の不安定化したプラークの破綻に伴う［ 7 ］の形成や、冠状動脈の攣縮などにより冠血流量が急激に［ 8 ］することで発症する。

3) 症状

- 胸部に締めつけられるような痛み（［ 9 ］感）や圧迫感がみられ、繰り返し出現し、安静時などにも出現するようになる。

4) 検査・診断

- 心電図では、STの変化、T波陰転化の有無などを確認する。
- 狭心症の診断に、負荷前後で心電図の変化を判定する運動負荷心電図やホルター心電図が用いられるが、問診上、不安定狭心症と考えられる患者には、運動負荷試験は禁忌である。
- 血液検査では、CK-MB（心筋クレアチンキナーゼ）や［ 10 ］（心筋に多く含まれる筋たんぱく質）などの心臓マーカーを測定する。

5) 治療

- 通常、薬物療法（抗血小板薬、抗凝固薬）が行われる。また、硝酸薬やCa拮抗薬、β遮断薬が併用される。
- 改善がみられない場合は、冠状動脈造影（CAG）で狭窄部位を確認した後に、経皮的冠状動脈インターベンション（PCI）や冠状動脈バイパス術（CABG）が行われる。

B-2 心筋梗塞（myocardial infarction；MI）

- 心筋梗塞とは、不安定プラークの破綻に伴う血栓形成により、冠状動脈が高度［ 1 ］または閉塞し、その血流域の心筋が［ 2 ］に陥った状態をいう。
- 発症後1か月以内を［ 3 ］心筋梗塞（acute myocardial infarction；AMI）、それ以降を陳旧性心筋梗塞と区別される。
- 梗塞範囲によって貫壁性梗塞と非貫壁性梗塞（心内膜下梗塞）に分けられる。

	貫壁性梗塞	非貫壁性梗塞（心内膜下梗塞）
心筋断面	冠状動脈主分枝が完全閉塞し、心［ 4 ］から心［ 5 ］まで全層に壊死が起こっているものを指す。	心［ 7 ］内に限局した壊死が起こっているものを指す。
心電図	異常Q波、ST［ 6 ］がみられ、ST上昇型心筋梗塞（ST elevation myocardial infarction；STEMI）とも呼ばれる。この心電図所見は急性心筋梗塞の典型的な所見である。	異常Q波はみられず、ST［ 8 ］がみられ、非ST上昇型心筋梗塞（non-ST elevation myocardial infarction；NSTEMI）とも呼ばれる。

Q波：脱分極初期に電極から遠ざかる電気刺激　　ST部分：再分極期に近づく電気刺激

1）原因

- 動脈硬化の進行によって形成されたプラークが破綻し［9　　　］を形成が起こり、冠状動脈が［10　　　］することにより生じる。
- 心筋梗塞における重症度を判定する基準としてKillip（キリップ）分類が用いられる。

＜Killip分類＞

	症状
クラスⅠ	心不全の徴候なし
クラスⅡ	軽度～中等度［11　　　］、ラ音聴取領域が全肺野の50％未満
クラスⅢ	重症心不全、肺水腫、ラ音聴取領域が全肺野の50％以上
クラスⅣ	［12　　　］性ショック、血圧90mmHg未満、尿量減少、チアノーゼ、冷たく湿った皮膚、意識障害を伴う

2）病態

- 急性心筋梗塞は、［13　　　］室の急激な機能不全を示す。
- 心筋梗塞により心筋細胞が［14　　　］すると、心筋収縮能が［15　　　］し、心拍出量の低下や左室の拡張終期圧の［16　　　］をきたす。
  ▶ 拡張終期圧が上昇すると、冠灌流圧・冠血液量が［17　　　］し、心筋虚血を助長させ、心筋収縮能が［18　　　］する。
- 心筋梗塞により、心筋収縮能や心拍出量の［19　　　］が起こると、血圧および冠灌流量が［20　　　］する。
  ▶ 血圧の低下が起こると、反射的に末梢血管の［21　　　］が起こる。
  ▶ 心拍出量の低下が起こると、末梢血管の灌流量が［22　　　］し、末梢組織での代謝障害が起こり、［23　　　］が起こる。
- 左房から左室への血液流入が障害されると、［24　　　］や低酸素血症をきたす。
- 心筋梗塞の虚血部位より［25　　　］性期外収縮（premature ventricular contraction；PVC）を起こしやすい。
- PVCは、R on Tや心室頻拍（ventricular tachycardia；VT）を起こしやすく、［26　　　］（ventricular fibrillation；VF）から心停止を起こす危険がある。

3）症状

- ［27　　　］分以上持続する激しい胸痛がみられ、左肩や左腕、心窩部、顎などに放散することがある。
- 心筋梗塞の胸痛は［28　　　　　　］を用いても軽快しないことがある。

4）検査・診断

- 聴診所見では、Ⅰ音減弱、Ⅲ・Ⅳ音の聴取、発症2～3日後に［29　　　］摩擦音が聴取される。
- 心エコー図では、発症後数時間以内に［30　　　］壁運動の低下がみられることがある。発症数日後、心膜炎による心嚢液貯留を認めることがある。
- 心臓カテーテル検査では、冠状動脈造影（CAG）により冠状動脈の狭窄部位や心機能を評価する。心不全の出現が予測される場合は、心拍出量、右房圧、右室圧、肺動脈圧、肺動脈楔入圧を測定する。
- 核医学検査では、心筋血流シンチグラフィで、心筋の［31　　　］状態や心機能の判定を行う。
- 心電図では、梗塞部の誘導では、心電図の［32　　　］的な変化がみられる。

	発症直後	2〜3時間	数時間〜数日	数か月〜1年以降
貫壁性梗塞	・T波増高	・ST [33]	・異常Q波の出現 ・ST上昇の軽快・消失 ・冠性T波の出現	・通常、異常[34]]波は半永久的に残る ・冠性T波は数か月で消失することもあれば長年残ることもある
非貫壁性梗塞		・ST低下	・異常Q波はみられない	

- 血液検査では、CK-MB（心筋クレアチンキナーゼ）や心筋ミオシン軽鎖Ⅰ、[35]]（心筋に多く含まれる筋たんぱく質）などの心臓マーカーの測定を行う。WBC（白血球）、CK（クレアチンキナーゼ）、AST（GOT）、LDH（乳酸脱水素酵素）の[36]]、CRP（C反応性たんぱく）の[37]]、赤血球沈降速度の上昇がみられる。

5）治療

- 初期治療として、ICU（集中治療室）やCCU（冠疾患集中治療室）に搬送して[38]]を保持し、酸素や薬剤の投与、再灌流療法の適応の判断を行う。
  ▶ 胸痛に対して、硝酸薬（ニトログリセリン）や塩酸モルヒネを投与する。
  ▶ 血栓形成に対して、アスピリンを投与する。
  ▶ 心室期外収縮に対して、リドカインなどを投与する。
- 再灌流療法には、経皮的冠状動脈インターベンション（PCI）、血栓溶解療法、冠状動脈バイパス術（CABG）があり、冠状動脈造影（CAG）で責任病変の同定や重症度の評価を行った後に治療方針を選択する。
- 心筋梗塞後の心不全の治療は[39]]分類に基づいて行われる。

＜Forrester分類＞

(L/分/m^2)

	Ⅰ 肺うっ血（[40]]） 心拍出量 [41]]	Ⅱ 肺うっ血（[42]]） 心拍出量 [43]]
心係数 2.2	Ⅲ 肺うっ血（[44]]） 心拍出量 [45]]	Ⅳ 肺うっ血（[46]]） 心拍出量 [47]]

0　　　　　　　　　　18　　　　　　　　　(mmHg)
肺動脈楔入圧（PCWP）

＊心係数（cardiac index；CI）(L/分/m^2)＝心拍出量（L/分）／体表面積（m^2）

6）合併症

- 心筋梗塞の合併症は、発症時期や梗塞部位により異なる。
  ▶ 急性期では、[48　　] 期外収縮（PVC）（梗塞部位：前壁）、[49　　　] 頻拍（VT）（梗塞部位：前壁中隔）、[50　　] 細動（VF）（梗塞部位：前壁）、洞性徐脈（梗塞部位：下壁）などの不整脈が起こる可能性がある。また、心不全（梗塞部位：前壁中隔）や心原性ショック（梗塞部位：前壁中隔）が起こる可能性がある。
  ▶ 急性期後には、心室中隔穿孔（梗塞部位：前壁中隔）、[51　　　] 筋断裂（僧帽弁閉鎖不全症〈MR〉を伴う）（梗塞部位：後壁、下壁）などが起こる可能性がある。

3．看護

1）冠状動脈バイパス術（CABG）を受ける患者の術前、術中、術後の看護（O-p、T-p、E-p）

(1) 冠状動脈バイパス術（CABG）を受ける患者の術前の状態を考え、術前のアセスメントに必要な観察項目や看護援助をあげましょう。（O-p、T-p、E-p）

(2) 冠状動脈バイパス術（CABG）を受けている患者の術中の状態を考え、術中のアセスメントに必要な観察項目や看護援助をあげましょう。（O-p、T-p、E-p）

＊人工心肺装置を使用した場合（on-pump）と使用しない場合（off-pump）の視点でまとめましょう。

V-2 循環器

(3) 冠状動脈バイパス術（CABG）を受けた患者の術後の状態を考え、術後のアセスメントに必要な観察項目や看護援助をあげましょう。（O-p、T-p、E-p）

① 人工心肺装置を使用した場合（on-pump）の視点でまとめましょう。

② 人工心肺装置を使用せず心拍動下で行われた場合（off-pump）の視点でまとめましょう。

(4) 冠状動脈バイパス術（CABG）を受けた患者の生活の再構築を支援するために、どのような退院指導が適切かまとめましょう。（O-p、T-p、E-p）

III. 大動脈疾患

1. 大動脈解離

大動脈解離とは、大動脈壁の［ 1 ］に亀裂が生じ、血液がその流入口（エントリー）から［ 2 ］に流入し、動脈壁が縦方向に裂ける病態である。解離によりできた腔を［ 3 ］（解離腔）という。

1）原因

- Marfan症候群などの先天疾患や、高血圧や動脈硬化などの後天疾患などが様々な原因によって、嚢胞状中膜壊死などの［ 4 ］病変をきたすことで起こる。
- 好発年齢は50〜70歳代である。
- 大動脈解離の分類として、解離の範囲のみで分類したStanford（スタンフォード）分類と、内膜亀裂の部位と解離の範囲で分類したDeBakey（ドベーキー）分類がある。

	A型		B型	
Stanford分類	［ 5 ］大動脈に解離があるもの		［ 6 ］大動脈に解離がないもの	
	I型	II型	IIIa型	IIIb型
DeBakey分類	［ 7 ］大動脈に内膜亀裂があり、弓部大動脈より末梢に解離が及ぶもの	［ 8 ］大動脈に解離が限局するもの	［ 9 ］大動脈に内膜亀裂があるもの	
			腹部大動脈に解離が及ばないもの	腹部大動脈に解離が及ぶもの

2）病態

- 大動脈の［ 10 ］が内外の2層に［ 11 ］し、その間に［ 12 ］を形成する。

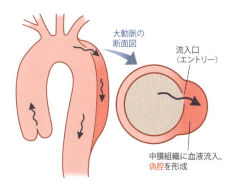

3）症状

- 突然、[13　　　]や背部にこれまで経験したことがないような[14　　　]が起こる。
- 痛みは1度だけでなく数回にわたり、解離の進展に伴い[15　　]部など下方へ移動していく。
- 解離の伸展や主要分枝の閉塞などにより、突発する[16　　]部や背部などの激痛など解離自体の症状、偽腔による症状、[17　　　　　]（心膜内出血）などの破裂症状、解離が大動脈弁に達したことによる大動脈弁閉鎖不全症など様々な症状がみられる。

  ▶ 心タンポナーデ：心臓と心臓を覆う心外膜との間に大量の液体が貯留し、心臓が[18　　　]され、十分に拡張できないため、心臓から血液の拍出が障害された状態である。

  ① 血圧の［19　　］
  ② 静脈圧の［20　　］
  ③ 心音微弱

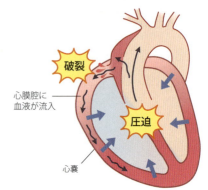

4）検査・診断

- 急性心筋梗塞などの胸痛を主訴とする疾患との鑑別が必要である。
- 胸部X線写真では、上縦隔陰影の[21　　]がみられる。
- 胸部造影CT検査では、解離部位を評価する。
- 心エコー検査、経食道エコー検査、MRI検査、大動脈造影検査も診断に有用である。
- 血液検査では、血算、CRPなどの炎症反応を評価し、D-ダイマーを測定する。

5）治療

- 疼痛を除去し、血圧管理が第一選択となる。
- Stanford A型（ドベーキーⅠ型、Ⅱ型）は、基本的にはすべて緊急手術となる。
- Stanford B型（ドベーキーⅢa型、Ⅲb型）は、破裂あるいは虚血障害を伴う場合にのみ緊急手術の適応となる。エントリーを含めた下行動脈の一部を人工血管にする。
- 近年ではステントグラフト治療が普及し、救命率が上がっている。

＜人工血管の例＞

上行大動脈置換術	弓部大動脈置換術
上行大動脈を人工血管に置換する。	大動脈弓部から分枝する[22　　　]動脈、[23　　　]動脈、[24　　　]動脈の3分枝を再建する。脳保護を目的として、人工心肺とは別に3分枝へ脳分離体外循環法を用いる。

6）看護

(1) 人工血管を用いる大血管再建術を受ける患者の術前、術中、術後の看護（O-p、T-p、E-p）

① 人工血管を用いる大血管再建術を受ける患者の術前の状態を考え、術前のアセスメントに必要な観察項目や看護援助をあげましょう。（O-p、T-p、E-p）

② 人工血管を用いる大血管再建術を受けている患者の術中の状態を考え、術中のアセスメントに必要な観察項目や看護援助をあげましょう。（O-p、T-p、E-p）

＊上行大動脈置換術と弓部置換術の視点でまとめましょう。

③ **人工血管を用いる大血管再建術を受けた患者の術後の状態**を考え、術後のアセスメントに必要な観察項目や看護援助をあげましょう。（O-p、T-p、E-p）

＊上行大動脈置換術と弓部置換術の視点でまとめましょう。

④ **人工血管を用いる大血管再建術を受けた患者の生活の再構築**を支援するために、どのような退院指導が適切かまとめましょう。（O-p、T-p、E-p）

＊上行大動脈置換術と弓部置換術の視点でまとめましょう。

V-3 消化器（1）小腸、大腸

構造と働き

1. 小腸と大腸と直腸の構造

1）小腸

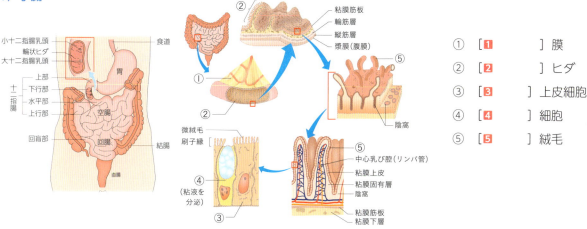

① [1] 膜
② [2] ヒダ
③ [3] 上皮細胞
④ [4] 細胞
⑤ [5] 絨毛

(1) 小腸（small intestine）の区分と構造

① 区分

- 小腸は、[6]、[7] 腸（上部約2/5）、[8] 腸（下部約3/5）の3つに区分される。
- 十二指腸は、長さ約 [9] cm で、C字形をしており、凹みの部分に [10] が位置している。
- 十二指腸の粘膜下には [11] 腺（ブルンネル腺）と呼ばれる粘液腺が多数あり、重炭酸イオンを中心とする [12] 性の粘液を分泌している。
- 空腸と回腸は、[13] によって、後腹壁にぶら下げられたようになっているため、[14] 性がある。空腸と回腸の明確な境界はなく、長さは約 [15] m ほどあり、蛇行し、右下腹部の盲腸に続く。
- 回腸の末端は、大腸にわずかに突出し、[16] 弁を形成している。[17] 弁は、[18] から大腸への内容物の流入を調節するとともに、大腸からの内容物の [19] を防いでいる。

② 構造

- 小腸は、内側から順に [20]、[21]、[22] からなっている。
- 粘膜には、多数の [23] ヒダ（ケルクリング〈kerckring〉ヒダ）があり、その上に [24] という突起が無数に存在している。絨毛は1mm²に40個ほど分布し、高さ約0.5〜1.5mmで、粘膜の表面積を広げ、栄養素の [25] 効率を高める働きをする。
- 腸絨毛と腸絨毛の間には、[26] 腺というくぼみがある。
- 腸絨毛や腸腺の表面を覆う腸上皮細胞は、[27]（サッシエン）とよばれる微絨毛が発達している。
- 粘膜上皮（絨毛表面）には、粘液を分泌する [28] 細胞が存在する。また、絨毛の底部には、好酸性で大型の顆粒を有する [29] 細胞があり、[30] という酵素を分泌している。
- 小腸の粘膜には [31] 小節が発達しており、消化管の内容物に対する [32] 反応の場になっている。回腸で [33] 小節が多く集まって肉眼でも見える部位は、[34] 板と呼ばれる。
- 筋層間に存在するアウエルバッハ神経叢は、平滑筋に指令を送り、主に [35] 運動をつかさどり、粘膜下に存在するマイスナー神経叢は、主に分泌調整を行う。

2) 大腸と直腸

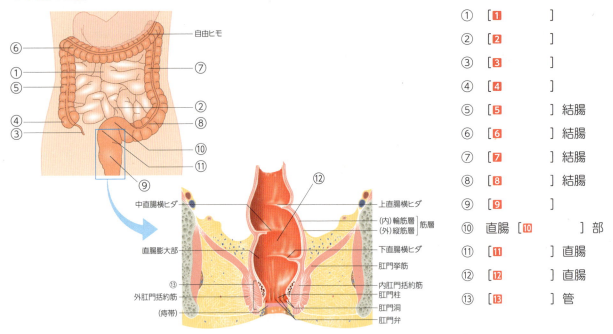

① [1]
② [2]
③ [3]
④ [4]
⑤ [5] 結腸
⑥ [6] 結腸
⑦ [7] 結腸
⑧ [8] 結腸
⑨ [9]
⑩ 直腸 [10] 部
⑪ [11] 直腸
⑫ [12] 直腸
⑬ [13] 管

(1) 大腸（large intestine）の区分と構造

① 区分

- 大腸は、全体の長さが約 [14] m で、盲腸（C：Caecum）、結腸、直腸（R：Rectum）からなる。
- [15] は盲腸から突き出た突起で、粘膜には [16] 組織が豊富に集まっており、免疫機能に関与している。
- 結腸は、[17] 結腸（A：Ascending colon）、[18] 結腸（T：Transverse colon）、[19] 結腸（D：Descending colon）、[20] 結腸（S：Sigmoid colon）からなる。
- 盲腸、上行結腸、下行腸結腸は、[21] 膜に固定されている。
- 結腸のうち、横行結腸とS状結腸には、[22] 膜があり [23] 性がある。

② 構造

- 大腸壁は、内腔側より [24]、[25]、[26]、[27] の4層で形成されている。
- 大腸粘膜には、[28] がなく、粘膜面に密生している腸腺は、[29] 細胞が多く含まれるが、[30] 細胞は存在しない。
- 結腸壁にみられる縦に走る3本のヒモ状隆起で、縦走する平滑筋からなるものを [31] （a）という。
- 結腸ヒモの間では結腸壁が緩み内面では、[32] （b）ができる。

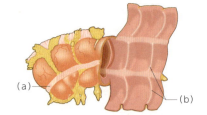

(2) 直腸（rectum）の区分と構造（肛門含む）

① 区分

- 直腸は、直腸S状部（RS：rectosigmoid）（仙骨岬角の高さから第 [33] 仙椎下縁の高さまで）、上部直腸（Ra：rectum above the peritoneal reflection）（第 [34] 仙椎下縁から [35] 部まで）、下部直腸（Rb：rectum below the peritoneal reflection）（[36] 部から恥骨直腸筋付着部上縁まで）に区分される。

V-3 消化器 (1) 小腸、大腸

- 直腸の下部1/3で[37　　]は反転し、男性では直腸と[38　　]、女性では直腸と[39　　]との間に空間ができる。
- 直腸はS状結腸の末端から始まり、下端の直腸膨大部で肛門管に接する。長さは約[40　　]cmである。内腔の広い部分が[41　　]部、そこから先の狭くなった部分が[42　　]である。
- 肛門管（P：proctodeum）は、恥骨直腸筋付着部上縁から肛門縁までの管状部の[43　　]〜[44　　]cmの部分を指す（外科的肛門管）。解剖学的には、肛門管は[45　　]線から[46　　]縁までとなる。

② **構造**

- 直腸の腹膜反転部以下は[47　　]をもたないので、周囲臓器と直に接する。
- 肛門には、発達した輪走筋（平滑筋）の[48　　]肛門括約筋と、その周囲に横紋筋（骨格筋）の[49　　]肛門括約筋がある。
- 内肛門括約筋は[50　　]性、外肛門括約筋は[51　　]性（意識的に調節できる）である。

3) 動脈と静脈

＜動脈＞　　　　　　　　　　　　　　＜静脈＞

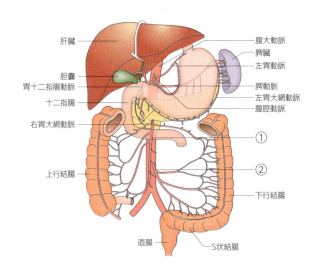
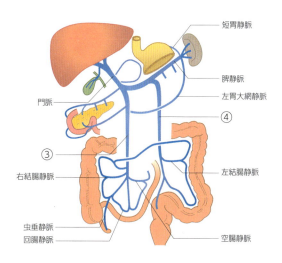

① [1　　]腸間膜動脈　　　　　　　　③ [3　　]腸間膜静脈
② [2　　]腸間膜動脈　　　　　　　　④ [4　　]腸間膜静脈

(1) 小腸に分布する血管

- 小腸の動脈は、[5　　]腸管膜動脈に支配されている。腸間膜を通って、腸壁に達し、[6　　]で細動脈網をつくり、絨毛内に入り、毛細血管の係蹄をつくる。その後、細静脈に移行し、[7　　]の細静脈網に戻る。
- 小腸の静脈は、上腸間膜静脈を経由して[8　　]に至る。
- 絨毛の先端近くからリンパ管は始まり、このリンパ管を中心[9　　]腔という。腸壁を貫き腸間膜リンパ節を経由し、[10　　]槽に注ぎ、[11　　]管を経由したのち、血液循環に注入される。

V-3 消化器 （1）小腸、大腸

(2) 大腸に分布する血管

- 腹大動脈から分岐した［12　　］・［13　　］腸間膜動脈の枝と、総腸骨動脈から分岐した［14　　］腸骨動脈の枝によって維持されている。
- 右側結腸（盲腸、上行結腸、横行結腸（右2/3））は、［15　　］腸間膜動脈に支配される。左側結腸（横行結腸（左1/3）、下行結腸、S状結腸、上部直腸）は、［16　　］腸間膜動脈に支配される。これらは脾彎曲部で吻合する。
- 中部直腸、下部直腸は、［17　　］腸骨動脈が支配する。
- 門脈、内腸骨静脈を経て、［18　　］静脈につながる。

4) 腹部のリンパ節

- リンパ節分類は、上［1　　］動脈系、下［2　　］動脈系、［3　　］動脈系に分類できる。
- 領域リンパ節は、①腸管傍リンパ節、②中間リンパ節、③主リンパ節の3群に分類され、［4　　］結腸では側方リンパ節が加わる。

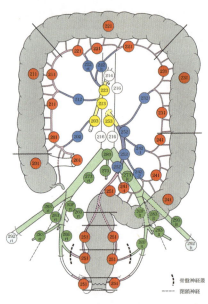

（赤：腸管傍リンパ節，青：中間リンパ節，黄：主リンパ節，緑：側方リンパ節，灰色：下方リンパ節，白：主リンパ節より中枢のリンパ節）

出典／大腸癌研究会編：大腸癌取扱い規約，第9版，金原出版，2018, p.39.

5) 骨盤内を支配する自律神経

- 腰内臓神経（［1　　］神経）
  ▶ 大動脈左右の［2　　］交感神経幹神経節から起こり、大動脈分岐部前面で合流する。
- 上下腹神経叢（［3　　］神経）
  ▶ ［4　　］神経叢に、左右の第2〜4［5　　］内臓神経が加わって形成される。
- 下腹神経（［6　　］神経）
  ▶ 左右の下腹神経は、それぞれの左右［7　　］動脈の内側、直腸固有筋膜の外側を走行し、［8　　］の後方、側方に広がる。
  ▶ 下腹神経は、内［9　　］の閉鎖、前立腺液の排出、射精を支配する。
- 仙骨内臓神経（［10　　］神経）
  ▶ 主に第4仙骨［11　　］神経幹から起こり［12　　］神経叢に入る。
- 骨盤内臓神経（［13　　］神経）
  ▶ 第2〜4仙骨神経（S_2〜S_4）の仙骨の外側、梨状筋の内側から前方に起始する。
  ▶ ［14　　］機能と勃起機能を支配する。
- 骨盤神経叢（［15　　］/［16　　］神経）
  ▶ 下腹神経は、［17　　］内臓神経および［18　　］内臓神経と合流する。その後、直腸側壁にて骨盤神経叢を形成する。
  ▶ 中直腸動脈は、骨盤神経叢の中を貫通する。
  ▶ 骨盤神経叢から、［19　　］、前立腺、精巣、精巣上体、［20　　］への分枝が出ている。
  ▶ 骨盤神経叢からの膀胱枝の一部は、［21　　］括約筋を支配する。

2. 小腸と大腸と直腸の働き

1) 小腸の働き

- 食物は、[1   ]を通過する間に、[2   ]液と[3   ]液中に含まれる各種[4   ]酵素や、胆汁中の[5   ]などの作用によって[6   ]され、水分とともに[7   ]から吸収される。
- 消化管は、大きく分けて①[8   ]運動、②[9   ]運動、③[10   ]運動の3種類の運動を組み合わせ、食物の移動や混和を行っている。

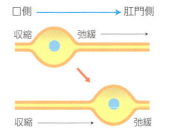

蠕動運動
収縮の移動に伴い、食物も肛門側に動く

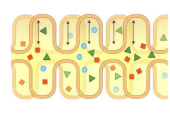

分節運動
輪走筋が規則的に収縮と弛緩を繰り返すことで消化液との混和を促す

(1) [11   ] 運動（推進運動）

- 食物により消化管が拡張されると、反射的に口側の筋肉が収縮し、消化管をしごくような動きで食物を肛門側へ移動させる。主として、輪走筋による運動である。
- 蠕動運動には、局所の反射性[12   ]運動、[13   ]性運動群、基本的電気的リズムという調節機構がある。

① **局所の反射性[14   ]運動**

- 腸管に食物などがあると、口側部分が[15   ]し肛門側が[16   ]することにより、食物は[17   ]側に進む。
- 食道、[18   ]、十二指腸、[19   ]腸、[20   ]腸でみられ、消化管平滑筋の縦走筋と輪走筋の間に存在する筋層間神経叢（アウエルバッハ神経叢）などの腸管内在性神経系によって調整される。

② **[21   ]性運動群**

- 空腹時には消化管[22   ]筋の運動と電気活動のパターンが変化し、[23   ]から[24   ]遠位部まで運動活動波が[25   ]する。食物を摂取すると、[26   ]性運動群は[27   ]する。
- [28   ]性運動群は、次の食事までに、胃、小腸の内容物や細菌を除去する役割を果たしている。

③ **基本的電気的リズム**

- [29   ]と胃上部を除く消化管[30   ]筋は、[31   ]の周期リズムをもっている。
- 消化管運動のペースメーカーの役割を担っており、[32   ]層に分布するカハール（cajal）細胞で発生する。

(2) [33   ] 運動（混和運動）

- 食物の刺激により、平滑筋（特に輪走筋）が縦方向に規則的に[34   ]と[35   ]を繰り返す。

(3) [36   ] 運動

- 平滑筋（特に縦走筋）が収縮と弛緩を繰り返し、腸管の縦方向に[37   ]運動が起こる。食物は消化管内を行ったり来たりし、食物の消化液との混和が促進される。

V-3 消化器 (1) 小腸、大腸

2) 大腸の働き

- 大腸では、消化はほとんど行われ [1]　　]。
- 栄養素もほとんどが [2]　　] で吸収され、大腸では [3]　　] と電解質のみが吸収される。
- 残渣物は [4]　　] でさらに水分が吸収され、[5]　　] 便となり [6]　　] から排泄される。
- 大腸の運動は、主に [7]　　] 運動で、内容物の移動速度は [8]　　] い。
- 食事の後に大腸の蠕動運動が亢進し（[9]　　] 反射）、結腸の内容物は一気に直腸に送られる。この強い蠕動運動を [10]　　] 蠕動という。

(1) 排便反射

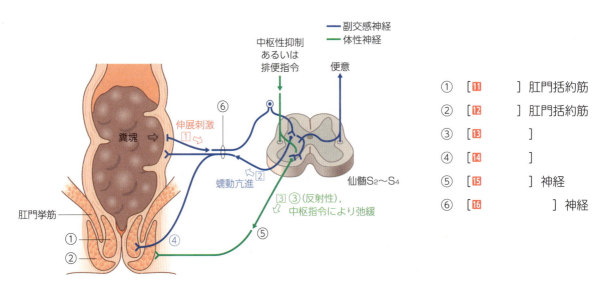

① [11]　　] 肛門括約筋
② [12]　　] 肛門括約筋
③ [13]　　]
④ [14]　　]
⑤ [15]　　] 神経
⑥ [16]　　] 神経

(2) 排便のメカニズム

- 排便反射は脊髄反射で、大蠕動によって腸内容物が [17]　　] に送り込まれると、直腸壁が [18]　　] し副交感神経を介する刺激によりS状結腸と直腸が収縮し糞便を肛門に移動させ、[19]　　] が行われる。
- 排便のメカニズムを以下に示す。
  ▶ 糞便により直腸の [20]　　] 刺激が仙髄を経て大脳皮質に伝わると、[21]　　] が生じる。
  ▶ 腸壁が伸展し、その情報が仙髄の [22]　　] 中枢に伝わる。
  ▶ 排便中枢は、自律神経（副交感神経）を介して反射的に [23]　　] 肛門括約筋を弛緩させる（不随意的制御）。
  ▶ 便意を感じると、横隔膜と腹筋収縮による [24]　　] 圧上昇、および [25]　　] 神経を介して [26]　　] 肛門括約筋が弛緩する（随意的制御）。
  ▶ 直腸内圧が [27]　　] まり、糞便は体外へ排出される。

▶ 3. 消化管の消化と吸収

- たんぱく質・炭水化物（糖質）は、[1]　　] の毛細血管に吸収され、[2]　　] を通って [3]　　] を通過した後に [4]　　] に戻る。
- 脂質は、[5]　　] 管に吸収される。

1) 炭水化物（糖質）

- アミラーゼなどの［1　　　］酵素によって、［2　　　］糖類にまで分解されてから吸収される。
- ［3　　　］類のでんぷんは、唾液［4　　　］と膵液［5　　　］によって、マルトース（麦芽糖）などの［6　　　］類に分解される。
- スクロース（ショ糖）や［7　　　］（乳糖）は二糖類なので、そのままの形で［8　　　］まで送られる。
- 二糖類の分解は、小腸の上皮細胞の刷子縁にある消化酵素の［9　　　］、［10　　　］、スクラーゼの働きで分解される。これを［11　　　］消化という。
- 単糖類までに分解されてから、［12　　　］血中に入る。

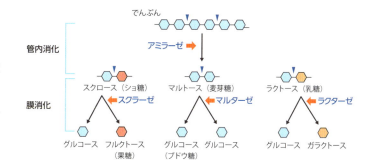

2) たんぱく質

- 胃液に含まれる［1　　　］、膵液中の［2　　　］やキモトリプシンなどの［3　　　］酵素によって、ジペプチドやトリペプチドまでに分解される。
- 小腸上皮細胞にある［4　　　］により、［5　　　］酸に分解される。
- ［6　　　］酸に分解されてから、［7　　　］血中に入る。

3) 脂質（脂肪）

- 脂質は、十二指腸において、［1　　　］の作用によって乳化され、膵液中［2　　　］の作用により脂肪酸と［3　　　］に分解される。
- 脂肪酸とモノグリセリドなどは水に溶けにくいため、［4　　　］の作用によって［5　　　］という結合体を形成し、小腸上皮細胞（刷子縁）から吸収される。
- 吸収されると細胞内で脂肪酸とグリセリンがたんぱく質やコレステロールなどと結合し、カイロミクロン（消化管の上皮細胞から分泌されるリポたんぱく質）とよばれる結合体を形成し、［6　　　］管に入る。脂肪酸の一部は、遊離脂肪酸として［7　　　］血中に入る。
- 腸管を経由したリンパ液は、カイロミクロンを多く含むため白く濁っており、［8　　　］とよばれる。

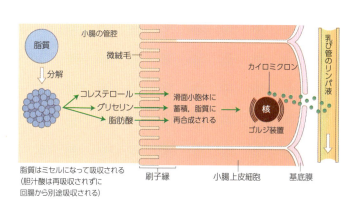

V-3 消化器 (1) 小腸、大腸

4) 水、電解質、ビタミン

- 1日のうちで消化管に流入する水分量は、経口摂取される水分2L、分泌される消化液（唾液1.5L、胃液2L、胆汁0.5L、膵液1.5L、腸液1.5L）を合わせて約 [1   ] Lである。
- 消化管内に流入した水分は、小腸で約8.5L、結腸で0.4～1Lが [2   ] 吸収される。
- 電解質（ナトリウム、カリウム、カルシウムなど）の大部分は、[3   ] で吸収される。
- ビタミンB_{12}と胆汁酸は、小腸のなかでも特に [4   ] 末端で吸収される。
- 水溶性ビタミンは、小腸上部で速やかに [5   ] される。脂溶性ビタミンは、[6   ] とともに吸収されるため、胆汁分泌量やリパーゼの活性の影響を受ける。

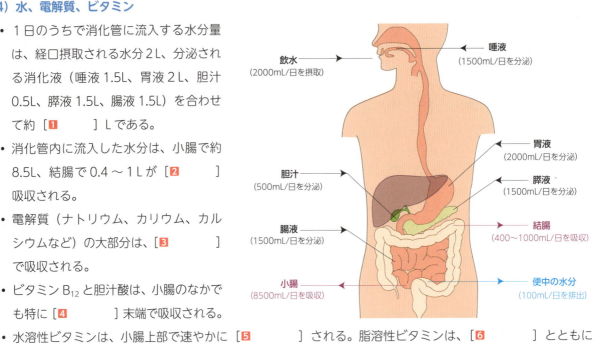

4. 皮膚の構造と働き

- 皮膚は、[1   ]、[2   ]、[3   ] 組織の3層でできている。
  - ▶ [4   ] は、重層扁平上皮である。角質層は [5   ] した細胞が積み重なっている層で、ケラチンというたんぱく質が蓄積して細胞が硬くなっている。
  - ▶ [6   ] は、膠原線維に富んだ密な結合組織の層である。
  - ▶ [7   ] 組織は、疎な結合組織の層である。脂肪細胞が集まっている。
- 皮膚の付属器には、[8   ]、毛、[9   ] 腺や [10   ] 腺などの皮膚腺がある。
- [11   ] 膜は、皮膚を守るために皮脂と汗によって形成された膜で、以下の機能・作用がある。
  - ▶ 皮膚の不感蒸泄や水分の余分な放出を防ぎ、皮膚を乾燥から守る（角質層の [12   ] 機能）。
  - ▶ pH 4～6の [13   ] 性で、有害物質や細菌の侵入を [14   ] する（抗菌・静菌作用）。
  - ▶ アルカリ中和能があり、酸あるいはアルカリ溶液が接触しても [15   ] 性の状態に戻す（緩衝作用）。

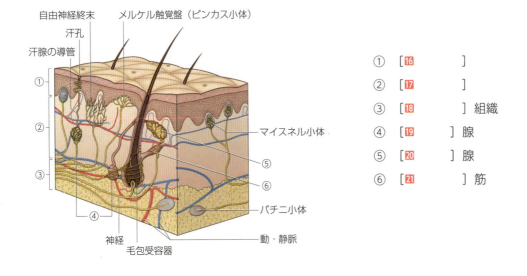

① [16   ]
② [17   ]
③ [18   ] 組織
④ [19   ] 腺
⑤ [20   ] 腺
⑥ [21   ] 筋

基本的知識

1. 症状（自覚症状と他覚症状）

1）腹痛（abdominal pain）

- 腹痛には、大きく［**1**　　　］痛、［**2**　　　］痛、［**3**　　　］痛の３つのタイプがある。
- 腹痛の原因は、腹痛の部位・強さ・持続時間、疼痛の種類、発症の仕方、経過、随伴症状を把握することにより推定できる。
  ▶ 腹痛の部位：４区分あるいは９区分に分類されたもので表現される。
  ▶ 腹痛の強さ：患者自身によって表現の仕方が異なる。
  ▶ 腹痛の持続時間：
    小腸や大腸の炎症あるいは閉塞のために生じる痛みは、［**4**　　　］（カンケツ）性で、数分あるいは数十分ごとに強い痛みが波のように襲ってくる。
    ［**5**　　　］（センツウ）とは、一定の間隔を置いて、急激に発しては消失する疼痛が繰り返される痛みである。これは、平滑筋の痙攣性収縮によるものである。

腹部の4分割領域の解剖学的相関

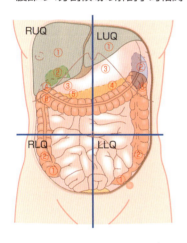

［**6**　　　］上腹部（RUQ）
①［**7**　　　］
②胆嚢
③幽門輪
④十二指腸
⑤膵頭部
　右腎
⑥上行結腸と横行
　結腸の一部

［**8**　　　］上腹部（LUQ）
①肝臓左葉
②［**9**　　　］
③［**10**　　　］
④膵体部
　左腎
⑤横行結腸と下行
　結腸の一部

［**11**　　　］下腹部（RLQ）
①［**12**　　　］と虫垂
②上行結腸の一部
　右尿管
　膀胱
　右卵巣と右卵管

［**13**　　　］下腹部（LLQ）
①［**14**　　　］結腸
②下行結腸の一部
　左尿管
　膀胱
　左卵巣と左卵管

腹部の9分割領域の解剖学的相関

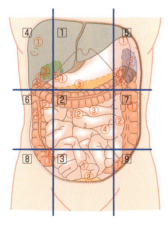

|4|［**15**　　　］季肋下部|
①肝臓右葉
②胆嚢
③十二指腸の一部
④結腸の肝彎曲部
　右腎の一部

|1|［**16**　　　］部|
①胃の幽門側端
②十二指腸
③膵臓

|5|［**17**　　　］季肋下部|
①胃
②脾臓
③膵尾部
④結腸脾彎曲部
　左腎上極

|6|右腰部|
①［**18**　　　］結腸
　右腎の下半分
②十二指腸と空腸
　の一部分

|2|［**19**　　　］部|
①大網
②腸間膜
③空腸
④回腸

|7|左腰部|
①［**20**　　　］結腸
　左腎の下半分
②空腸と回腸の
　一部分

|8|右鼠径部|
①［**21**　　　］と虫垂
②回腸（終末部）
　右尿管
　右卵巣と右卵管

|3|下腹部|
①回腸
②［**22**　　　］

|9|左鼠径部|
①［**23**　　　］結腸
　左尿管
　左卵巣と左卵管

2) 吐血（hematemesis）、下血（melena）

- 吐血とは、消化管からの［**1**　］が［**2**　］運動によって［**3**　］を通って吐き出されることである。一般的に、十二指腸のトライツ（treitz）靭帯より口側の上部消化管（食道、胃、十二指腸）からの出血をいう。
  - ▶ 喀血とは、［**4**　］、気管支から肺胞までの呼吸器系の器官からの出血が喀出される状態をさす。色調は鮮［**5**　］色、泡状である（V-1 呼吸器、基本的知識、1-2）参照）。
- 下血とは、上部消化管からの［**6**　］が肛門側へと腸管を移動するうちに腸管内で変化し、タール便、黒色便となって［**7**　］から排泄されることである。
- 出血部位により、吐血と下血の色調は異なる。

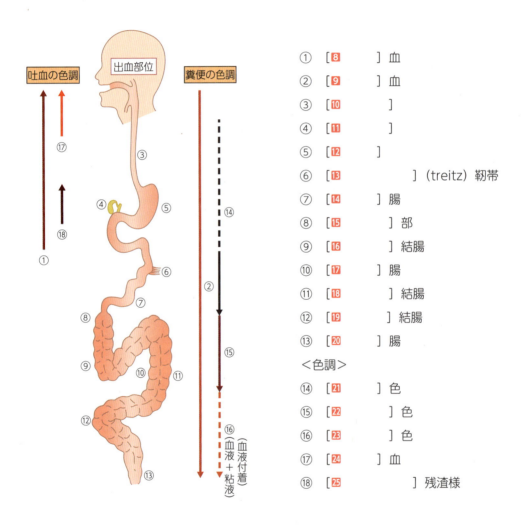

① ［**8**　］血
② ［**9**　］血
③ ［**10**　］
④ ［**11**　］
⑤ ［**12**　］
⑥ ［**13**　］（treitz）靭帯
⑦ ［**14**　］腸
⑧ ［**15**　］部
⑨ ［**16**　］結腸
⑩ ［**17**　］腸
⑪ ［**18**　］結腸
⑫ ［**19**　］結腸
⑬ ［**20**　］腸
＜色調＞
⑭ ［**21**　］色
⑮ ［**22**　］色
⑯ ［**23**　］色
⑰ ［**24**　］血
⑱ ［**25**　］残渣様

3) 下痢（diarrhea）

- ［**1**　］とは、糞便量が異常に増加した状態、便の水分量が増加して液状または半流動性の糞便を排泄する状態、あるいは排便回数が異常に増加した状態とされている。
- テネスムス（しぶり腹）とは、［**2**　］があり、頻回に［**3**　］意を催しながらも、肛門筋の痙攣により排便が困難で、まったく出ないかまたは少量ずつしか出ない状態をいう。

V-3 消化器 (1) 小腸、大腸

- 下痢は、メカニズムによって次のように分類できる。

[4] 性下痢	高浸透圧性物質により、腸管内腔に大量の水・電解質が保持されて起こる。
[5] 性下痢	消化管粘膜より水・電解質などが分泌され起こる。
滲出性下痢	腸管の炎症による滲出液の腸内への漏出および水分吸収障害により起こる。
腸管運動障害による下痢	腸管運動の [6] あるいは [7] により起こる。

4) 便秘 (constipation)

- 医学的に厳密な定義はないが、腸管内に [1   ] が停滞する状態、排便困難感を伴った状態、糞便量が減少した状態などをさす。
- 便秘は、発生機序により、[2   ] 性便秘と機能性便秘に分類される。
- 機能性便秘は、さらに、偏食や少食などで生じる [3   ] 性便秘、排便刺激の無視などで生じる直腸性（習慣性）便秘、食事摂取量不足や運動不足などで生じやすい [4   ] 性便秘、過敏性腸症候群のような腸管が過緊張となり便の移送が妨げられ生じる痙攣性便秘に分類される。

5) 腹部膨満 (abdominal distension)

- [1   ] 感は、腹部不定愁訴として高頻度にみられるが、実際に腹部が膨隆している場合としていない場合がある。
- [2   ] は、実際に腹部の膨隆が認められる場合をさす。腸内ガス、腹水の貯留、腫瘤、肥満、妊娠、膀胱の拡張などを疑う。
  ▶ 腸内ガスによる腹部膨満：手術後の腸管の癒着や捻転のために通過障害をきたし、腸管内にガスと [3   ] が貯留し、腸管が拡張して [4   ] 腸（蠕動音が亢進する）となる。
  ▶ 腹水による腹部膨満：腹腔内に液体が貯留した状態をいう。滲出性腹水と漏出性腹水がある。体重の [5   ] に伴って緩徐に増大するびまん性の腹部膨満は、[6   ] に起因していることが多い。
  ▶ 腫瘤による腹部膨満：腹部の触診によって発見される。触知できる腫瘤は、一般に [7   ] 外（ショウマクガイ）に浸潤した進行性の大きなもので、周囲の臓器を巻き込んだものがある。

2. 検査

1) 直腸指診

- 肛門から直腸内に [1   ] を挿入し、直腸内の腫瘍の有無、男性では前立腺腫大の有無を触知する診察法である。
- 患者を [2   ] 側臥位にし、左の大腿と膝を軽く曲げ、右の大腿は45度曲げて、膝から下が直接ベッドに乗るようにする。上半身はやや前かがみにする。

2) 大腸内視鏡検査

- [1   ] から内視鏡を挿入し、モニタに画像を映し出し、[2   ] 消化管（結腸、直腸、小腸の一部）の [3   ] の様子を肉眼的に観察できる検査である。

3) 放射線検査

- 腹部単純X線撮影とは、結石や石灰化の有無、消化管［**1**　　］の分布、腹水の有無、腹腔内遊離ガス像、臓器の腫大、大きな腫瘤の有無などを確認する検査である。
- 下部消化管造影検査（注腸造影検査）とは、造影用チューブを［**2**　　］より挿入して、造影剤を注入し、体位変換で［**3**　　］が深部大腸まで移動させ、空気を注入し二重造影で投影する検査である。

4) CT検査（computed tomography ; CT）

- ［**1**　　］線を利用して人体をらせん状に照射することで得られたデータをコンピュータで処理を行い、人体の内部構造を画像化する検査である。X線が通りにくい骨は白く（高吸収）、X線が通りやすい空気は黒く（低吸収）、中間を示す水や筋肉は灰色に表示される。

3. 消化器系の診察

1) 視診

- 腹部の全体的膨隆は腹水貯留、肥満、鼓腸などでみられ、局所的な膨隆は大きな［**1**　　］でみられる。

2) 聴診

- 腹壁の1か所に30秒〜1分間、聴診器を軽く当てるか、腹壁に置いて聴取する。
- 腸蠕動音は、腸蠕動運動により、［**1**　　］と腸管内容物が移動する際に、腸管内腔で共鳴することによって生じる。

3) 打診

- 肝臓と脾臓の大きさ、鼓腸、腹水の有無を診断できる。
- 鼓腸、イレウス（腸閉塞）では［**1**　　］の貯留により［**2**　　］音（コオン）が認められる。
  - ▶ 正常では、小腸にガスの貯留は［**3**　　］。小腸が狭窄・閉塞すると上腹部の鼓音が増強し、鼓音の範囲も広がる。
  - ▶ 結腸に閉塞が起こると［**4**　　］音は著明になる。
  - ▶ 麻痺性イレウスでは、しばしば高度の腹部膨満を示し、腹部全体に［**5**　　］音が認められる。

4) 触診

- 腹部に手掌を軽く当て、力を入れずに腹壁全体を軽く触れて、腹壁の筋性防御（腹部全体の［**1**　　］、限局性の［**2**　　］）、腹部腫瘤の有無を調べる。
  - ▶ 筋性防御（muscular defense）とは、腹膜に［**3**　　］が波及したことを示す所見で、触診する指先に腹壁筋が反射的に反応して収縮し、腹壁の［**4**　　］が高まる現象をいう。
  - ▶ ブルンベルグ（blumberg）徴候の［**5**　　］痛とは、腹膜刺激徴候をさし、腹部を圧迫するときよりも、手を離すときに強く響く痛みを訴える。
- 腹部腫瘤を触知する場合は、腫瘤の大きさ、硬さ、表面の凹凸、周囲との境界、呼吸運動に伴う移動性やそれを手で固定できるか否かが、腫瘤の発生臓器や周囲臓器との癒着の有無を知るうえで重要である。

機能別代表的な疾患

I. 大腸がん（結腸がん、直腸がん）

大腸粘膜から生じる悪性腫瘍で、結腸がん（colonic cancer）と直腸がん（rectal cancer）に分類される。組織学的には[1]がんが多く、以前は[2]結腸、[3]腸に多かったが、最近はその他の結腸がんが急増している。

日本人の大腸がん罹患数は増加傾向にあり、胃がんを抜いて第1位（男女別では、男性3位、女性2位）である（出典：国立がん研究センターがん情報サービス「がん登録・統計」）。過去50年間で、大腸がんは約10倍増加している。

1. 分類

1) 好発・発生頻度・組織型

好発／発生頻度	50〜70歳代に多い。60歳代後半にピークがある	組織型	ほとんど[1]がん

2) 肉眼的分類

- 大腸がんの肉眼的分類は、内視鏡的による形態学的な分類である。

[1]がん		[2]がん				
0型：[3]型		1型：[4]型	2型：[5]限局型	3型：[6]浸潤型	4型：びまん浸潤型	5型：分類不能
0-I：隆起型	0-II：表面型					
Ip：有茎性	IIa：表面隆起型					
Isp：亜有茎性	IIb：表面平坦型					
Is：無茎性	IIc：表面陥凹型					

3) 進行度（ステージ）

- 進行度はTNM因子で診断する。T（tumor）因子（壁深達度）は[1]の広がり、N（lymph nodes）因子は[2]転移、M（metastasis）因子は[3]転移である。

	遠隔転移	M0				M1		
	リンパ節転移	N0	N1 (N1a/N1b)	N2a	N2b、N3	M1a	M1b	M1c
						Nに関係なく		
壁深達度	癌が粘膜内（M）にとどまり、[4]（SM）に及んでいない（Tis）	0						
	癌が[5]（SM）までにとどまり、固有筋層（MP）に及んでいない（T1a）（T1b）	I	IIIa			IVa	IVb	IVc
	癌がMPまで浸潤し、これを越えていない（T2）	I	IIIa	IIIb		IVa	IVb	IVc
	癌がMPを越えて浸潤している（T3）	IIa	IIIb	IIIc		IVa	IVb	IVc
	癌が漿膜表面に接しているか、またはこれを破って腹腔に露出している（T4a）	IIb	IIIc			IVa	IVb	IVc
	癌が直接他臓器に浸潤している（T4b）	IIc	IIIc			IVa	IVb	IVc

出典／大腸癌研究会編：大腸癌取扱い規約，第9版，金原出版，2018，p.19．より作成

V-3 消化器 (1) 小腸、大腸

> ＊壁深達度（T）　前頁の表に記載がないもののみの表記した
> TX：壁深達度の評価ができない。
> T0：癌を認めない。
> T1a：癌が粘膜下層（SM）までにとどまり、浸潤距離が1000μm未満である。
> T1b：癌が粘膜下層（SM）までにとどまり、浸潤距離が1000μm以上であるが固有筋層（MP）に及んでいない。
> T4：癌が漿膜表面に接しているかまたは露出、あるいは直接他臓器に浸潤している。
> ＊リンパ節転移（N）
> NX：リンパ節転移の程度が不明である。
> N0：リンパ節転移を認めない。
> N1：腸管傍リンパ節と中間リンパ節の転移総数が3個以下。
> 　　N1a：転移個数が1個。／N1b：転移個数が2～3個。
> N2：腸管傍リンパ節と中間リンパ節の転移総数が4個以上。
> 　　N2a：転移個数が4～6個。／N2b：転移個数が7個以上。
> N3：主リンパ節に転移を認める。下部直腸癌では主リンパ節および／または側方リンパ節に転移を認める。
> ＊遠隔転移（M）
> M0：遠隔転移を認めない。
> M1：遠隔転移を認める。
> 　　M1a：1臓器に遠隔転移を認める（腹膜転移は除く）。
> 　　M1b：2臓器以上に遠隔転移を認める（腹膜転移は除く）。
> 　　M1c：腹膜転移を認める。
> 　　　M1c1：腹膜転移のみを認める。／M1c2：腹膜転移およびその他の遠隔転移を認める。

出典／大腸癌研究会編：大腸癌取扱い規約，第9版，金原出版，2018，p.10-15．より作成

4）転移

- 大腸がんは、進行すると腸壁を破り、隣接臓器や周囲組織に浸潤しやすい（転移しやすい）。
  ▶ 膀胱に浸潤した場合は、［ 1 ］（尿に気体が混入すること）が生じる。
- ［ 2 ］性転移は、がん細胞が［ 3 ］に浸潤し、［ 4 ］に飛び散り、［ 5 ］に生着した状態をいう。腹水が生じ、［ 6 ］腹膜炎に移行する。
- ［ 7 ］行性転移は、リンパの流れに沿って、がんが転移する。［ 8 ］腫大となる。
- ［ 9 ］行性転移は、流出する静脈に乗って、がんが転移する。
  ▶ 大腸の血流は［ 10 ］を介して［ 11 ］に流入するため、［ 12 ］への転移が最も多い。
  ▶ 下部直腸がんでは、静脈血が［ 13 ］静脈の直接流入するため、［ 14 ］への転移を起こしやすい。

● 2. 大腸がんの原因

- 原因として、高齢化のほか、運動不足や肥満、食生活などの環境因子が遺伝因子より強いと考えられている。大腸がんの発生の増加は、食生活の［ 1 ］化が一因とされている。
- 大腸がんの発生には、正常粘膜から腺腫（ポリープ）を経てがんに至る腺腫－がん関連（adenoma-carcinoma sequence）経路と、正常粘膜から直接にがんが発生するデノボがん（de novo carcinoma）経路の2種類があることがわかっている。

V-3 消化器 (1) 小腸、大腸

3. 症状

- 発生初期は自覚症状が [1   ] 場合が多い。
- 初期には、便潜血反応が [2   ] 性になるだけで、発見が遅れがちである。
- 右側大腸がん（横行結腸がん、上行結腸がん、盲腸がん）では、腸管内腔が [3   ] いため、腫瘍が大きくなるまで腸管 [4   ] 症状が出現しにくい。
  - ▶ 右側大腸がんでは、初発症状として、軽度の [5   ] や下痢と便秘を繰り返す。がんからの出血によりしだいに [6   ] や体重 [7   ] が起こり、腫瘤が触知されるようになる。
  - ▶ 回盲弁付近のがんでは、がんが小さくても [8   ] をきたす場合がある。
- 左側大腸がん（下行結腸がん、S状結腸がん、直腸がん）では、腸管内腔が [9   ] く、便は水分が吸収されて硬くなっているため、腸管 [10   ] 症状が出現しやすい。
  - ▶ 左側結腸がんでは、腹痛、腸の蠕動不良、便秘または [11   ] と [12   ] を繰り返す、[13   ] 感が現れ、最終的には [14   ] をきたす。
  - ▶ S状結腸がん、上部直腸がんでは、便に血液が混ざっている場合が多く、下部直腸がんでは鮮血の [15   ] だけが起こる場合がある。

4. 検査・診断

- [1   ] で症状の経過を聴取する。
- 触診、直腸 [2   ] 診では、腫瘤触知が認められる。
- 注腸造影検査では、進行大腸がんで apple core sign（全周性の壁不整を伴う狭窄像）がみられることがある。
- 大腸内視鏡検査では、大腸がんで周堤を有する [3   ] 性病変を認める。
- 腫瘍マーカー検査において、CEA や CA19-9 が上昇する。

5. 治療

- 治療の基本は病巣の切除である。遠隔転移の有無や病変が切除可能かどうかを考慮して治療法が選択される。
- 遠隔転移がない場合（ステージ0〜Ⅲ）における早期がんでは、内視鏡治療、手術（根治的手術：腸管切除＋リンパ節郭清）、進行がんでは手術（根治的手術：腸管切除＋リンパ節郭清）が選択される。

1) 内視鏡治療

- リンパ節転移が [1   ]、一括切除が [2   ] な早期病変に対して行う。
- ポリペクトミー（polypectomy）：ポリープを内視鏡下で切除する方法である。
- 内視鏡的 [3   ] 切除術（endoscopic mucosal resection；EMR）
  - ▶ スネアを用いて、粘膜を切除する方法である。
  - ▶ 早期大腸がんのなかの [4   ] がんで、直径 [5   ] cm 以下の分化型のものに対して行われる。
  - ▶ 入院期間が [6   ] く、[7   ] だけの切除であるため、患者の負担が軽い。
- 内視鏡的 [8   ] 剥離術（endoscopic submucosal dissection；ESD）
  - ▶ 病変の周囲の [9   ] を切開後、[10   ] を剥離して、病変を一括切除する方法である。
- EMR も ESD も [11   ] や [12   ] などの合併症を起こす可能性がある。

2）手術（外科治療）

(1) 結腸がんの手術

- 原発巣切除およびリンパ節郭清が基本となる。
- がんから10cmほど離れた部位で、腸管とリンパ節を扇状に切除する。切除後は、腸管を吻合する。
  - ▶ Ⓐ 回盲部切除術
  - ▶ Ⓑ 結腸［ 1 ］切除術
  - ▶ Ⓒ 横行結腸切除術
  - ▶ Ⓓ 結腸［ 2 ］切除術
  - ▶ Ⓔ S状結腸切除術

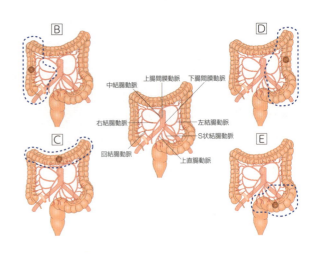

(2) 直腸がんの手術

- 原発巣切除およびリンパ節郭清が基本となる。
- 排便・［ 3 ］・性機能を支配する［ 4 ］神経が近くを走行しており、QOLの面から術後に機能障害をきたさない［ 5 ］術が推奨される。
- 直腸がん手術に関する自律神経には、腰内臓神経、上下腹神経叢、下腹神経（交感神経）、骨盤内臓神経（副交感神経）、骨盤神経叢、および骨盤神経叢から臓側枝がある。
- 原発巣が肛門に近い場合は、肛門括約筋が温存できないので、人工肛門造設が必要となる。
- 直腸がんの術後機能温存とは、①［ 6 ］機能、②［ 7 ］機能、③［ 8 ］機能、④［ 9 ］機能の4つを温存することである。
  - ▶ 肛門機能温存のためには、肛門括約筋を温存する［ 10 ］低位前方切除術などが行われている。
- 自律神経温存術は、以下の神経を温存する手術である。
  - ▶ 射精機能に関与する神経：腰内臓神経（Th12〜L2）→上下腹神経叢→［ 11 ］神経→骨盤神経叢
  - ▶ 排尿・勃起機能に関与する神経：骨盤内臓神経（S2〜S4の仙骨孔）→骨盤神経叢
- ハルトマン手術（hartmann手術）では、腫瘍を切除・摘出し、肛門側直腸断端を縫合閉鎖し、口側腸管で［ 12 ］（ストーマ）を造設する。
- 腹会陰式直腸切断術（miles〈マイルズ〉手術）では、腹側と殿部側両方からアプローチして直腸、肛門を切除し、［ 13 ］を造設する。適応は、肛門管とその周囲組織にがんの［ 14 ］が疑われる症例や、腫瘍下縁が肛門管に深く浸潤する例や肛門がんである。

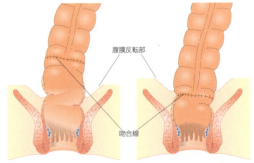

	術式名	適応病変	特徴	括約筋
直腸切除術	高位前方切除術	RS、Ra	腹膜反転部より［ 15 ］で吻合	温存
	低位前方切除術	Rb、Ra	腹膜反転部より［ 16 ］側で吻合	温存
	超低位前方切除術	Rb、Ra	腹膜反転部より［ 17 ］側で吻合	温存
	ハルトマン手術	RS、Ra、Rb	根治的手術が不能な進行直腸がん 腫瘍による穿孔などで、二期的手術が必要な場合	温存
直腸切断術	腹会陰式直腸切断術	Rb、P	術中の体位変換の必要はない	非温存

RS：直腸S状部、Ra：上部直腸、Rb：下部直腸、P：肛門管

(3) 側方郭清

- 側方郭清とは、総腸骨リンパ節（#273）、閉鎖リンパ節（#283）、内腸骨リンパ節（#263）を郭清する手技である。側方郭清の適応は、①腫瘍下縁が［18　　　　］より肛門側にあり、②固有筋層を越えて浸潤する症例である。
- 自律神経系を全温存しても、［19　　　　］障害や男性性機能障害を認めることもある。

6. ストーマケア

ストーマとは、消化管や尿路を人工的に体外へ誘導して造設した開放孔（排泄孔）である。人工膀胱などの尿路ストーマと、人工肛門などの消化管ストーマがある。

1）尿路ストーマ

- 尿を生成する［1　　　］から［2　　　］までのいずれかの部位から尿路を体外に誘導して造設される。
- 小腸（回腸）を尿管に吻合して回腸でストーマをつくる［3　　　］導管や、尿管を腹壁に吻合する［4　　　］皮膚瘻がある。

2）消化管ストーマ

- 造設部位、臓器による分類として、主に［1　　　］ストーマ、［2　　　］ストーマがある。
  ▶ 結腸ストーマは、［3　　　］結腸ストーマ、［4　　　］結腸ストーマ、［5　　　］結腸ストーマ、［6　　　］結腸ストーマに分けられる。
- 期間による分類として、［7　　　］的ストーマ、［8　　　］的ストーマ、緩和ストーマがある。
  ▶ 緩和ストーマ：切除不能な進行・再発がんによる消化管閉塞に対して症状緩和目的で造設されるストーマ。
- 開口部の数による分類として、［9　　　］式ストーマと［10　　　］式ストーマがある。
- 永久的ストーマの場合は［11　　　］式ストーマ、一時的ストーマの場合は双孔式ストーマが多く、病状に合わせて選択される。

［12］式ストーマ	・肛門側の腸管を［13　　　］に切除した場合に、残った腸管の［14　　　］を使って造設する。	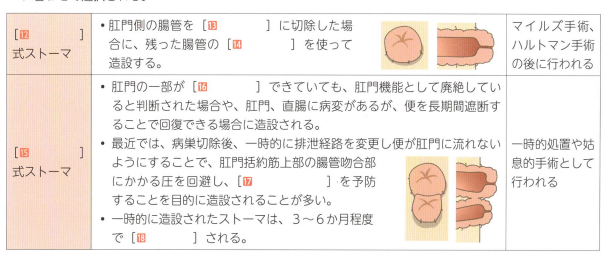	マイルズ手術、ハルトマン手術の後に行われる
［15］式ストーマ	・肛門の一部が［16　　　］できていても、肛門機能として廃絶していると判断された場合や、肛門、直腸に病変があるが、便を長期間遮断することで回復できる場合に造設される。 ・最近では、病巣切除後、一時的に排泄経路を変更し便が肛門に流れないようにすることで、肛門括約筋上部の腸管吻合部にかかる圧を回避し、［17　　　］を予防することを目的に造設されることが多い。 ・一時的に造設されたストーマは、3〜6か月程度で［18　　　］される。		一時的処置や姑息的手術として行われる

- 造設部位により、排泄される便の［19　　　］、量、pHが異なる。
  ▶ 排泄物の性状が［20　　　］になると、排泄物が漏れる原因となる。
  ▶ 排泄物の量が［21　　　］いと、ストーマ装具の面板の溶解・膨潤が早まる可能性がある。
  ▶ 排泄物のpHが［22　　　］いとアルカリ性の排泄物が皮膚を刺激し、［23　　　］障害を起こしやすい。

V-3 消化器 (1) 小腸、大腸

▶ ストーマが [24　　　] に近いと便の水分が少ないが、小腸に近いと [25　　　] と [26　　　] 量が増える。

	回腸ストーマ	上行結腸ストーマ	横行結腸ストーマ	下行結腸ストーマ	S状結腸ストーマ
性状	水様				[27　　　]
量	多い				[28　　] い
pH	高い				[29　　] い

(1) 一般的なストーマ装具の交換手順

（ⅰ）湯に浸したタオルや剥離剤で [30　　　] に装具を剥がす。

（ⅱ）ストーマ周囲の [31　　　] を洗浄する。
- ▶ [32　　　] や [33　　　] に付着した排泄物をウェットペーパーなどで拭き取る。
- ▶ 石けんを十分に [34　　　]、ストーマの外側の皮膚から内側のストーマに向かって洗浄する。
- ▶ 石けんを [35　　　] で流し、水分を拭き取る。

（ⅲ）ストーマのサイズを図り、はさみで面板に穴を開け、装具を準備する。

（ⅳ）面板の裏紙を剥がし、ストーマの中央に穴がくるように装具を装着する。

(2) ストーマ周囲皮膚障害

- ストーマ周囲皮膚障害とは、排泄物、ストーマ装具、デルマドローム（皮膚以外の臓器の変調に関連して出現する皮膚病変の総称）による皮膚障害を指す。

皮膚障害	原因
[36　　　] による皮膚障害	皮膚障害のなかで最多である。アルカリ性の [37　　　]、消化液、汗が、弱酸性の [38　　　] に付着して [39　　　]、[40　　　]、潰瘍を生じる。
[41　　　] 装具による皮膚障害	面板の頻繁な交換による [42　　　] 刺激や、長期使用による細菌感染、粘着テープやストーマ袋が皮膚に密着することによる皮膚障害。
デルマドロームによる皮膚障害	原因は特定されていない。

(3) ストーマの合併症

- 術後早期に発生する [43　　　] 合併症と、社会生活が十分可能になった時期に生じる [44　　　] 合併症に分けられる。

	合併症	説明
早期合併症	[45　　　]	ストーマ造設時の [46　　　] の粘膜腫脹によるもので、時間の経過とともに改善することが多い。面板よりストーマ孔が小さいと、[47　　　] によりストーマ粘膜が圧迫されて [48　　　]（循環障害）を起こす。
	[49　　　]	ストーマのある腸管の [50　　　] 障害、[51　　　]、捻転などにより起こる。壊死に陥ると、ストーマの粘膜は暗褐色、黒色、白色と経過し、[52　　　] する。
	[53　　　]	壊死が進行し、[54　　　] が腹壁筋層より落ち込んだ状態である。
	粘膜皮膚離開	粘膜皮膚接合部の [55　　　]、腸間膜の緊張、ストーマ粘膜端の [56　　　] 障害による壊死などで、粘膜と皮膚が離開した状態である。

晚期合併症	[57]	ストーマ粘膜の [58] 障害による [59]、粘膜の [60] が起こると、ストーマ周囲に瘢痕が形成され、[61] が生じる。
	[62]	ストーマ造設時より腸管が外に飛び出した状態である。 [63] などによる [64] 上昇が原因となる。
	陥没・陥凹	陥没は、腸管に緊張がかかりストーマ孔が皮膚面より下にある状態をさす。 陥凹は、肥満などによる皮下 [65] が原因で、ストーマ孔の高さが皮膚より下にある状態をさす。

7. 看護

1）大腸を切除すると生活にどのような影響を及ぼすかまとめましょう。

(1) 結腸を切除すると生活にどのような影響を及ぼすかまとめましょう。

(2) 直腸を切除すると生活にどのような影響を及ぼすかまとめましょう。

(3) ストーマ造設は、生活にどのような影響を及ぼすかまとめましょう。
　　＊永久的人工肛門および一時的人工肛門の視点を踏まえてまとめましょう。

2）ストーマ造設の予定がない腸切除を受ける患者の術前、術中、術後の看護（O-p、T-p、E-p）

(1) ストーマ造設の予定がない腸切除を受ける患者の術前の状態を考え、アセスメントに必要な観察項目や看護援助を具体的にあげましょう。（O-p、T-p、E-p）

(2) 腸切除を受けている患者の術中の状態を考え、アセスメントに必要な観察項目や看護援助を具体的にあげましょう。（O-p、T-p、E-p）

(3) 腸切除を受けた患者の術後の状態を考え、アセスメントに必要な観察項目や看護援助を具体的にあげましょう。（O-p、T-p、E-p）

＊結腸切除と直腸切除の視点であげましょう。

(4) 腸切除を受けた患者の生活の再構築を支援するために、どのような退院指導が適切かまとめましょう。

＊結腸切除と直腸切除の視点でまとめましょう。

3) ストーマ造設の予定がある腸切除を受ける患者の術前、術中、術後の看護（O-p、T-p、E-p）

(1) ストーマ造設の予定がある腸切除を受ける患者の術前の状態を考え、アセスメントに必要な観察項目や看護援助を具体的にあげましょう。（O-p、T-p、E-p）

V-3 消化器 (1) 小腸、大腸

(2) 腸切除とストーマ造設を受けている患者の術中の状態を考え、アセスメントに必要な観察項目や看護援助を具体的にあげましょう。(O-p、T-p、E-p)

(3) 腸切除とストーマ造設を受けた患者の術後の状態を考え、アセスメントに必要な観察項目や看護援助を具体的にあげましょう。(O-p、T-p、E-p)

(4) 腸切除とストーマ造設を受けた患者の生活の再構築を支援するために、どのような退院指導が適切かまとめましょう。

＊永久的人工肛門および一時的人工肛門の視点を踏まえてまとめましょう。

V-3 消化器（2）胃

構造と働き

1. 胃の構造

1）胃、十二指腸の区分

- 胃は、腹腔の左上方（左上腹部）にあり、[1]管のなかで最も広がった部分である。
- [2]から胃につながる入口部分を[3]、右下方で[4]につながる出口部分を[5]という。
- 噴門部より上に盛り上がっている部分を[6]部、噴門の下方の胃の大半部を[7]部、胃角より下部を[8]部という。
- 胃の粘膜には、縦方向にヒダが走っており、胃底部から胃体部の粘膜は幽門部の粘膜より[9]く、ヒダも多い。
- 胃の左縁の大きな彎曲を[10]彎、右縁の小さな彎曲を[11]彎という。
- 十二指腸は、小腸の近位部で、胃から続く長さ[12]cmほどの彎曲した管状部である。
- 十二指腸は、[13]（上）部、下行部、水平部、上行部に区分される。十二指腸は後腹壁に付着しており、空腸や回腸のような[14]膜をもたない。
- 十二指腸の内腔には、[15]ヒダが規則正しくみられ、下行部には主膵管と総胆管の開口部である[16]（ファーター）乳頭と副膵管の開口部である小十二指腸（副）乳頭が存在している。

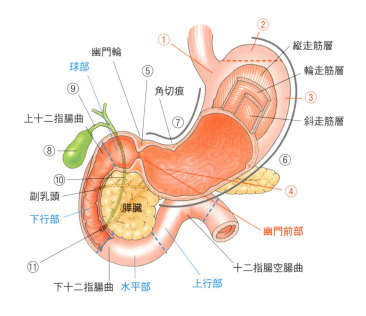

① [17]
② [18]部
③ [19]部
④ [20]
⑤ [21]括約筋
⑥ [22]彎
⑦ [23]彎
⑧ [24]
⑨ [25]管
⑩ [26]管
⑪ [27]乳頭

2）胃壁の構造

- 胃壁は、[1]　　　　層、[2]　　　　層、[3]　　　　層、[4]　　　膜の4層に分かれている。
- [5]　　　層の上皮は単層円柱上皮であり、胃粘膜の表面から胃小窩にわたって、[6]　　　　を分泌する表層粘液細胞が覆っている。
  - ▶ 胃底部と胃体部には、[7]　　　　（固有胃）腺が存在し、腺細胞は、[8]　　　細胞、[9]　　　細胞、[10]　　　細胞の3種からなる。
  - ▶ 主細胞は、腺の末端に近い胃腺底部に多く存在し、活性化するとペプシンに変化する[11]　　　　を分泌する。
  - ▶ 壁細胞は、胃腺体部に多く存在し、迷走神経刺激やガストリン、ヒスタミンの刺激によって[12]　　　　（胃酸）を分泌する。
  - ▶ 副細胞は、腺頸部に多く存在し、[13]　　　　を分泌する。
- [14]　　　層は、疎性結合組織からなり、粘膜筋板と筋層との間に存在する。[15]　　　やリンパ管に富み、[16]　　　神経叢（マイスナー神経叢）が存在する。
- [17]　　　層は、輪（走）筋層、縦（走）筋層、斜走筋層（斜走線維）の3層からなる。幽門では、筋層のうち輪（走）筋層が発達し、輪状の[18]　　　括約筋を形成する。輪（走）筋層と外縦（走）筋層の間には、[19]　　　神経叢（アウエルバッハ神経叢）が存在する。
- [20]　　膜は胃の前後壁両面を覆っている。臓側腹膜は胃の[21]　　　彎側と[22]　　　彎側で合わさって、それぞれ小網、大網となる。

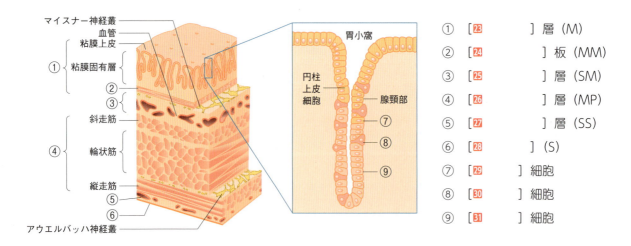

① [23]　　　層（M）
② [24]　　　板（MM）
③ [25]　　　層（SM）
④ [26]　　　層（MP）
⑤ [27]　　　層（SS）
⑥ [28]　　　（S）
⑦ [29]　　　細胞
⑧ [30]　　　細胞
⑨ [31]　　　細胞

3）胃の血管

- 胃の主要な栄養血管は、左[1]　　　動脈、右[2]　　　動脈、[3]　　　動脈、左胃[4]　　　動脈、右胃[5]　　　動脈である。
  - ▶ 左胃動脈と右胃動脈は、[6]　　　動脈から分岐し、[7]　　　彎側で合流する。
  - ▶ 左胃動脈は最も血流が[8]　　　く、胃体部小彎を栄養し、右胃動脈は前庭部小彎を栄養する。

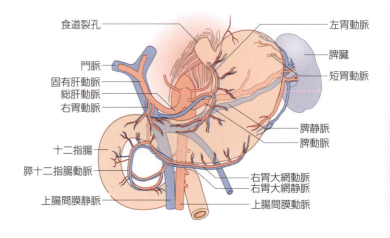

▶ 左胃大網動脈と右胃大網動脈は、それぞれ胃の［ 9 ］彎側を栄養する。
▶ 右胃［ 10 ］動脈は胃十二指腸動脈から、左胃［ 11 ］動脈は脾動脈から分岐し、［ 12 ］彎側で合流する。
▶ 胃から流出する静脈血は、肝静脈、胃大網静脈、脾静脈を経て、［ 13 ］脈に流入する。

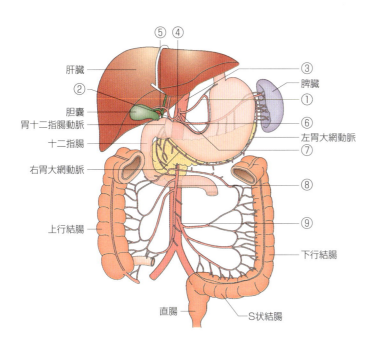

① ［ 14 ］動脈
② ［ 15 ］動脈
③ ［ 16 ］大動脈
④ 総［ 17 ］動脈
⑤ 固有［ 18 ］動脈
⑥ ［ 19 ］動脈
⑦ ［ 20 ］動脈
⑧ ［ 21 ］腸間膜動脈
⑨ ［ 22 ］腸間膜動脈

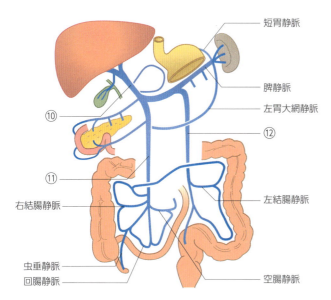

⑩ ［ 23 ］
⑪ ［ 24 ］腸間膜静脈
⑫ ［ 25 ］腸間膜静脈

V-3 消化器 (2) 胃

4) 胃のリンパ節

- 腹腔では、[1   ]、十二指腸、膵臓、肝門に沿うリンパ節、上・下腸間膜動脈リンパ節および腹腔リンパ節、腹大動脈や下大静脈に沿う腰リンパ節などがあり、これらのリンパは、乳び槽を経て [2   ] に向かう。

5) 胃を支配する神経

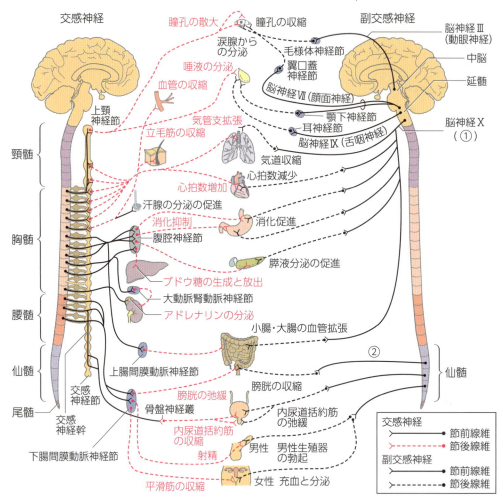

① [1   ] 神経
② [2   ] 神経

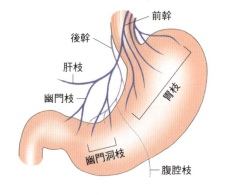

胃に分布する迷走神経の分布図

V-3 消化器 （2）胃

2. 胃の働き

1）胃の働き

- 胃の働きとしては、次のようなものがあげられる。
  - ▶ 食物を一時的に［**1**　　］し、胃液により食物の消化を行うとともに、蠕動運動によりゆっくりと十二指腸へ送り出す。
  - ▶ ［**2**　　］を分泌し、これにより食物の殺菌・消毒、酵素の活性化、鉄のイオン化を行う。
  - ▶ ペプシンによるたんぱく質の［**3**　　］を行う。
  - ▶ ［**4**　　］分泌によって、胃液を中和し胃壁を［**5**　　］する。
  - ▶ ガストリンを分泌し、［**6**　　］の分泌を促進する。
  - ▶ ［**7**　　］の吸収に必要な内因子を放出する。

2）胃の運動

- 食塊が胃に流入すると、胃が［**1**　　］し、食塊は胃に［**2**　　］される。これを「受け入れ弛緩」という。
- 胃体部と胃底部の［**3**　　］運動は比較的ゆっくりで、食塊は胃腺から分泌された［**4**　　］液とゆっくりと混合されながら幽門へと移動する。
- 胃の内容物が［**5**　　］部へ輸送されると、幽門は収縮して［**6**　　］して内容物は押し戻される。これが繰り返されるうちに食物の粥状化が進み、食物の［**7**　　］が促進する。
- 胃の蠕動は、［**8**　　］神経叢にあるニューロンによって調節される。ニューロンは、［**9**　　］神経によって調節を受ける。
- 胃の消化作用によって固形物の直径が1mm程度の粥状となった食物は、幽門を通って少しずつ［**10**　　］に送られる。

3）消化管での消化

- 胃腺から分泌される液体を胃液とよぶ。胃液は1日に約2～3L分泌され、無色透明・無臭で［**1**　　］性である。
- 粘膜層の胃小窩に開いている腺には、［**2**　　］腺、［**3**　　］腺、［**4**　　］腺がある。

［**5**　］腺	噴門部にあり、［**6**　　］を分泌する。
［**7**　］腺	胃底部と胃体部に存在し［**8**　］細胞、［**9**　］細胞、［**10**　］細胞からなる。 ［**11**　］細胞は、［**12**　］酸を分泌する。 ［**13**　］細胞は、［**14**　　　］を分泌する。 ［**15**　］細胞は、粘液を分泌する。 　　　　　　　［**16**　］酸：壁細胞 　　　　　　　　　↓ ［**17**　　　　］：主細胞→→ペプシン 　　　　　　　　　↓ 　　　　　［**18**　　　］→→ペプトン（ポリペプチド）
［**19**　］腺	幽門部にあり、主に［**20**　　］を分泌する。 G細胞から胃酸分泌を促進する［**21**　　　］が分泌される。

4) 胃酸分泌の調節

[1] 相 （頭相）	[2] 神経を介して伝達される。 迷走神経刺激により、胃の主細胞から [3] 分泌、壁細胞から [4] 酸を分泌させ、G 細胞から [5] を分泌させて [6] の分泌を促進する。
[7] 相	食物が胃に入り胃壁が進展すると、主に機械的刺激により G 細胞が刺激され、[8] が分泌されて [9] 酸の分泌が促進される。
[10] 相	食物が十二指腸に達すると、十二指腸粘膜から [11] やコレシストキニン、ソマトスタチンが分泌され、ガストリンや [12] 酸の分泌を [13] する。

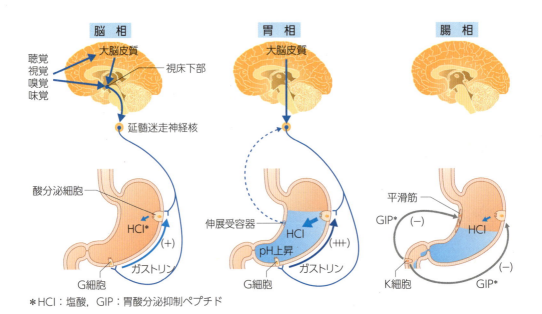

＊HCl：塩酸，GIP：胃酸分泌抑制ペプチド

5) 幽門と噴門の役割

- 幽門では、3層の筋層のうち輪（走）筋層が特に発達し、[1   ] を形成する。
- [2   ] の収縮、弛緩によって幽門の開閉を行い、胃からの内容物の [3   ] への輸送が調節されるとともに、十二指腸液の [4   ] を防ぐ。
- 噴門は、胃の内容物が [5   ] へ [6   ] するのを防ぐ。

V-3 消化器 （2）胃

基本的知識

▶ 1. 症状（自覚症状と他覚症状）

1）胸やけ、げっぷ

- 胸やけとは、胸骨裏側から［**1**　　　］部（みぞおち）にかけてこみ上げてくる焼けるような疼痛のような異常感覚をさす。
- 胸やけは、［**2**　　　］性の胃液あるいは［**3**　　　　　］性の十二指腸内容物などが［**4**　　　　　］に逆流することによって生じる。
- げっぷ（おくび、曖気〈あいき〉）とは、胃内に貯留したガスが［**5**　　　］を逆流して、口から放出されることをさす。病的なものは、［**6**　　　］狭窄のために胃が拡張している場合などが考えられる。

2）悪心・嘔吐

- 悪心（吐き気）とは、季肋部から胸部にかけての漠然とした不快感で、通常は［**7**　　　］に先だって感じられるものをさす。
- 嘔吐とは、胃・十二指腸あるいは小腸内容物が食道・口腔を通って［**8**　　　　　］し、口腔内に戻ってくる現象をさす。
- 嘔吐運動を調整する［**9**　　　］中枢を興奮させる刺激には、①大脳皮質からの刺激、②化学受容器引き金帯からの刺激、③末梢神経を介した刺激がある。

  ▶ 大脳皮質からの刺激
  ［**10**　　　］からの刺激として、吐き気を催すような光景、臭い、味などが悪心・嘔吐を引き起こす。また、以前の記憶や不快な出来事の予感も、悪心・嘔吐を誘発する。

  ▶ 化学受容器引き金帯からの刺激
  化学受容器引き金帯は、第4脳室に接する［**11**　　　］領域に存在する受容器で、血中のある種の薬物（ジギタリス製剤、モルヒネやコデインなどの麻薬性鎮痛薬など）や毒物に反応し、この興奮が［**12**　　　］中枢に伝達され刺激として作用して嘔吐を誘発する。

  ▶ 末梢神経を介した刺激
  胃の幽門や十二指腸あるいは小腸が、潰瘍や腫瘍、癒着などによって［**13**　　　　　］されると、分泌された［**14**　　　］液や［**15**　　　］液が貯留し、［**16**　　　　　］をきたす。

▶ 2. 検査

1）上部消化管X線造影検査

- 消化管X線造影検査では［**1**　　　］線撮影をして、消化管の形や粘膜の変化などから、病変の部位、大きさ、範囲などを診断する。
- 上部消化管X線造影検査の撮影は、充満法（造影剤で消化管内腔を満たす）、圧迫法（造影剤を満たしつつ圧迫する）、二重造影法（［**2**　　　　　］を利用して粘膜面を評価する）を組み合わせて行う。
- 胃の全体の［**3**　　　］を把握することができる。
- 胃潰瘍やがんなどの病変の［**4**　　　　　］、噴門や幽門からの［**5**　　　　　］を推測するのに役立つ。
- 検査後は、バリウムにより排便が［**6**　　　］色となる。バリウムの排泄を促進し、［**7**　　　　　］を予防するために、［**8**　　　］の十分な摂取を心がける。

2) 上部消化管内視鏡検査

- 上部消化管内視鏡検査では、内視鏡を [9] から挿入して、咽喉頭、食道、[10]、十二指腸をもれなく系統的に直接観察し、がんなどの診断を行う。
- 咽頭麻酔を使用するため、麻酔の影響が消失するまでは [11] とする（通常1〜2時間程度）。
- 飲食は、麻酔が切れたら少量の [12] を飲んで誤嚥などの異常がないことを確認してから開始する。
- 内視鏡検査時に、病変の大きさの測定や深達度を推定するため、通常観察に加え、インジゴカルミンの色素散布や NBI（narrow band imaging）併用拡大内視鏡も用いられる。
- NBI 観察：観察光の波長を赤血球や血管の観察がしやすい狭い帯域に制限することで、観察対象を鮮明に描出させる。正常な粘膜は茶褐色に染色されるが、がん細胞はグリコーゲンが消費されているため染色されず残る。

3) 超音波内視鏡検査（endoscopic ultrasonography；EUS）

- 超音波内視鏡とは、先端に超音波診断装置が付いた専用の内視鏡を用いて、体内から [13] によって観察する検査である。
- 粘膜の層構造が観察できるので、通常の内視鏡検査や体外式超音波では鑑別が困難な粘膜下腫瘍やがんの病変の深さ（深達度）などの情報が得られる。

4) CT 検査（computed tomography；CT）

- [14] 線を利用して人体をらせん状に照射することで得られたデータをコンピューターで処理を行い、人体の内部構造を画像化する検査である。

▶ 3. 消化器系の診察

1) 視診

- 腹部の膨隆は、[1]、腹水貯留、鼓腸、肥満、妊娠、ヘルニアなどによって生じる。まずは膨隆が全体的か局所的かを確認する。

2) 聴診

- 腹壁の1か所に30秒〜1分間、聴診器を軽くあて、胃の振水音や腸雑音の有無を聴取する。
- 胃の振水音は、[2] 狭窄などにより胃内容物の排出が滞り、貯留した [3] 液などの液体成分と空気によってピチャピチャと聴取される音をさす。

3) 打診

- 肝臓と脾臓の大きさ、消化管内の [4] の分布と量、鼓腸、腹水貯留の有無を診断する。
- 鼓腸、イレウスなどでは、ガス貯留により、打診すると [5] 音が認められる。

4) 触診

- 腹部の触診では、腹壁全体の [6] や限局性の [7]、腫大した臓器や腫瘤の有無を調べる。
- 腹式呼吸をさせながら触診することで、呼吸運動に伴う腫瘤の移動性を調べる。腫瘤が吸気とともに下方へ移動するか、一方向あるいは全方向に自由に移動するかによって腫瘤の位置や発生臓器を推測する。[8]、横行結腸、肝臓、脾臓、腎臓の腫瘤は、呼吸で移動する。

機能別代表的な疾患

I. 胃がん

　胃がんは、最近では罹患率、死亡率ともに減少傾向にあるが、もっとも頻度の高いがんの1つである。胃粘膜に発生する悪性腫瘍で、組織型分類ではほとんどが［1　　］がんである。がんの浸潤が［2　　　］層（SM）までにとどまる早期がんと、［3　　　］層（MP）より深部に浸潤した進行胃がんに分けられる。

- 早期がん：［4　　　］（M）、または［5　　　］層（SM）に限局しているもの。リンパ節転移の有無は問わない。
- 進行がん：［6　　　］層（MP）以下に浸潤したもの。

1. 分類

1）好発・発生頻度・組織型

好発／発生頻度	［1　　］歳以降　／　男性：女性　＝　約［2　　］：［3　　］
組織型	ほとんど［4　　　］がん

2）肉眼的分類（下記の（1）、（2）参照）

早期胃がん	進行胃がん				
0型　表在型	1型　腫瘤型	2型　潰瘍限局型	3型　潰瘍浸潤型	4型　びまん浸潤型	5型　分類不能

（1）0型（表在型）胃がんの亜分類

Ⅰ型 ［1　　　］型	明らかな［2　　　］状の［3　　　］が認められるもの
Ⅱ型 ［4　　　］型	隆起や［5　　　］が軽微なもの、あるいはほとんど認められないもの
Ⅱa型 ［6　　　］型	表面型であるが、低い隆起が認められるもの
Ⅱb型 ［7　　　］型	正常粘膜にみられる凹凸を超えるほどの隆起・陥凹が認められないもの
Ⅱc型 ［8　　　］型	わずかな［9　　　　］、または粘膜の浅い陥凹が認められるもの
Ⅲ型 ［10　　　］型	明らかに深い陥凹が認められるもの

出典／日本胃癌学会編：胃癌取扱い規約，第15版，金原出版，2017，p10．より作成

（2）［11　　　　　］の分類

1型 ［12　　　］型	明らかに隆起した形態を示し、周胃粘膜との［13　　　］が［14　　　］なもの
2型 ［15　　　］型	［16　　　］を形成し、潰瘍をとりまく胃壁が［17　　　］し周囲粘膜との［18　　　］が比較的［19　　　］な周堤を形成する
3型 ［20　　　］型	［21　　　］を形成し、潰瘍をとりまく胃壁が［22　　　］し、周囲粘膜との［23　　　］が［24　　　］な周堤を形成する
4型 ［25　　　］型	著明な潰瘍形成も周堤もなく、胃壁の［26　　　］・［27　　　］を特徴とし、病巣と周囲粘膜との［28　　　］が［29　　　］なもの

出典／日本胃癌学会編：胃癌取扱い規約，第15版，金原出版，2017，p10．より作成

3) 進行度（ステージ）

胃がんの進行度（ステージ分類）はTNMで分類し、病期を決定する。T（tumor）は［①　　　］の広がり、N（lymph nodes）は、［②　　　］の転移の有無、M（metastasis）は［③　　　］転移の有無を意味する。

	転移リンパ節					〈M1〉遠隔への転移
	〈N0〉なし	〈N1〉1～2個	〈N2〉3～6個	〈N3a〉7～15個	〈N3b〉16個以上	
癌の局在が［④　　　］または［⑤　　　］にとどまるもの＜T1＞	ⅠA	ⅠB	ⅡA	ⅡB	ⅢB	Ⅳ
癌の浸潤が粘膜下組織を越えているが、［⑥　　　］にとどまるもの＜T2＞	ⅠB	ⅡA	ⅡB	ⅢA	ⅢB	
癌の浸潤が固有筋層を越えているが、［⑦　　　］組織にとどまるもの＜T3＞	ⅡA	ⅡB	ⅢA	ⅢB	ⅢC	
癌の浸潤が［⑧　　　］表面に接しているか、またはこれを破って腹腔に露出しているもの＜T4a＞	ⅡB	ⅢA	ⅢA	ⅢB	ⅢC	
癌の浸潤が直接他［⑨　　　］まで及ぶもの＜T4b＞	ⅢA	ⅢB	ⅢB	ⅢC	ⅢC	
肝、肺、腹膜などに［⑩　　　］している	Ⅳ					

出典／日本胃癌学会編：胃癌取扱い規約, 第15版, 金原出版, 2017, p26.より作成

4) 転移

- 腹膜播種
  - ▶［①　　　］を破り、がん細胞が［②　　　］に散布されて［③　　　］に定着・増殖した状態を腹膜播種といい、広範囲にわたると［④　　　］腹膜炎となり、大量の腹水貯留により体動が困難となる。
  - ▶ダグラス窩に及んだ播種は、［⑤　　　］転移という。
- リンパ行性転移
  - ▶がん細胞が胃壁内の［⑥　　　］に浸潤しリンパ流によって転移を起こすことをいう。胃がんの部位により転移を起こしやすいリンパ節があり、それらを［⑦　　　］リンパ節という。
  - ▶左鎖骨上窩リンパ節への転移は、［⑧　　　］転移という。
- 血行性転移
  - ▶がん細胞が血管に浸潤し血流に乗って他臓器に転移することをいう。胃周囲の［⑨　　　］から［⑩　　　］に入り、肝臓に転移する。
  - ▶そのほかにも、全身血行に入って、［⑪　　　］、［⑫　　　］、［⑬　　　］、腎臓、皮膚などに転移する。

▶ 2. 胃がんの原因

胃がんの発生の原因はいまだ明らかにされていないが、［①　　　］（H.pylori）の感染が関与していると考えられている。

3. 症状

1）自覚症状

- 特有の自覚症状は、[1   ]。早期胃がんは検診で発見されることが多く、無症状のことが多い。
- 一般には、[2   ]痛、背部の痛み、悪心・嘔吐、腹部の[3   ]感や不快感、吃逆（しゃっくり）、げっぷ、胸やけ、食欲不振などがある。
- 吃逆（読み方：[4   ]）は、不随意性の[5   ]の痙攣により、突然、声門が閉じて、一定間隔で特徴的な音を発する現象である。

2）他覚症状

- 早期胃がんでは他覚症状はほとんどなく、進行すると腹膜播種による[6   ]貯留、[7   ]転移など、リンパ行性転移による[8   ]転移などがみられる。
- 便潜血反応は、[9   ]性であることが多い。

4. 検査・診断

1）上部消化管 X 線造影検査

- 早期がんでは、扁平な[1   ]性病変、浅い[2   ]性病変などがみられる。
- 進行がんでは、隆起性病変による陰影欠損、陥凹性病変によって患部に造影剤が溜まった[3   ]がみられるほか、胃壁硬化、狭窄、粘膜ヒダ断裂などがみられる。

2）上部消化管内視鏡検査

- 早期がんでは、低い[4   ]性病変や浅い[5   ]性病変、色調の変化などが観察される。
- 早期がんの鑑別診断として、良性[6   ]、胃炎、腺腫性ポリープなどの鑑別が必要となる。
- 進行がんでは、不整な[7   ]や潰瘍が観察される。
- 進行がんの鑑別判断として、肉腫、粘膜下腫瘍、[8   ]などの鑑別が必要となる。

3）超音波内視鏡検査（endoscopic ultrasonography；EUS）

- 内視鏡で胃がんを観察しつつ、胃がんの深部への深達度や胃壁外のリンパ節腫大を描出できる。

4）CT 検査（computed tomography；CT）

- リンパ節や肝臓、肺などの遠隔臓器への[9   ]を検討する目的で行われる。
- 膵臓や脾臓など隣接臓器への直接[10   ]の評価に用いられる。

5. 治療

1）内視鏡的治療

- リンパ節転移が[1   ]、一括[2   ]が可能な早期がんを局所的に切除する治療法で、次の3つの方法がある。

(1) ポリペクトミー（polypectomy）

- 隆起型に対して行われる。
- 病変の茎の部分にスネアという金属の輪を掛けて締め、高周波の電流を流して焼き切る方法である。

V-3 消化器 (2) 胃

(2) 内視鏡的 [③　　　] 切除術 (endoscopic mucosal resection; EMR)
- [④　　　] にとどまる大きさが [⑤　　　] cm 以下の分化型のものに対して行われる。
- [⑥　　　] だけの切除であるため、入院期間も [⑦　　　] く、患者の負担は少ない。

(3) 内視鏡的 [⑧　　　] 剝離術 (endoscopic submucosal dissection; ESD)
- 病変の周囲の [⑨　　　] を切開した後、[⑩　　　] を剝離して、一括切除する。

＊ 合併症として、EMR、ESD ともに [⑪　　　] や [⑫　　　] などの可能性がある。

2) 手術療法
(1) 幽門側胃切除術
- 幽門側を含んだ胃切除。噴門は温存。

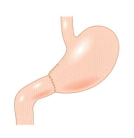
ビルロートⅠ法

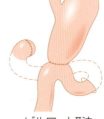
ビルロートⅡ法

ビルロートⅠ法：残胃と [①　　　] の吻合
ビルロートⅡ法：残胃と切離した [②　　　] の吻合

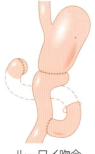
ルーワイ吻合

- 近年、[③　　　] 法が選択されることが多くなった。理由は、以下があげられる。
  ▶ 吻合部位が 2 か所となり手技は煩雑となるが、[④　　　] のリスクが少ない。
  ▶ 十二指腸液の [⑤　　　] が少ないため、残胃炎や食道炎が [⑥　　　] できる。
  ▶ 胆汁逆流が少なく、残胃がんの予防に有利である。

(2) 噴門側胃切除術
- 噴門側（胃食道接合部）を含んだ胃切除。幽門は温存。
- 胃上部 1/3 に限局され、比較的小さながんに対して行われる。
- 残胃と [⑦　　　] を吻合するが、空腸を間置することが多い。

(3) 胃全摘術
- 噴門および幽門を含んだ胃の全切除。
- がんが胃のほぼ [⑧　　　] に広がっている場合、あるいは 1/3 に限局していても、漿膜への浸潤がある場合に行われる術式である。
- 胃全摘術における再建法として空腸間置と [⑨　　　] 法が用いられる。
  ▶ 図中Ⓐ：[⑩　　　] と空腸を吻合。
  ▶ 図中Ⓑ：[⑪　　　] と空腸を吻合。
- 胃切除を行うことにより、胃の生理機能が失われ、また、消化管 [⑫　　　] などによって様々な障害が発生する。

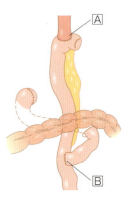
胃全摘後のルーワイ吻合

3) 治療の影響

(1) ダンピング症候群

- 早期ダンピング症候群
  - ▶ 食後 [1] 分以内に発生する。
  - ▶ 食物が小腸内に流入することで浸透圧作用が働いて細胞外液が腸管内腔へ移動し、循環血液量の [2] が起こる。また、食物の流入により消化管ホルモンが分泌され、末梢循環血液量の [3] と小腸運動の亢進が起こる。
  - ▶ 症状は、立ちくらみ、発汗、悪心・嘔吐、顔面 [4]、[5] 痛である。
- 後期ダンピング症候群
  - ▶ 食後 [6] 時間に発生する。
  - ▶ 小腸内に急速に食物が流入することにより一過性の [7] が起こる。それにより [8] が過剰分泌され、時間を経て [9] が起こる。
  - ▶ 症状は、動悸、めまい、悪心、空腹感、[10] 感、[11] 汗、手指 [12] である。

(2) 貧血

- 胃の切除により胃酸の分泌が低下し、[13] やビタミン [14] が吸収されにくくなるために起こる。
- 胃全摘後は、ビタミン [15] の吸収ができなくなることで悪性貧血を合併することもある。
- [16] やビタミン [17] の投与が有効である。

(3) 小胃症状

- 切除によって胃が小さくなることで、少量の食物摂取で [18] 感を生じやすくなる。

(4) 骨代謝障害

- 胃液の分泌低下により、小腸での [19] 吸収が低下する。そのため、体内の骨の [20] が [21] する。

(5) 逆流性食道炎

- 食後や臥床中に [22] 性の胃液や刺激の強い [23] 性の十二指腸液が [24] に逆流し炎症を起こす。そのため、胸やけ、しみる感じ、嚥下困難などの症状が生じる。

(6) 縫合不全

- 消化管吻合部が縫合不全を起こし、消化管の内容物が腹腔内に漏出する。
- 胃がんでは、術前の栄養状態の [25] が一因となる。
- ドレーン内に消化液などが混入するため、ドレーンの [26] や [27] などがみられる。
- 縫合不全の症状として、[28] 痛、発熱、頻脈、[29] 値上昇などの感染徴候がみられる場合もある。

(7) 吻合部通過障害

- 治癒過程で一過性にみられ、浮腫、癒着、瘢痕形成により吻合部が [30] し、食物の通過障害をきたす。
- 食事が開始され、徐々に食事量が増えてくる時期に多くみられる。

(8) 消化・吸収障害

- 食物の消化が不十分なまま小腸に送られることにより、［31　　　］をきたす。
- ［32　　　］の分泌の減少や喪失が起こるため、［33　　　］質や［34　　　］質の消化・吸収障害が起こる。

▶ 6. 看護

1）胃を切除すると生活にどのような影響を及ぼすかまとめましょう。

2）胃切除を受ける患者の術前、術中、術後の看護（O-p、T-p、E-p）

(1) 胃切除を受ける患者の術前の状態を考え、アセスメントに必要な観察項目や看護援助を具体的にあげましょう。（O-p、T-p、E-p）

(2) 胃切除を受けている患者の術中の状態を考え、アセスメントに必要な観察項目や看護援助を具体的にあげましょう。(O-p、T-p、E-p)

(3) 胃切除を受けた患者の術後の状態を考え、アセスメントに必要な観察項目や看護援助を具体的にあげましょう。(O-p、T-p、E-p)

① 幽門側胃切除術(あるいは噴門側胃切除術)を受けた視点であげましょう。

② 胃全摘術を受けた視点であげましょう。

V-3 消化器 (2) 胃

(4) 胃切除を受けた患者の生活の再構築を支援するために、どのような退院指導が適切かまとめましょう。

① 幽門側胃切除術（あるいは噴門側胃切除術）を受けた視点でまとめましょう。

② 胃全摘術を受けた視点でまとめましょう。

V-3 消化器（3）食道

構造と働き

1. 食道の構造

- 食道は［**1**　　　］から［**2**　　　］に達するまでの管状の器官で、胸部では［**3**　　　］縦隔に位置する。
- 食道は、食道入口部（起始部）から［**4**　　　］胃接合部（胃の噴門）までをさす。
- 食道の全長は約［**5**　　　］cm、歯列から食道入口部までが約［**6**　　　］cm、歯列から食道下端までが約［**7**　　　］cm である。
- 食道は、以下の3か所に生理的狭窄部がある。
  ▶ 第1狭窄部：［**8**　　　］部（下咽頭）
  ▶ 第2狭窄部：［**9**　　　］
  ▶ 第3狭窄部：［**10**　　　］貫通部（食道胃接合部）

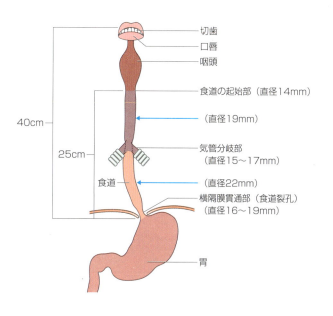

1）食道の区分

- ［**1**　　　］食道（cervical esophagus；Ce）：食道入口部から胸骨上縁まで。
- ［**2**　　　］食道（thoracic esophagus；Te）：胸骨上縁から食道裂孔上縁まで。
  ▶ 胸部［**3**　　　］食道（upper thoracic esophagus；Ut）：胸骨上縁から気管分岐部下縁まで。
  ▶ 胸部［**4**　　　］食道（middle thoracic esophagus；Mt）：気管分岐部下縁から食道胃接合部までを2分した上半分。
  ▶ 胸部［**5**　　　］食道（lower thoracic esophagus；Lt）：気管分岐部下縁から食道胃接合部までを2分した下半分。
- ［**6**　　　］食道（abdominal esophagus；Ae）：腹腔内食道（食道裂孔上縁から食道胃接合部まで）

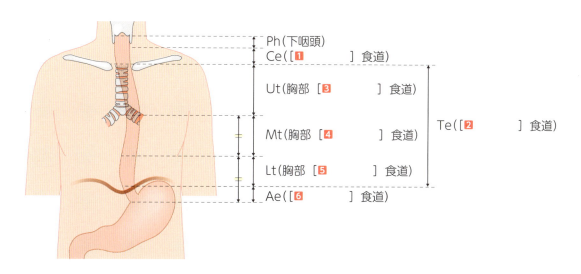

V-3 消化器（3）食道

2）横隔膜

- 横隔膜は胸腔と腹腔の境となり、胸腔に向かって凸なドーム状の［1　　］筋である。横隔膜は胸腔と腹腔をつなぐため、以下の3つの孔があいている。
  - ▶［2　　　］裂孔：大動脈と胸管が通る。
  - ▶［3　　　］裂孔：食道と迷走神経が通る。
  - ▶大静脈孔：下大静脈が通る。

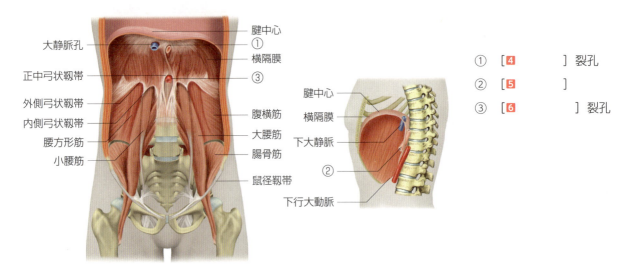

① ［4　　　］裂孔
② ［5　　　］
③ ［6　　　］裂孔

3）食道壁

- 食道壁には［1　　］膜がなく、［2　　　］・粘膜下層・［3　　　］層・［4　　　］膜という層構造となっている。
  - ▶粘膜上皮（mucous epithelium；EP）
  - ▶粘膜固有層（lamina propria mucosae；LPM）
  - ▶粘膜筋板（muscularis mucosae；MM）
  - ▶粘膜下層（粘膜下組織）（submucosa；SM）
  - ▶固有筋層（muscularis propria；MP）
  - ▶外膜（adventitia；AD）

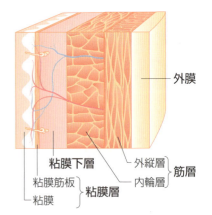

- 食道の粘膜上皮は重層［5　　　］上皮であり、粘膜下組織には［6　　　］腺が散在している。
- 食道・胃移行部で扁平上皮が円柱上皮（［7　　　　　］上皮）に変わるが、移行部の上方に円柱上皮がみられることもある。
- 食道腺は主に食物を滑らかに移動させるための粘液を分泌しており、［8　　　］酵素は含まれない。
- 食道上部の筋層は［9　　　］筋で、［10　　　］に収縮し、食道下半部では完全に［11　　　］筋に移行する。
  - ▶食道上部1/3は［12　　　］筋である。
  - ▶食道中部1/3は横紋筋と平滑筋が混在している。
  - ▶食道下部1/3は［13　　　］筋である。

V-3 消化器 (3) 食道

4) 食道に分布する血管

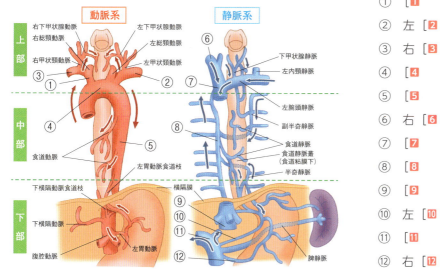

① [1] 動脈
② 左 [2] 動脈
③ 右 [3] 動脈
④ [4] 弓
⑤ [5] 大動脈
⑥ 右 [6] 静脈
⑦ [7] 大静脈
⑧ [8] 静脈
⑨ [9] 大静脈
⑩ 左 [10] 静脈
⑪ [11]
⑫ 右 [12] 静脈

- 食道の動脈系の血流は、上部は下甲状腺動脈、中部は胸大動脈、下部は左胃動脈などから流入する。
- 食道の静脈系の血流は、上部は上大静脈、中部は [13] 静脈や半 [14] 静脈を介して上大静脈、下部は [15] 系に還流する。
- 右図は、食道と周囲臓器（血管含む）を示した図である。

5) 食道に分布するリンパ節

- 食道周辺は [1] 節が豊富なため、食道がんではリンパ節転移が起きやすい。
- 食道周囲のリンパ節は、右図のように番号が付されている。

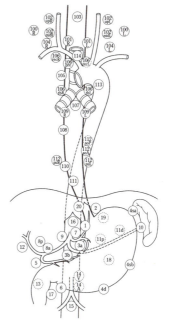

出典／日本食道学会編：臨床・病理 食道癌取扱い規約，第11版，金原出版，2015, p.13.

2. 食道の働き

- 食道は食物の [①　　] であり、消化・吸収は行わ [②　　]。

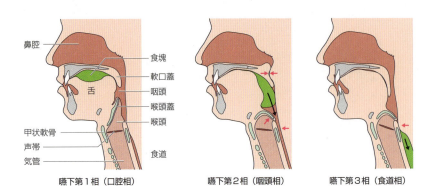

嚥下第1相（口腔相）　嚥下第2相（咽頭相）　嚥下第3相（食道相）

1）嚥下

- 飲み物や食物が口腔から咽頭へ輸送され、食道を下って胃に至る過程を [①　　] という。
- [②　　] 相：舌を使って食塊が [③　　] 蓋に押し付けられ、[④　　] に送り出される。[⑤　　] 運動である。
- [⑥　　] 相：食塊が [⑦　　] に入ると、[⑧　　] の嚥下中枢が刺激され、食塊は反射的に食道内に送り込まれる。[⑨　　] 運動である。
  ▶ 軟口蓋が [⑩　　] の後壁に押し付けられ、鼻腔への食物の流入が防止される。
  ▶ [⑪　　] 蓋が気管入口を [⑫　　] して、食塊は [⑬　　] に送られる。このとき呼吸が [⑭　　] する。
- [⑮　　] 相：食塊が食道に入ると喉頭が開き、逆に食道入口部は閉じる。食道の [⑯　　] 運動によって食塊は [⑰　　] に送られる。約10秒で胃に到達する。

2）食道の蠕動運動

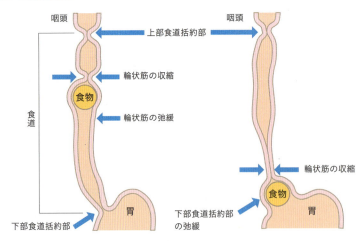

- 咽頭から食塊が入ってくると上部食道括約筋の [①　　]、食道蠕動運動、下部食道括約筋（lower esophageal sphincter；LES）の [②　　] によって食塊が胃に送られる。
- 食道の蠕動運動は、内輪走筋の口側での [③　　] と肛門側での [④　　] の繰り返しで起こる。
- 食道胃接合部（esophagogastric junction；EGJ）にはLESがあり、胃内容物の [⑤　　] を防止している。
- LESは横隔膜の食道裂孔より1cm程度上にあり、常時、一定の圧を保っている。

基本的知識

1. 症状（自覚症状と他覚症状）

- 嚥下にかかわる器官の器質的・機能的異常により「物が飲み込みにくい・飲み込めない」と感じる状態を[1　　　]困難または[2　　　]障害（dysphagia）という。
  ▶ [3　　　]期に障害を起こすと、咀嚼が十分にできない、食物がつかえてしまい[4　　　]に送りにくいなどの症状が出現する可能性がある。
  ▶ [5　　　]期に障害を起こすと、食事中のむせやせき込みなどの症状が出現する可能性がある。
  ▶ [6　　　]期に障害を起こすと、食物がつかえ、[7　　　]しにくいなどの症状が出現する可能性がある。
- 嚥下困難と関連して起こる症候は、嚥下時痛、[8　　　]、嗄声などがある。

2. 検査

1）上部消化管 X 線造影検査

- 消化管 X 線造影検査は、造影剤を内服してもらい、透視（モニターなどによる観察）を行うと同時に、[1　　　]線撮影をして病変の大きさ、位置、周辺臓器との関連などを診断する検査である。
- 造影剤として硫酸バリウムやガストログラフィンが用いられる。
- 硫酸バリウムは、粘稠度が高い。そのため、粘膜に付着しやすく、X 線透過性が低く、病変の検出に優れている。また、腸内に滞留することがあり、検査後は必ず下剤を投与する。
- 造影剤は、消化管内で水分のみが[2　　　]される。残りは糞便の一部として排出される。下剤の投与は必要ない。

2）上部消化管内視鏡検査

- 上部消化管内視鏡検査は、内視鏡を[3　　　]腔、咽頭と通過させ、[4　　　]に挿入し、咽喉頭、食道、胃、十二指腸下行脚までを系統的に観察する検査である。
- 咽頭部に局所麻酔を使用するため、麻酔が消失するまでは[5　　　]とする。
- 麻酔が切れたら[6　　　]を少しずつ飲み、飲み込みに異常がなければ飲食が[7　　　]される。
- 内視鏡検査時に、ヨード染色、NBI（narrow band imaging）観察、BLI（blue laser imaging）観察を行うことで発見しやすくなるとされている。
  ▶ ヨード染色：正常の食道粘膜の扁平上皮はヨードをかけると褐色に染まり、がん細胞（扁平上皮がん）は染色されず、ピンク色の不染領域として認識される。
  ▶ NBI 観察：観察光の波長を赤血球や血管の観察がしやすい狭い帯域に制限することで、観察対象を鮮明に描出させる。正常な粘膜は茶褐色に染色されるが、がん細胞はグリコーゲンが消費されているため染色されず残る。
  早期食道がんの場合は、粘膜内の拡張した毛細血管の増生が認められる。
  ▶ BLI 観察：赤血球や血管が観察しやすい波長のレーザー光を照射して、得られた画像と白色光で得られた画像を併せて画像処理をする。
  画像処理において、早期食道がんにおける、粘膜内の拡張毛細血管を認識することができる。

3) 超音波内視鏡検査（endoscopic ultrasonography；EUS）

- 超音波内視鏡とは、先端に超音波診断装置が付いた専用の内視鏡を用いて、体内から［ 8 　　　　］によって観察する検査である。
- 粘膜の層構造が観察できるので、通常の内視鏡検査や体外式超音波では鑑別が困難な粘膜下腫瘍の発生由来やがんの病変の深さ（深達度）などの情報が得られる。

4) CT検査（computed tomography；CT）

- ［ 9 　］線を利用して人体をらせん状に照射することで得られたデータをコンピューターで処理を行い、人体の内部構造を画像化する検査である。
- X線が通りにくい骨は白く（高吸収）、X線が通りやすい空気は黒く（低吸収）、中間を示す水や筋肉は灰色に表示される。

3. 消化器系の診察

1) 問診

- 症状の性質、起こりかたや誘因、経過などを詳細に聞き、［ 1 　　　　］の減少の有無（ある場合は何kgの減少か）、［ 2 　　　］の有無を確認する。
- 食道がんは、飲酒・喫煙などの生活習慣が関連していることが報告されているため、［ 3 　　　　］の有無（ある場合は本数）や飲酒歴（ある場合は種類と量など）を確認する。また、熱い飲み物や食べ物がリスクを上昇させるという研究結果も多く報告されている。そのため、こういった食習慣の聴取も行うとよい。

2) 視診

- 全身状態を確認する。
- るいそうの有無など［ 4 　　　］状態を確認することも重要である。
- 頸部リンパ節への［ 5 　　　］がないか観察する。

3) 触診

- 頸部から鎖骨上部の［ 6 　　　　　］の有無を触診する。
- リンパ節転移ではリンパ節は硬く腫脹する。

機能別代表的な疾患

Ⅰ．食道がん（esophageal cancer）

食道に発生した上皮性悪性腫瘍である。[1   ] がんが 90% 以上を占める。

1. 分類

1) 好発・発生頻度・組織型

好発・発生頻度	[1] 歳以降 男性が女性の約 5 倍である。
組織型	90% 以上が [2] がん
がんの占居部位別の頻度	胸部 [3] 部食道：最も多く約 50% 胸部 [4] 部食道：約 30% 胸部 [5] 部食道：約 10%

2) 肉眼的分類

(1) 病型分類

0型	[1] 型	癌の直接浸潤が粘膜下層までにとどまると推定される病変。
1型	[2] 型	限局性隆起性病変。 丈の高い隆起性病変で、表面はびらん状であることが多い 隆起の大部分が周囲から連続する扁平上皮で覆われるものがある。
2型	潰瘍 [3] 型	潰瘍形成性病変で腫瘍先進部の境界が明瞭なもの。
3型	潰瘍 [4] 型	潰瘍形成性病変で腫瘍先進部の境界が一部あるいは全周で不明瞭なもの。
4型	びまん [5] 型	一般に潰瘍および隆起が目立たず壁内浸潤が広範囲なもの。なお、潰瘍または隆起病変が存在しても、浸潤部が著しく広範であるものもこの型に属する。
5型	分類不能型 5a 未治療 5b 治療後	基本型 0～4 のいずれにも帰属し得ない複雑な病型を示す病変。 5a は前治療のない癌で、基本的に分類ができないもの。 5b は前治療のため病型が変化し、基本的に分類できないもの。

出典／日本食道学会編：臨床・病理 食道癌取扱い規約，第 11 版，金原出版，2015，p.62-63，一部改変.

(2) 0型（表在型）の亜分類

0-Ⅰ型	表在 [6] 型	丈の高い隆起性病変で、その大きさ、高さ、基底部のくびれ具合から表在型と推定される癌。		
		0-Ⅰp	有茎性	有茎性あるいは亜有茎性で基底部の広さより高さが目立つ病変。
		0-Ⅰs	無茎性（広基性）	無茎で、高さよりも基底部の広さ（大きさ）が目立つ病変。
0-Ⅱ型	[7] 型	明らかな隆起や陥凹がない病変。		
		0-Ⅱa	表面隆起型	ごく軽度に隆起している病変。
		0-Ⅱb	表面平坦型	肉眼で隆起や陥凹が認識できない病変。
		0-Ⅱc	表面陥凹型	ごく浅い軽度の陥凹を示す病変で、発赤を伴う場合が多い。
0-Ⅲ型	表在 [8] 型	Ⅱc より深い潰瘍形成性の陥凹性病変で、その陥凹底が粘膜筋板を越えると推定される病変。		

出典／日本食道学会編：臨床・病理 食道癌取扱い規約，第 11 版，金原出版，2015，p67，一部改変.

3）進行度（ステージ）

- 進行度はTNM因子で診断する。T (tumor) 因子（壁深達度）は［■1　　　］の広がり、N (lymph nodes) 因子は［■2　　　］転移、M (metastasis) 因子は［■3　　　］転移である。

	N0	N1	N2	N3	N4	M1
T0, T1a	0	Ⅱ	Ⅱ	Ⅲ	Ⅳa	Ⅳb
T1b	Ⅰ	Ⅱ	Ⅱ	Ⅲ	Ⅳa	Ⅳb
T2	Ⅱ	Ⅱ	Ⅲ	Ⅲ	Ⅳa	Ⅳb
T3	Ⅲ	Ⅲ	Ⅲ	Ⅲ	Ⅳa	Ⅳb
T4a	Ⅲ	Ⅲ	Ⅲ	Ⅲ	Ⅳa	Ⅳb
T4b	Ⅳa	Ⅳa	Ⅳa	Ⅳa	Ⅳa	Ⅳb

出典／日本食道学会編：臨床・病理 食道癌取扱い規約，第11版，金原出版，2015，p.21，一部改変．

(1) T因子（壁深達度）

TX	癌腫の壁深達度が判定不可能		
T0	原発巣としての癌腫を認めない		
T1a	癌腫が［■4　　　］にとどまる病変 ＊原発巣の壁深達度が粘膜内にとどまる食道癌を早期食道癌と呼ぶ（リンパ節転移の有無を問わない）		
	T1a-EP	癌腫が［■5　　　］（EP）内にとどまる病変	
	T1a-LPM	癌腫が［■6　　　］（LPM）にとどまる病変	
	T1a-MM	癌腫が［■7　　　］（MM）に達する病変	
T1b	癌腫が［■8　　　］（SM）にとどまる病変		
	T1b-SM1	［■9　　　］を3等分し、上1/3にとどまる病変	
	T1b-SM2	［■10　　　］を3等分し、中1/3にとどまる病変	
	T1b-SM3	［■11　　　］を3等分し、下1/3に達する病変	
T2	癌腫が［■12　　　］（MP）にとどまる病変		
T3	癌腫が食道外膜（AD）に浸潤している病変		
T4	癌腫が食道周囲臓器に浸潤している病変		
	T4a	［■13　　　］、心膜、横隔膜、肺、胸管、奇静脈、神経	
	T4b	［■14　　　］（大血管）、気管、気管支、肺静脈、肺動脈、椎体	

表在食道癌：癌腫の壁深達度が［■15　　　］（SM）までにとどまるもの、リンパ節転移の有無を問わない。

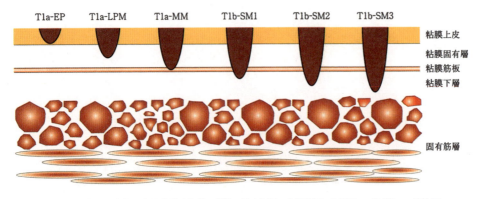

出典／日本食道学会編：臨床・病理 食道癌取扱い規約，第11版，金原出版，2015，p.9-10，一部改変．

(2) N因子（リンパ節転移）

NX	リンパ節転移の程度が不明である。
N0	リンパ節転移を認めない。
N1	第1群リンパ節のみに転移を認める。
N2	第2群リンパ節まで転移を認める。
N3	第3群リンパ節まで転移を認める。
N4	第3群リンパ節より遠位のリンパ節（第4群）に転移を認める。

出典／日本食道学会編：臨床・病理 食道癌取扱い規約，第11版，金原出版，2015，p.15．

(3) M因子（遠隔転移）

MX	遠隔臓器転移の有無が不明である。
M0	遠隔臓器転移を認めない。
M1	遠隔臓器転移を認める。

出典／日本食道学会編：臨床・病理 食道癌取扱い規約，第11版，金原出版，2015，p.15．

4）転移

- 食道周辺にはリンパ節が多く、また食道は［**1**　　］膜に覆われていないため、周囲臓器に［**2**　　］しやすい。
  - ▶ 反回神経に浸潤した場合は、［**3**　　］、誤嚥を引き起こす。
  - ▶ 気管・気管支に浸潤した場合は、食道気管支瘻（ロウ）や［**4**　　］、肺炎などを引き起こす。
  - ▶ 大動脈や肺に浸潤した場合は、胸部痛、［**5**　　］痛がみられる。
  - ▶ 肺動脈や上大静脈は、食道と直接的に接していないため、浸潤［**6**　　］。
- 播種性転移として、腹膜、［**7**　　］膜に転移する。
- リンパ行性転移しやすく、胸部食道がんは、頸部・胸部・腹部の［**8**　　］領域にリンパ節転移を伴うことが多い。
- 血行性転移として、［**9**　　］、肝臓、骨などに転移する。
- 頸部食道がんや胸部上部食道がんでは、［**10**　　］神経麻痺などを引き起こしやすい。

▶ 2．食道がんの原因

- 発生原因は［**1**　　］であるが、危険因子として、［**2**　　］、［**3**　　］、熱い物の飲食、家族性因子などがあげられる。
- 逆流性食道炎、バレット（barrett）食道などは、長い経過のうち、食道がんを合併することがあり、［**4**　　］によるリスクが高くなるとされている。

▶ 3．症状

- 表在がんの場合は、約75%が［**1**　　］である。
- 自覚症状がある場合は、［**2**　　］炎のような症状が多く、熱い物を飲み込んだときにしみる感じや［**3**　　］、食べ物が詰まる感じなどがみられる。
- 進行すると［**4**　　］障害、体重減少がみられ、リンパ節転移によって反回神経が傷害されると［**5**　　］、気管浸潤によって咳嗽や血痰が認められる。

4. 検査・診断

1) 上部消化管 X 線造影検査
- 食道X線造影検査は、食道がんの部位と広がりを確認するのに有用である。
- [1   ] 層より深く浸潤している場合に指摘されやすい。食道壁の伸展不良や食道変形、内腔狭窄などが確認できる。

2) 上部消化管内視鏡検査
- 食道の内視鏡像には、以下の特徴がある。
  - ▶ 下咽頭：下咽頭後壁に沿って [1   ] 入口部があり、その左右には梨状陥凹がみられる。
  - ▶ 気管分岐部：気管分岐部付近には、大動脈弓、左主気管支があるため、食道は生理的に [2   ] している。
  - ▶ 食道胃接合部：縦走する柵状血管の下端が食道胃接合部となる。逆流防止機構により、胃の内容物が [3   ] するのを防いでいる。
- より詳細に粘膜の変化を観察することができ、早期がんや進行がんの診断に有用である。
- 通常観察でわかりにくい病変に対しては、がんが [4   ] に染色されないことを利用した色素内視鏡検査や NBI 観察が行われる。
- 超音波内視鏡検査（EUS）は、特に、表在がんの深達度診断において有用性が高い。

3) CT 検査、PET/CT 検査
- CT 検査は病期診断に最も有用な検査である。
- PET/CT 検査は、通常、CT 検査で予想外の転移が疑われる場合や、化学療法・放射線療法後の効果判定の診断の場合に適応となる。

4) 頸部超音波検査
- 頸部リンパ節の転移と、気管や甲状腺への [1   ] を確認する。

5. 治療
- 食道がんは、粘膜筋板に達すると約 10〜15% にリンパ節転移を生じる。粘膜筋板より深い深達度では、リンパ節郭清を伴う食道切除術を検討する。
- 食道がんの治療は手術療法、化学療法、放射線療法が基本であり、これらを組み合わせた集学的治療が行われる。

＜食道がん治療のアルゴリズム＞

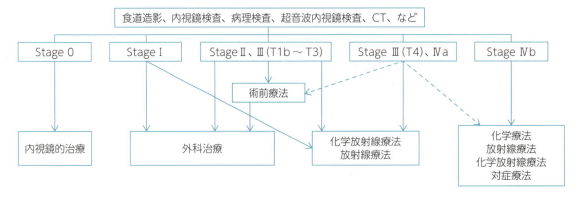

V-3 消化器 （3）食道

1）内視鏡治療

- 壁深達度が［**1**　　　］（EP）ないしは［**2**　　　　］（LPM）で、壁の 2/3 周（周在性 2/3）以下の広がりのものが対象となる。
- 内視鏡的［**3**　　　］切除術（endoscopic mucosal resection；EMR）
  ▶ スネアを用いて、食道［**4**　　　］を切除する方法である。
  ▶ 病変下の［**5**　　　］層に生理食塩水などを注入し、粘膜下層を厚くすることで、固有筋層を傷つけず切除する。
  ▶ 入院期間が［**6**　　　］く、［**7**　　　］だけの切除であるため、患者の負担が軽い。
- 内視鏡的［**8**　　　］剥離術（endoscopic submucosal dissection；ESD）
  ▶ 病変の周囲の［**9**　　　］を切開後、［**10**　　　］を剥離して、病変を一括切除する方法である。
- EMR も ESD も［**11**　　　］や［**12**　　　］などの合併症を起こす可能性がある。

2）手術（外科治療）

- 食道がんは、がんの占居部位により術式を選択する。
- 食道の切除範囲は、以下のとおりである。
  ▶ ［**1**　　　］：頸部、胸部、腹部のすべての食道を切除する。
  ▶ 亜全摘：胸部食道のほとんどを切除する。
  ▶ 中下部切除：胸部中部および胸部下部食道（腹部食道）を切除する。
  ▶ 下部切除：胸部下部食道から肛門側の食道を切除する。
  ▶ 部分切除：食道の一部を全層性に切除する。
  ▶ ［**2**　　　］切除：食道の粘膜あるいは粘膜下層の一部を切除する。
- 食道がんに一般的な手術方法を以下に示す。
  ▶ 頸部食道がんに対する手術として、咽頭喉頭頸部食道切除、両側頸部・上縦隔リンパ節郭清、遊離空腸再建が行われる。腫瘍の進行に応じて喉頭は温存する。
  ▶ 胸部食道がんに対する手術として、右開胸開腹食道胃上部切除、3 領域リンパ節郭清、胃挙上再建（胸骨後・後縦隔・胸壁前経路）が標準術式となる。頸部・胸部・腹部の広範囲にリンパ節転移がみられることが多いため、右［**3**　　　］を行い、リンパ節郭清とともに胸腹部食道を全摘することが一般的である。がんの進行に応じて完全胸腔鏡で手術を行うこともある。
  ▶ 腹部食道がんに対する手術として、左開胸や左胸腹連続切開による下部食道・噴門側胃切除、下縦隔・胃周囲リンパ節郭清、空腸間置再建またはルーワイ（Roux-Y）法で胸腔内吻合する。また、食道裂孔を開大して経腹的に下縦隔へ達する方法（経裂孔的な下部食道噴門切除）もある。
- 食道切除後の再建臓器は、以下があげられる。
  ▶ 食道切除後の再建臓器には、［**4**　　　］管を用いることが多い。次いで［**5**　　　］腸が用いられる。
  ▶ 頸部食道切除後の再建は、遊離［**6**　　　］移植が標準とされる。
  ▶ 胸部食道切除後の再建は、安全性と簡便性から、［**7**　　　］が第 1 選択とされる。

V-3 消化器 (3) 食道

<食道再建経路別の特徴>

	胸壁前（皮下）経路	胸骨後経路	後縦隔（胸骨後）経路
再建法	皮膚と[8]の間を剥離し、消化管を挙上する。	[9]の裏側を剥離し、消化管を挙上する。最も多く用いられる再建経路である。	切除した食道と同じ場所（後縦隔）に消化管を挙上する。
長所	[10]が起こった場合の処置が容易で安全である 吻合操作が容易である	吻合が頸部なので、縫合不全が起こっても頸部に膿瘍ができるだけで致命的にはならない。 再発や術後照射の影響を受けにくい。	経路が短いので、吻合部の[11]が少ない 生理的ルートに近いため、[12]障害が起こりにくい。
短所	経路が長く、再建臓器が[13]しやすい。 美容上の問題がある	経路が長く、[14]ため、縫合部の血流が低下しやすい。 心臓が圧迫される	[15]が生じると縦隔炎や膿胸を起こし、重篤となる。
経路の長さ	[16]い	やや長い	[17]い
走行	屈曲が[18]い	やや屈曲する	生理的ルートに近い
縫合不全	[19]い	少ない	少ない
心臓の圧迫	ない	[20]	ない
安全性	[21]い	中間的	やや[22]い
外観	[23]い	良い	良い

3) 手術による合併症

- 比較的早期にみられるものとして、[1   ]、反回神経麻痺、[2   ]などがあげられる。
  - ▶[3   ]は、最も高頻度で、術直後から退院までのすべての時期で起こりうる。
  - ▶[4   ]神経麻痺は、リンパ節郭清の際の損傷により生じる可能性がある。
- [5   ]反回神経は大動脈弓の前面を回るため、[6   ]側に比べ走行距離が長い。よって反回神経は、[7   ]側が長いため損傷されやすく、嗄声や誤嚥の原因となる。
- 術後中期から後期にみられる合併症として、乳び胸、誤嚥による[8   ]、吻合部狭窄などがある。

6. 看護

1) 食道を切除すると生活にどのような影響を及ぼすかまとめましょう。

2) 食道全摘除を受ける患者の術前、術中、術後の看護（O-p、T-p、E-p）

(1) 食道全摘除を受ける患者の術前の状態を考え、アセスメントに必要な観察項目や看護援助を具体的にあげましょう。（O-p、T-p、E-p）

(2) 食道全摘除を受けている患者の術中の状態を考え、アセスメントに必要な観察項目や看護援助を具体的にあげましょう。（O-p、T-p、E-p）

(3) 食道全摘除を受けた患者の術後の状態を考え、アセスメントに必要な観察項目や看護援助を具体的にあげましょう。(O-p、T-p、E-p)

(4) 食道全摘除を受けた患者の生活の再構築を支援するために、どのような退院指導が適切かまとめましょう。

V-3 消化器（4）肝臓、胆嚢、膵臓

構造と働き

● 1. 肝臓と胆嚢と膵臓の構造

1）肝臓（liver）の構造

(1) 肝臓の構造

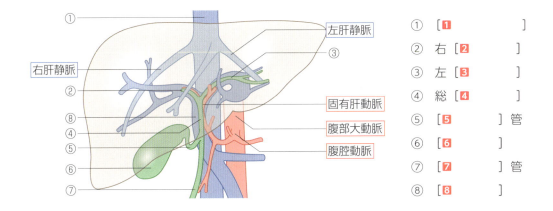

① [1 　　　　]
② 右 [2 　　　　]
③ 左 [3 　　　　]
④ 総 [4 　　　　]
⑤ [5 　　　　] 管
⑥ [6 　　　　]
⑦ [7 　　　　] 管
⑧ [8 　　　　]

- 肝臓の重量は、成人で [9 　　　] 〜 [10 　　　] g程度である。
- 肝臓の形態は、上面が [11 　　] に沿って丸く隆起していて、下面は、[12 　　]、十二指腸、横行結腸、[13 　　] 腎臓などに接しており、肝臓の下面には胆嚢があり [14 　　] とつながっている。
- 肝臓は、解剖学的に肝鎌状間膜を境に、[15 　　]、[16 　　] に分けるが、機能的にはカントリー線（胆嚢底と下大静脈を結ぶ線）を境に分ける。
- 肝臓の下面にはH字形の溝があり、この左側の縦溝（肝鎌状間膜）で左葉と右葉とに分けられ、H字形の横溝で前方の [17 　　]、後方の [18 　　] に分けられる。
- 肝臓の下面のH字形溝の横溝を肝門といい、肝臓に出入りする [19 　　] 動脈と [20 　　] の2つの血管、胆管などが集まっている。
- 肝臓の実質の構成単位は、直径1mmほどの6角柱または多角型の [21 　　] である。
- 肝小葉の6角柱の角の辺（稜）の部分に [22 　　] 鞘と呼ばれる結合組織がある。この鞘内を、肝門から肝臓内に入ってきた [23 　　] 動脈と [24 　　] から分岐した小葉間動脈と小葉間静脈、および [25 　　] の枝である小葉間胆管の肝三つ組が通っている。
- 肝小葉の中心部には [26 　　] 静脈があり、[27 　　] につながり、下大静脈へと注ぐ。

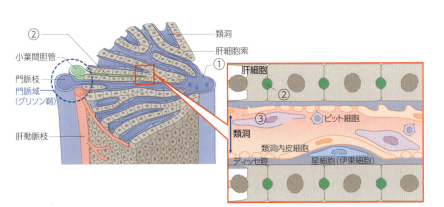

① [28 　　] 静脈
② 毛細 [29 　　]
③ [30 　　] 細胞

V-3 消化器 （4）肝臓、胆嚢、膵臓

- 肝小葉の中では中心静脈を中心に［31　　］に［32　　］が列をつくって並び索（肝細胞索または肝細胞板）を形成し、肝細胞索の間には小葉間動脈・小葉間静脈と中心静脈をつなぐ［33　　］（類洞）が走る。
- 肝細胞索では、正常な肝細胞の［34　　］は整っており、細胞間には［35　　］が開いている。
- 肝細胞索と類洞の間のわずかな隙間を［36　　］腔と呼び、血漿が含まれる。これにより肝細胞に類洞内の血液から栄養分などが届きやすくなっている。
- ディッセ腔と類洞には、ピット（pit）細胞や星細胞（伊東細胞）、［37　　］細胞などの［38　　］壁細胞が存在する。

(2) 肝臓に分布している血管

- ［1　］種類の血管が肝臓に出入りする。
- 肝臓に流れ込む血管は［2　　］と［3　　］の2種類があり、胆管とともに肝臓の下面にある［4　　］から肝臓へ流入する。
- 流出する血管は［5　　］の1種類で、肝臓の後面にある［6　　］静脈に注ぐ。
- 消化管で［7　　］を取り込んだ静脈血や脾臓、膵臓、胆嚢からの静脈血が［8　　］に集められて、［9　　］に流入する。
- 門脈の枝と肝動脈の枝は、［10　　］の中でさらに細かく分枝して肝臓全体に広がり、［11　　］の周囲に達し、肝細胞の間の［12　　］を通過し、中心静脈から［13　　］、さらに［14　　］静脈を経て、［15　　］に戻る。
- 肝臓の血液は、約［16　　］％が門脈から、約［17　　］％が固有肝動脈から流入したものである。
- 肝臓に入った血液は、グリソン鞘内の小葉間動脈や小葉間静脈から類洞に入り、［18　　］に向かって流れる。胆汁が分泌される［19　　］は肝細胞索の肝細胞の間の隙間として始まり周縁部に向う。

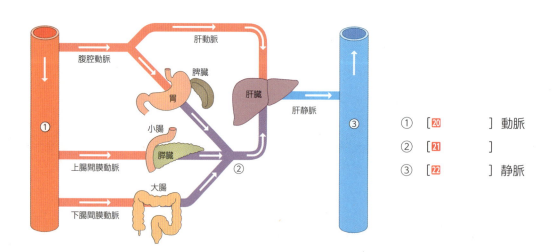

① ［20　　］動脈
② ［21　　］
③ ［22　　］静脈

- 門脈は、腹部の消化管と付属器官、および膵臓、胆嚢、［23　　］からの血液を集めて［24　　］に運ぶ静脈である。
- ［25　　］腸間膜静脈が脾静脈に注ぎ、脾静脈は［26　　］腸間膜静脈と合流し、膵臓の後方で［27　　］となり、固有肝動脈とともに肝臓の下面にある［28　　］から［29　　］に入る。門脈は一種の静脈であり、正常な門脈圧は［30　　］〜150mmH₂Oである。
- 肝臓は循環抵抗が低いため、血流量の多い臓器で、毎分1.2〜［31　　］Lの血液が流れ込む。

V-3 消化器 （4）肝臓、胆囊、膵臓

- 門脈の領域で、門脈の分枝をもとに $S_1 \sim S_8$ の区域に分類される（クイノーの肝区域分類）。

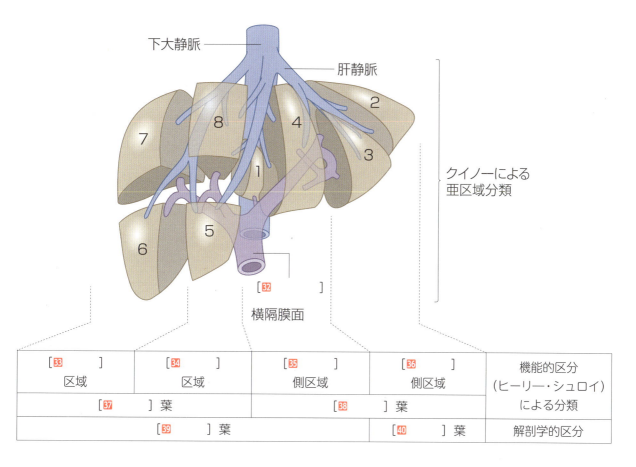

[33] 区域	[34] 区域	[35] 側区域	[36] 側区域	機能的区分（ヒーリー・シュロイ）による分類
[37] 葉		[38] 葉		
[39] 葉			[40] 葉	解剖学的区分

- [41]　　　　症では、肝硬変などによる肝循環抵抗の増大や下大静脈に [42]　　　　が生じることにより、逆行性に門脈のうっ血をきたし、門脈圧が上昇している。
- 門脈圧が亢進すると、腹腔内諸臓器からの血流は、側副循環路を形成し、[43]　　　　・[44]　　　　を迂回して、[45]　　　　に注ごうとする。側副血管が形成されやすい部位に食道静脈瘤や胃静脈瘤、痔核などがあり、各種の症状が出現する。

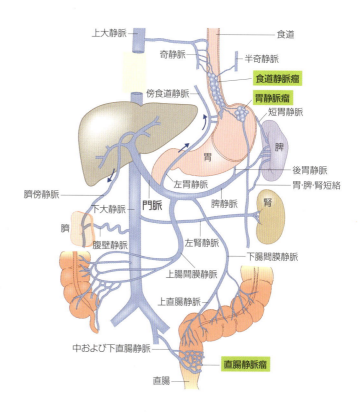

V-3 消化器 （4）肝臓、胆嚢、膵臓

2）胆嚢、胆道、膵臓の構造

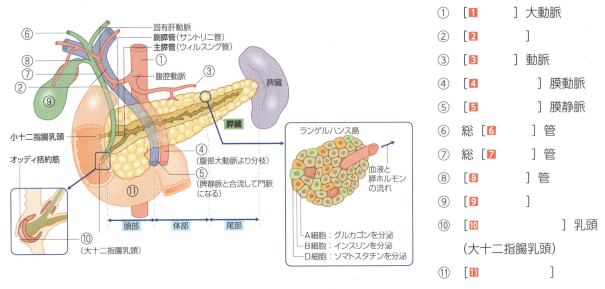

① [1] 大動脈
② [2]
③ [3] 動脈
④ [4] 膜動脈
⑤ [5] 膜静脈
⑥ 総 [6] 管
⑦ 総 [7] 管
⑧ [8] 管
⑨ [9]
⑩ [10] 乳頭（大十二指腸乳頭）
⑪ [11]

(1) 胆嚢の構造

- 胆嚢は、肝臓の下面、肝門の右前方にある西洋ナシ型の袋状の臓器で、肝臓でつくられた [1] を蓄え濃縮する。長径が7〜10cm・短径が3〜5cm以下、内容量約 [2] mL である。
- 肝臓から出た左右の [3] が合流し総肝管となり、胆嚢から出た [4] と合流し、[5] となる。
- 総胆管は、[6] （小網）の中を門脈や固有肝動脈とともに走り、[7] に達し、十二指腸の壁内で膵臓から出た [8] 管と合流し、[9] 乳頭（大十二指腸乳頭）で開く。
- ファーター乳頭（大十二指腸乳頭）の開口部を囲んでいる [10] 括約筋は、普段閉じている。
- 胆汁を運ぶ管を [11] という。肝臓の肝細胞から作られた [12] が毛細胆管に分泌され、毛細胆管は合流しながら太くなり、総肝管となって肝門から [13] の外に出て、[14] に至る。
- [15] とは、胆嚢を含む肝臓で分泌された胆汁を十二指腸まで運ぶ管をさす。

(2) 膵臓の構造

- 膵臓は、成人で長さ12〜[1] cm、厚さ [2] cm ほどの細長い臓器である。
- 膵臓は、第 [3] ・[4] 腰椎の高さで、胃の背中側、[5] の上方を横走し後腹壁に接着する。
- 膵臓は、右側を膵 [6] 部、中央を膵 [7] 部、左側を膵 [8] 部の、3つに分けられる。
- [9] が十二指腸のＣ字型の凹みに接し、[10] が左側に向かってのび、[11] は脾臓に接する。
- 膵臓の導管は2つあり、[12] 膵管と [13] 膵管とよばれる。主膵管は、右に走り、膵頭を貫いて十二指腸の壁内で [14] と合流し、[15] に開く。
- 膵臓の大部分は、消化にかかわる [16] を産生する腺房細胞（外分泌部）が占める。外分泌部の間に内分泌部（島状の細胞群）が散在する。内分泌部は [17] 島（膵島）と呼ばれ、インスリンなどのホルモンを血液中に分泌する。
- ランゲルハンス島（膵島）に存在するＡ細胞（α細胞）は [18] を分泌し、Ｂ細胞（β細胞）は [19] を分泌する。

2. 肝臓、胆嚢、膵臓の働き

1) 肝臓と胆嚢の働き

- 小腸で吸収された栄養素の [1   ] や [2   ] 酸などを運ぶ血液は、[3   ] を通り、[4   ] に入り、肝臓で [5   ]、[6   ]、貯蔵、[7   ] などが行われる。
- 肝臓は、体内における代謝機能を担っている。代謝機能として以下のものがあげられる。
  - ▶ 糖代謝
    - 炭水化物はグルコース（ブドウ糖）に分解され、[8   ] で吸収され、[9   ] を通り [10   ] に運ばれる。
    - ブドウ糖は、肝臓内で [11   ] に合成・貯蔵され、必要に応じてグリコーゲンからブドウ糖（グルコース）に再変換される。肝臓は、乳酸、アミノ酸、グルセリンなどの糖質以外からグルコースを合成することができる。これを糖新生という。
  - ▶ 脂質代謝
    - 脂肪は十二指腸で消化酵素によってグリセロールと [12   ] に分解されて、[13   ] で吸収され、その後 [14   ] に運ばれる。
    - 肝臓は、脂肪酸の合成・分解、コレステロール、リン脂質の合成、中性脂肪の合成・貯蔵を行う。
  - ▶ たんぱく質代謝
    - たんぱく質は消化酵素によって [15   ] 酸にまで分解されて、小腸で吸収され、[16   ] に運ばれ、肝臓でアルブミンやグロブリンなどの大部分の血漿たんぱく質が [17   ] される。
  - ▶ ビリルビン代謝
    - ビリルビンの約80％は、老化した赤血球が脾臓などで破壊されることで生じるヘモグロビンに由来し、網内系でつくられる。残りの20％は組織のヘムたんぱくや骨髄の無効造血ヘモグロビンに由来する。
    - ビリルビンは、血中で [18   ] と結合して [19   ]（間接）型ビリルビンとなり、肝臓に運ばれる。肝臓で、グルクロン酸抱合を受け [20   ]（直節）型ビリルビンとなり、胆汁色素の主成分として [21   ] 内に排出される。

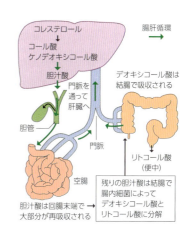

- 抱合（直接）型ビリルビンは腸管内でウロビリノゲンなどになり、[22   ] 中に排泄されるが、ウロビリン体の一部は [23   ] 循環により腸管で再吸収され、再び [24   ] や肝臓から排泄される。
  - ▶ ビタミンD代謝
    - ビタミンDは日光を浴びることで体内でも合成される。ビタミンDは、[25   ] や腎臓で活性化され、カルシウムやリンの調節を行う。
  - ▶ ホルモン代謝
    - 肝臓は、女性ホルモンの [26   ] や抗利尿ホルモンの [27   ] などのホルモンを不活化し、薬物・毒物の無毒化を行う。
- 肝臓の貯蔵機能として、鉄、ビタミンA、B₁₂、Kなどの [28   ] 類や血液を貯蔵している。
- 肝臓の解毒機能として、脂溶性の [29   ] 物質を、酸化・還元・抱合して毒性の低い物質にかえ、[30   ] に排泄するか、[31   ] として腸管内に排泄する。

V-3 消化器 （4）肝臓、胆嚢、膵臓

- 使用されなかったアミノ酸は、分解されて、毒性の強い [32   ] となり、肝臓で毒性の低い [33   ] に変えられ、腎臓から尿中に排出される。
- 肝細胞は、脂肪の消化吸収に重要な [34   ] を産生する。
  胆汁の主な成分は、[35   ]、リン脂質、[36   ]、ビリルビン（胆汁色素）などである。
  ▶ 肝臓で分泌された胆汁は、総肝管を通って [37   ] に入って貯蔵される。
  ▶ [38   ] は、胆汁を [39   ] に貯蔵し、水分を吸収して濃縮する。
  ▶ 食事で摂取した脂肪が十二指腸壁に触れることで、十二指腸・空腸の粘膜から [40   ] が分泌され、この刺激で胆嚢の [41   ] が起こり、オッディ括約筋が [42   ] し、胆汁が [43   ] に分泌される。
- 類洞壁細胞（類洞壁を構成する細胞の総称）の一つのクッパー細胞は、肝臓の [44   ] といわれており、異物の貪食、抗原提示細胞として機能し、伊東細胞（星細胞）を刺激する。
- 類洞壁細胞の一つのピット細胞は、肝臓内の [45   ] 細胞といわれており、腫瘍細胞や細菌・ウイルスの除去に関連していると考えられている。
- 類洞壁細胞の一つの伊東細胞（星細胞）は、ディッセ腔に存在し、ビタミン [46   ] の貯蔵や肝臓の線維化に関与していると考えられている。

2) 膵臓の働き

- 膵臓には、強力な [1   ] 酵素を含む膵液を十二指腸に分泌する外分泌部と、糖代謝に重要なホルモンを血中に分泌する内分泌部がある。
- 膵液の分泌を促すのは、小腸で分泌されるコレシストキニンと [2   ] である。
- 膵液に含まれる消化酵素には、[3   ] 分解酵素、[4   ] 質分解酵素、[5   ] 分解酵素がある。
- 糖質分解酵素の [6   ] と脂肪分解酵素の [7   ] はそのままで酵素活性があるが、たんぱく質分解酵素は膵液中では活性をもたない前駆体 [8   ] やキモトリプシノーゲンである。
- 十二指腸から分泌されたトリプシノーゲンは、[9   ] 粘膜に存在するエンテロキナーゼによって [10   ] となり、トリプシンが [11   ] やキモトリプシノーゲンを活性化させる。
- 膵臓の自己消化を防いでいる理由は、膵臓からトリプシンインヒビターが [12   ] とともに分泌され、トリプシンの膵臓組織内での活性化を阻害するからである。
- 膵液は [13   ] 性であり、十二指腸へ食物とともに入ってくる酸性の糜汁（びじゅう）を [14   ] して膵酵素を活性化するために、至適pH（弱アルカリ性）を保っている。
- ランゲルハンス島から分泌されるホルモンの働きは次のとおりである。
  ▶ A（α）細胞は [15   ] を分泌する。肝臓で [16   ] 分解（解糖）およびグルコース産生（糖新生）を促進し、血糖値を上げる。
  ▶ B（β）細胞は [17   ] を分泌する。細胞内への [18   ] 取り込みを促進し血糖値を下げる。
  ▶ D（δ）細胞は [19   ] を分泌する。A細胞・B細胞に作用し [20   ] や [21   ] の分泌を抑える。

基本的知識

1. 症状（自覚症状と他覚症状）

1）食欲不振と体重減少（anorexia／weight less）

- 食欲［1　　　］の原因は多彩であり、病巣から放出される物質や代謝異常や電解質異常によって引き起こされると考えられている。
- 例：心不全に対するジギタリス製剤、抗がん薬、モルヒネ、解熱鎮痛剤などで副作用として生じる
- 食欲不振が表れる全身疾患には、感染症などの発熱性疾患と脱水、消耗性疾患、内分泌異常、代謝性異常、電解質異常がある。
- 不安や緊張、ストレスなど［2　　　］な原因による食欲不振もある。
- 体重減少は、エネルギーの摂取量［3　　　］、栄養の吸収障害、代謝亢進による［4　　　］作用などの要因が、単独あるいは複合して起こる。

2）腹水（ascites）

- ［1　　　］とは、腹腔内に異常かつ大量の液体（体腔液）が滞留した状態またはその液体のことである。
- 通常、腹腔内には生理的に約［2　　　］mL 程度の液体が存在している。
- 腹水は、［3　　　］膜で産生され、腹膜・血管で吸収されて、調整されている。
- 腹水をきたす主な肝臓・胆囊・膵臓疾患を以下に示す。
  - ▶ 肝疾患：［4　　　］（非代償期）
  - ▶ 心疾患：右心不全
  - ▶ 腎疾患：［5　　　］症候群
  - ▶ 膵疾患：急性膵炎
  - ▶ 腹膜疾患：汎発性腹膜炎、がん性腹膜炎、結核性腹膜炎
- 腹水の原因病態を以下に示す。
  - ▶［6　　　］性腹水：第一の原因は、肝臓を中心とした血液循環の障害によって門脈［7　　　］が高くなることである。
  - ▶［8　　　］性腹水：腹腔内の腫瘍や感染による炎症巣が原因。
  - ▶［9　　　］性腹水：頭部外傷などによる臓器破損、動脈瘤破裂、腫瘍破裂、炎症の強い場合などで生じる。
  - ▶ 乳び腹水：腫瘍などにより腹腔内の［10　　　］系障害で生じる。
- 腹水の分類には、SAAG（血清アルブミン値－腹水アルブミン値）が用いられ、SAAG ≧ 1.1g/dL は門脈圧亢進［11　　　］、SAAG<1.1g/dL は門脈圧亢進［12　　　］と判断する。

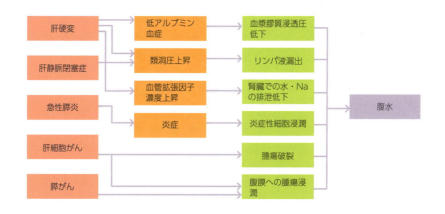

3) 黄疸（jaundice）

- [1]とは、血液中に[2]が増加し、皮膚や粘膜が黄色になった状態をさす。
- 血清総ビリルビン値が[3]〜3 mg/dL以上になると、肉眼でも皮膚や眼球結膜の[4]（オウセン）がみられる。
- ビリルビンは、肝細胞で、グルクロン酸抱合され、毛細胆管、細胆管、小葉間胆管、[5]胆管、肝管、総胆管、ファーター乳頭から[6]へと排出される。ビリルビンの過剰負荷、肝細胞あるいはそれ以降の過程で障害あるいは[7]が起これば黄疸が生じる。

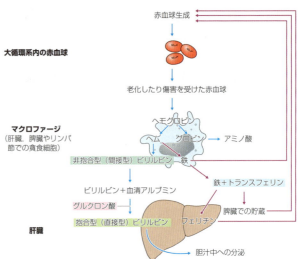

- 黄疸の原因と分類を以下に示す。
  ▶ 非抱合（間接）型ビリルビンの増加によって起こる黄疸
    - 赤血球から[8]（間接）型ビリルビンが生成されてアルブミンと結合し、[9]に取り込まれるまでの過程の障害で起こる。
    - 代表的な病態として、[10]性黄疸がある。そのほかにジルベール（gilbert）症候群などの疾患による[11]黄疸もある。
    - 溶血によって大量のビリルビンが血液中に流出し、肝臓のグルクロン酸抱合力を超えているため[12]（間接）型ビリルビンを処理しきれず血中に残る。
    - [13]（間接）型ビリルビンは水溶性ではないため尿中のビリルビンは[14]性となる。
  ▶ 非抱合（間接）型・抱合（直接）型ビリルビン増加によって起こる黄疸
    - [15]細胞が障害され生じる。生成された抱合型ビリルビン（胆汁）の胆管への運搬能が低下し、抱合型ビリルビン血中に増加する。ウロビリノゲンの処理能力も低下するため、尿中ウロビリノゲンは[16]する。
    - 代表的な病態として、[17]がある。
    - [18]時の黄疸などが該当し以下のような場合に起こる。
      ① 肝細胞におけるビリルビンの取り込みが障害されて起こる場合（非抱合（間接）型ビリルビンは[19]する）。
      ② 肝細胞内でのビリルビンの輸送が障害されて起こる場合。
      ③ 非抱合（間接）型ビリルビンを抱合（直接）型ビリルビンに変換するグルクロン酸転移酵素の障害で起こる場合（非抱合（間接）型ビリルビンは[20]する）。
      ④ 肝細胞からの[21]（直接）型ビリルビンの排泄が障害されて起こる場合（抱合（直接）型ビリルビンは[22]する）。
  ▶ 抱合（直接）型ビリルビンの増加によって起こる黄疸
    - 胆汁がうっ滞し、抱合型ビリルビンが血中に上昇する。胆汁が腸管に移行されないため、ウロビリノゲンの生成量が減り、脂肪吸収が障害される。
    - 毛細血管の障害、総胆管の障害、小葉間胆管の障害、肝外胆管の障害で起こる。
    - 代表的な病態として、[23]黄疸がある。

V-3 消化器 (4) 肝臓、胆嚢、膵臓

4) 肝性脳症 (hepatic encephalopathy)

- 肝性脳症とは、重篤な肝障害あるいは門脈-体循環シャントにより生じる意識障害をさす。
- 肝性脳症は、急性肝不全をきたす急性肝疾患によるものと、[**1**　　　]を代表とする慢性肝疾患によるものに大別できる。
- 急性型の肝性脳症は、肝細胞の広範囲な[**2**　　　]などによって生じる。急性肝不全や慢性肝障害の急性増悪でみられる。
- 慢性型の肝性脳症は、門脈-体循環シャントにより腸管内で生じる[**3**　　　]などの物質が肝臓で除去できない場合に、脳内の神経伝達システムに異常をきたし、発症する。肝硬変でみられる。
- 肝性脳症の程度と症状は以下のように分類される。
  - 昏睡度[**4**　　]：睡眠、覚醒リズムの[**5**　　　]、多幸気分、時に[**6**　　　]状態など。
  - 昏睡度[**7**　　]：見当識障害、異常行動、時に[**8**　　　]傾向（普通の呼びかけで開眼し会話できる）など。
  - 昏睡度[**9**　　]：しばしば興奮・せん妄状態、嗜眠状態（ほとんど眠っている）、外的刺激で開眼しうるが、医師の指示には従わない、または従えない、など。
  - 昏睡度[**10**　　]：昏睡（完全な意識消失）、痛み刺激に[**11**　　　]する。
  - 昏睡度[**12**　　]：[**13**　　　]睡眠、痛み刺激にもまったく[**14**　　　]しない。
- 肝性脳症の症状を以下に示す。
  - 精神症状として、[**15**　　　]障害、性格異常、知覚・感覚異常がみられる。
  - 神経症状として、[**16**　　　]振戦、腱反射異常、筋緊張亢進がみられる。

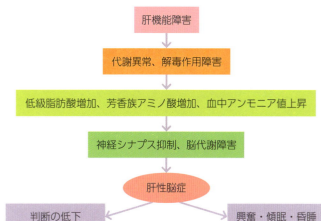

■ 2. 検査

1) 肝機能検査

(1) 血清ビリルビン

- [**1**　　]の鑑別診断上に有用である。
  - 間接ビリルビンは、水に[**2**　　]溶性であるため、腎臓から排泄され[**3**　　　]。
  - 直接ビリルビンは、[**4**　　]性であるため、腎臓から排泄され、尿中に排泄される。

(2) 尿中ビリルビン

- 尿中ビリルビンが陽性の場合は、血液中の直接ビリルビンの[**5**　　　]を示し肝疾患の存在を示唆する。

(3) 尿中ウロビリノゲン

- 肝実質障害があると、肝臓での再利用ができないため、尿中ウロビリノゲンは[**6**　　]陽性となる。
  - ビリルビンが腸管内で腸内細菌によって還元されて[**7**　　　]となる。
  - ウロビリノゲンの一部は[**8**　　]循環によって肝臓で再利用され、一部は血中に入り尿中に排泄される。

(4) インドシアニングリーン試験（ICG）

- 肝予備能の指標として行われる色素負荷試験である。
- インドシアニングリーン（ICG）は緑色の色素で、血中のリポたんぱくに結合し［9　　　］に輸送され、類洞を通過する間に肝細胞に摂取され、抱合を受けることなく［10　　　］中に排泄される。
- 基準値は、15分値（ICG_{R15}）で10％以下である。

(5) 血清総たんぱくと血清アルブミン

- 肝臓に障害があると、血清［11　　　］質値が変化する。
  ▶ 肝細胞では、血清たんぱく質のうち、アルブミン、第Ⅴ、Ⅶ、Ⅸ、Ⅹ［12　　　］因子、プロトロンビン、フィブリノーゲンなどが［13　　　］される。
- 血清総たんぱくは、［14　　　］とグロブリンの和である。肝硬変や急性肝不全では［15　　　］する。
- アルブミンは、［16　　　］細胞で作られ、分泌される。血清アルブミンは、肝実質障害で［17　　　］する。

(6) プロトロンビン時間（prothrombin time；PT）

- プロトロンビン時間（PT）は、血漿にトロンボプラスチンと［18　　　］を加え、凝固時間を測定する検査である。
- 凝固因子の第Ⅱ、Ⅴ、Ⅶ因子は、［19　　　］細胞でつくられるため、肝障害があるとプロトロンビン時間は長くなる。
- プロトロンビン時間活性値は正常血漿の凝固時間との比率（％）として表される。60％以下で重篤の［20　　　］障害、40％以下で劇症肝炎、重症急性肝炎、肝硬変の末期として想定できる。
- 最近は、PT-INR（prothrombin time-international normalized ratio：プロトロンビン時間 国際標準比）が使用される。

(7) コリンエステラーゼ（ChE）と血清脂質（コレステロール）

- たんぱく質代謝で合成される血清コリンエステラーゼや脂質代謝で合成されるコレステロール値も、肝臓の［21　　　］能を示す指標となる。
- 肝臓の合成能が低下すると、血清コリンエステラーゼやコレステロール値の血中濃度も［22　　　］する。

(8) 血清膠質反応（硫酸亜鉛混濁試験〈ZTT〉、チモール混濁試験〈TTT〉）

- ［23　　　］に試薬を加え、血清たんぱく質の異常を主とした病的変化を混濁度で判定する。
- 重金属や有機物質を血清に加えると、［24　　　］あるいは絮状沈殿（ジョジョウチンデン）するという性質を利用しており、血清の保護膠質作用を応用したものである。

(9) 血清乳酸脱水素酵素（lactate dehydrogenase；LDH）

- 肝細胞障害の際に血中に遊離する逸脱酵素の一つである。
- 多くの組織に存在し肝疾患だけでなく心筋梗塞や悪性腫瘍、肺疾患など多くの疾患で上昇するため、肝細胞障害時の特異性は［25　　　］い。

V-3 消化器 （4）肝臓、胆嚢、膵臓

(10) 血清トランスアミナーゼ
- 肝細胞の破壊や、肝細胞の細胞膜透過性が［26　］すると血中に逸脱する酵素の一つである。
- ［27　］（またはGOT）（アスパラギン酸アミノ基）や［28　］（またはGPT）（アラニンアミノ基）の活性測定値が肝機能検査として用いられる。

(11) 胆道系酵素
- 血清中のアルカリホスファターゼ［29　］、ロイシン・アミノペプチダーゼ［30　］、γ-グルタミルトランスペプチダーゼ［31　］の3つを胆道系酵素とよび、胆道系の閉塞で上昇する。
  ▶ 血清アルカリホスファターゼ（ALP）
    リン酸エステル化合物を加水分解する胆道系酵素である。ほとんどすべての臓器に存在する。胆道系に異常があると［32　］するといわれている。
    血中のALPは、［33　］に取り込まれ、胆汁とともに排泄される。生産過剰や胆汁うっ滞などがあると血中に［34　］する。
  ▶ ロイシン・アミノペプチダーゼ（LAP）
    十二指腸粘膜・肝臓・腎臓・脾臓・膵臓などに含まれている。
    LAPは、骨疾患では［35　］しないため、胆道疾患と骨疾患の鑑別に役立つ。
  ▶ γ-グルタミルトランスペプチダーゼ（γ-GTP）
    肝臓・膵臓・腎臓・血清・血球に存在する。
    ALP、LAPと同様、胆道閉塞、胆汁うっ滞時、［36　］する。アルコール多飲などでも上昇する。

(12) アンモニア
- 肝臓はアンモニア解毒機能をもち、アンモニアを尿素に変換する尿素回路があるが、肝細胞障害の持続や大量の肝細胞の急速壊死が起こると、尿素回路が機能せず、血中に［37　］が流出する。

2) 腫瘍マーカー
- 腫瘍マーカーとは、がん細胞が産生する物質、また正常細胞が［1　］細胞に反応して産生する物質のことをさす。体液中で検出・測定することが可能で、特定のがんの存在、進行程度を知る目印となる。
- 肝臓の腫瘍マーカーとして、α-フェトプロテイン（［2　］）とピブカ-Ⅱ（PIVKA-Ⅱ）があげられる。
- 胆嚢の腫瘍マーカーとして、がん胎児性抗原（［3　］）、糖鎖抗原（CA19-9）があげられる。
- 膵臓の腫瘍マーカーとして、がん胎児性抗原（［4　］）、糖鎖抗原（CA19-9）、膵臓がん関連抗原（DUPAN2）があげられる。

3) 超音波検査
- 超音波検査では、超音波を出す探触子（プローブ）を腹部の皮膚に当て走行させながら超音波を体内に発信し、臓器に［1　］して戻ってくるまでの時間から距離を測定し画像化する。
- 超音波は、液体を透過し、最もよく透過するのが水であり、水分の多い臓器の観察に適している。逆に骨や空気（肺など）は透過しないため適しない。
- 超音波が透過し［2　］く見えるものを低エコー、反射し［3　］く見えるものを高エコーという。
  ▶ 肝細胞がんは低エコーで［4　］く描写されるが、造影剤を使うと高エコーとなり［5　］く描写される。

V-3 消化器 （4）肝臓、胆嚢、膵臓

- 胆嚢は中が液体なので黒い［6　　］エコーとなるが、石灰化した胆石は超音波を反射するので［7　　］く描写され、胆石の後や下に超音波が伝わらない黒い影（音響［8　　］）がみられる。
- 腹部の超音波検査は、原則として［9　　］時に行う。

4) CT検査（computed tomography；CT）
- ［1　　］線を利用して人体をらせん状に照射することで得られたデータをコンピューターで処理を行い、人体の内部構造を画像化する検査である。
- X線が通りにくい骨は白く（高吸収）、X線が通りやすい空気は黒く（低吸収）、中間を示す水や筋肉は灰色に表示される。
- ［2　　］剤を用いることで、血流の分布に従い濃淡が生じ、小さい腫瘍などの病変も識別しやすくなる。

5) MRI検査（magnetic resonance imaging；MRI）
- 磁気共鳴画像法（MRI）は、［1　　］線は利用せず、強い磁石と電波を使い（核磁気共鳴現象を利用して）、生体内の断層を撮影し、コンピュータで処理し、人体の内部を画像化するものである。
- 磁気共鳴胆嚢管膵管像（magnetic resonance cholangiopancreatography；MRCP）は、液体を含む腔である膵管や胆管を観察するためのMRIである。［2　　］剤を使用せずに胆石の描写が可能である。

6) 内視鏡的逆行性胆管膵管造影（endoscopic retrograde cholangiopancreatography；ERCP）
- 専用の十二指腸内視鏡を用いて、十二指腸乳頭からカテーテルを挿入し、造影剤を注入しながら、［1　　］管や［2　　］管を、X線透視下で造影する。

▶ 3．消化器系の診察
1) 視診
- 腹部の全体的膨隆は腹水貯留、肥満、鼓腸などでみられ、局所的な膨隆は大きな［1　　］でみられる。
- 腹壁の表在性静脈の怒張は、門脈あるいは上・下大静脈に閉塞があることを示す重要な所見である。

2) 聴診
- 腹壁の1か所に30秒〜1分間、聴診器を軽く当てるか、腹壁において聴取する。血流に富む腫瘍の上では、血管雑音を聴取できる。

3) 打診
- 肝臓と脾臓の大きさの推定、消化管内の［1　　］の分布と量、腹水貯留の有無の診断ができる。
- 腹水があると、仰臥位では正中線上で［2　　］音がし、両側腹部で［3　　］音がする。側臥位では下側腹部で［4　　］音が、上側腹部で［5　　］音がし、左右を入れ替えると音の位置が移動する。

4) 触診
- 腹部に手掌を軽く当て、力を入れずに腹壁全体を軽く触れて、腹壁の筋性防御（腹部全体の［1　　］、限局性の［2　　］）、腹部腫瘤の有無を調べる。
- 腹部腫瘤の触知では、大きさ、硬さ、表面の凹凸、周囲との境界や呼吸に伴う移動性、手で固定できるか否かで、腫瘤の位置や発生臓器、癒着を推測する。

V-3 消化器 (4) 肝臓、胆嚢、膵臓

機能別代表的な疾患

I. 胆石症（cholelithiasis）

胆石症は胆石により惹起された胆道系の疾患の総称である。胆石とは、[1　　　　　]などの胆汁成分から胆道に形成された結石のことをさす。

1. 好発・分類

1）好発
- 胆石症の罹患者は、1993年には約1000万人を超えたとされ、増加している。
- 男女比は1：1.6と女性が多く、リスクファクターとしての発症年齢は50〜60歳代とされる。
- コレステロール系の胆嚢結石は「5F's disease」ともいわれ、Fotry（40歳以上）、Female（女性）、Fatty（肥満）、Fair（白人）、Fecund（多産）の人に多いといわれている。

2）分類
- 胆石は結石の成分によって、以下に分類できる。
  ▶ [1　　　　　]胆石（cholesterol gallstone）：胆汁内のコレステロールが結晶したもので、[2　　　　　]成分からなる純コレステロール石、ビリルビン色素が混ざった混合石、コレステロールが芯となって覆われた混成石がある。
  ▶ 色素胆石（pigment gallstone）：ビリルビンカルシウム塩を主成分とするビリルビンカルシウム石と黒色石がある。
  ▶ まれな胆石（rare gallstone）：炭酸カルシウム石、脂肪酸カルシウム石などがある。
- 胆石が生じた部位によって、以下に分類できる。
  ▶ 胆嚢結石：発生頻度は、約[3　　　]％である。[4　　　　　]胆石が多い。
  ▶ 総胆管結石：発生頻度は約20％である。色素胆石が多い。
  ▶ 肝内結石：発生頻度はまれである。色素胆石が多い。

3）胆石の成因
- 体内に過剰なコレステロールが生じた場合、肝臓から胆汁に排泄されるか、肝臓で胆汁酸に代謝される。
- 何らかの原因で[5　　　　　]の濃度が飽和状態となり、胆嚢内濃縮、うっ滞することにより、結晶が析出、結石を形成する。

2. 症状

- 胆石の存在部位によって様々な症状を生じる。また、一過性である胆石発作と症状が強く持続的で、発熱と圧痛を伴う急性胆嚢炎の症状に区別できる。
- まったく症状のない[1　　]症候性胆石も多く存在する。
- 胆石の3主徴として、[2　　　]季肋部痛、[3　　　　　]、黄疸があげられる（「シャルコー（charcot）3徴」として知られる）。
- 胆石発作は[4　　　]痛とも呼ばれ、食後に[5　　　　　]が収縮し、胆石が胆嚢頸部や胆嚢管に陥頓し、胆嚢内圧が上昇し、[6　　　]をきたすものである。夕食後の数時間後から夜中にかけて生じる。

▶ 胆嚢結石症：[7] 症状のことが多く、突然疝痛発作をきたし、[8] 季肋部痛から右肩から背中に放散痛をみる。
▶ 総胆管結石症：総胆管を閉塞し、化膿性胆嚢炎を合併すると、[9   ] の3徴、レイノルズの5徴候（シャルコーの3徴に、意識障害とショックが加わる）を呈する。
▶ 肝内結石症：通常は、[10] 症状である。

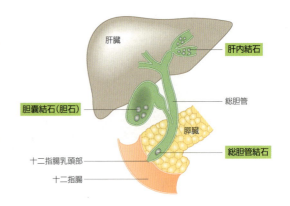

3. 検査・診断

1) 超音波検査

- 胆石が疑われる場合の第一選択として用いられ、胆嚢結石では [1   ] 検査が最も検出能が高い。
- 胆石は [2   ] 陰影を伴う強いエコー（真っ白）として描出される。

2) CT 検査

- 結石の [3   ] 含有率が1％以上あれば画出可能であり、純コレステロール石を除く胆石は描出できる。純コレステロール結石の場合は、診断が困難である。

3) MRI 検査

- 胆嚢・胆道・膵管の MRI 画像診断である MRCP（magnetic resonance cholangiopancreatography：MR 胆嚢管膵管撮影）により、[4   ] 剤を用いず胆石の描写が可能である。

4) 血液検査

- 肝実質障害では、肝逸脱酵素（AST、ALT）の [5   ]、胆道系酵素（γ-GTP、ALP）の [6   ] がみられる。
- 胆嚢炎を合併すると [7   ]（WBC）が [8   ] する。
- 総胆管への影響を伴っていると、CRP の [9   ]、直接ビリルビンの [10   ] がみられる。

4. 治療

1) 胆嚢結石（胆石）症の場合

- [1] 症状の場合は、経過観察となることが多い。
- [2] 症状の場合は、基本は腹腔鏡下胆嚢摘出術（右図）を行う。また、開腹胆嚢摘出術が行われる場合もある。

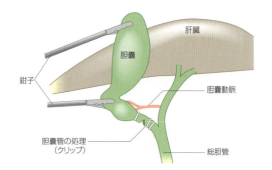

2) 総胆管結石の場合

- 内視鏡的治療や腹腔鏡下（開腹）手術が行われる。

3) 肝内結石の場合

- 肝区域切除あるいは、経皮経肝胆道鏡（percutaneous transhepatic cholangiscopy；PTCS）を使用し結石除去を行う。

5. 看護

1) 胆嚢を摘出すると生活にどのような影響を及ぼすかまとめましょう。

2) 胆嚢摘出術を受ける患者の術前、術中、術後の看護（O-p、T-p、E-p）

(1) 胆嚢摘出術（腹腔鏡下胆嚢摘出術あるいは開腹胆嚢摘出術）を受ける患者の術前の状態を考え、術前のアセスメントに必要な観察項目や看護援助をあげましょう。（O-p、T-p、E-p）

(2) 胆嚢摘出術を受けている患者の術中の状態を考え、術中のアセスメントに必要な観察項目や看護援助をあげましょう。（O-p、T-p、E-p）

＊腹腔鏡下胆嚢摘出術および開腹胆嚢摘出術で行われた視点でまとめましょう。

V-3 消化器 (4) 肝臓、胆嚢、膵臓

(3) 胆嚢摘出術を受けた患者の術後の状態を考え、術後のアセスメントに必要な観察項目や看護援助をあげましょう。(O-p、T-p、E-p)

＊腹腔鏡下胆嚢摘出術および開腹胆嚢摘出術で行われた視点でまとめましょう。

(4) 胆嚢摘出術（腹腔鏡下胆嚢摘出術あるいは開腹胆嚢摘出術）を受けた患者の生活の再構築の支援をするために、どのような退院指導が適切かまとめましょう。(O-p、T-p、E-p)

Ⅱ. 肝（臓）がん（cholelithiasis）

肝（臓）がんは、[1]性肝がんと[2]性肝がんに分けられる。

1. 分類

1）肝（臓）がんの分類

原発巣による分類		原因	好発	組織型	腫瘍個数
[1]性肝がん	肝細胞がん 95%	HCV：約65% HBV：約15% 等	60歳以降 男女比：2.5：1	高分化型、中分化型 低分化型、未分化型	単発性 多発性
	肝内胆管がん（胆管細胞がん）	詳細は不明	60歳以降 男女比：1.6：1	大半が腺がん	単発性が多い
[2]性肝がん		原発臓器による	原発臓器による	腺がんが多い	原発臓器による

2）肝予備能

(1) 肝障害度
- 肝臓の障害の重症度をAからCまで3段階で表している。
- 下記のChild-Pugh分類と混同しないように注意する。

肝障害度分類	A	B	C
腹水	ない	治療効果あり	治療効果少ない
血清ビリルビン値（mg/dL）	2.0未満	2.0〜3.0	3.0超
血清アルブミン値（g/dL）	[3]超	3.0〜3.5	[4]未満
ICG R_{15}（%）	15未満	15〜40	40超
プロトロンビン活性値（%）	80超	50〜80	50未満

出典／日本肝癌研究会編：臨床・病理 原発性肝癌取扱い規約，第6版，金原出版，2015，p.15.

(2) Child-Pugh分類（チャイルド−ピュー分類）
- 肝硬変の重症度分類として有用。
- 項目ごとにスコア（1〜3）を出し、その合計によってA〜Cに分類する。
  ▶ A：5〜6点／B：7〜9点／C：10〜15点

項目 \ スコア	1	2	3
脳症	ない	軽度	ときどき昏睡
腹水	ない	少量	中等量
血清ビリルビン値（mg/dL）	2.0未満	2.0〜3.0	3.0超
血清アルブミン値（g/dL）	3.5超	2.8〜3.5	2.8未満
プロトロンビン活性値（%）	70超	40〜70	40未満

出典／日本肝癌研究会編：臨床・病理 原発性肝癌取扱い規約，第6版，金原出版，2015，p.15.

2. 治療

- 肝細胞がんの治療法の選択は、治療アルゴリズムに沿って、肝障害度、腫瘍数、腫瘍径を考慮したうえで行われる。

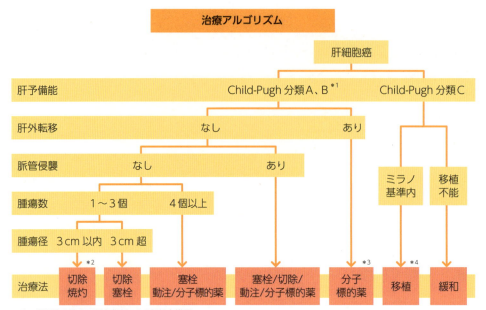

＊1：肝切除の場合は肝障害度による評価を推奨
＊2：腫瘍数1個なら①切除、②焼灼
＊3：Child-Pugh分類Aのみ
＊4：患者年齢は65歳以下

出典／日本肝臓学会編：肝癌診療ガイドライン，2017年版，第4版，金原出版，2017，p.68.

1) 肝切除術

- 術式として、[1   ] 切除（右葉切除、左葉切除）、[2   ] 切除（外側区域切除、内側区域切除、前区域切除、後区域切除）、亜区域切除、部分切除などがある。
- 肝細胞がんは、[3   ] を介して、肝臓内に転移するため、門脈支配に沿った系統的な切除が望ましい。
- 肝臓の区域切除をする場合などは、肝臓が [4   ] 豊富な臓器なため、プリングル法（出血量をコントロールするために、鉗子やタニケットなどを用いて、肝動脈および門脈系の血流を一時的に遮断する方法）が併用されることがある。肝臓の虚血時間は、肝臓へ障害を与える可能性もあるため、プリングル法を用いる場合は、術中に虚血時間を測定し、虚血と開放を繰り返しながら手術を進める必要がある。

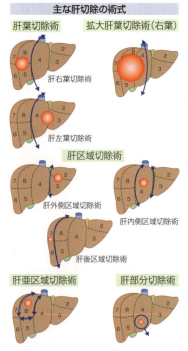

2) 局所療法

- 局所療法として、経皮的 [5   ] 波焼灼療法（radiofrequency ablation；RFA）、経皮的エタノール注入療法（PEIT）、経皮的 [6   ] 波凝固療法（percutaneous microwave coagulation therapy；PMCT）がある。
- 肝障害度AまたはBで、腫瘍径3cm以下で腫瘍数3個以内がよい適応とされている。

3）肝動脈塞栓療法（transcatheteric arterial chemo embolization；TACE）

- 腫瘍径が3cmを超える例や、3cm以下の例であっても腫瘍個数が4個以上の多血性の肝細胞がんを有し、肝障害度A、Bである例に推奨されている。
- 腫瘍の［ 7 ］血管から、選択的に［ 8 ］薬と油性造影剤の混合物と吸収性ゼラチンスポンジ細片を用いる。
- 肝動脈化学塞栓療法（TACE）の利点は、腫瘍の［ 9 ］、個数を問わず、治療ができることである。ただし、［ 10 ］本幹の腫瘍塞栓や肝予備能が極端に悪い場合などは、禁忌とされる。

4）肝移植

- 様々な原因による急性または慢性の進行性で不可逆的な肝臓疾患の［ 11 ］状態に対し行われる。
- 病的な肝臓を摘出し、代わりに生体ないし［ 12 ］ドナーから提供された肝グラフトで置換する。
- 生体肝移植において最も重要なのは、ドナーの安全である。
- 臓器移植や骨髄移植で臓器・骨髄を提供してもらう人を［ 13 ］、提供する人を［ 14 ］という。

3. 原発性肝がん A と転移性肝がん B における好発、症状、検査・診断、治療

A-1 肝細胞がん

1）好発

- 発症のピークは［ 1 ］歳代とされる。男女比は2.5：1である。

2）原因

- 最大の原因は、［ 2 ］型肝炎ウイルス（HCV）で（約65％）、次に［ 3 ］型肝炎ウイルス（HBV）が15％程度を占める。ほか、アルコールの過剰摂取、男性、高齢、喫煙などが危険因子となり、肝硬変を発症して肝細胞がんに至るとされる。
- 肝細胞がんの多くは、肝炎ウイルスへの感染から慢性肝炎となり、［ 4 ］となってから発生する。肝硬変は肝細胞がんに移行しやすい。

3）症状

- 早期の肝細胞がんで、腫瘍が小さい時期は［ 5 ］症状がほとんどない。
- 腫瘍が10cmを越えると、右上腹部から正中にかけて不快感や［ 6 ］、腹部膨満感を自覚する。
- 門脈腫瘍栓によって肝機能が低下すると、［ 7 ］、［ 8 ］、全身倦怠感などの肝不全症状が生じることがある。
- 転移には、経門脈的［ 9 ］内転移、血行性の転移がみられる。

4）検査・診断

- 肝細胞がんの多くは、肝硬変の状態からいくつかの段階を経て肝細胞がんへと移行するとされる。一般にこの過程で腫瘍の血流支配が変化し、門脈の血流は徐々に［ 10 ］し、肝動脈の血流は増加する。
- 肝機能検査において、AST・ALTの［ 11 ］、LDH・ALPの［ 12 ］、血清ビリルビンの［ 13 ］、血清アルブミンの［ 14 ］、ICG処理能力の低下（ICG値上昇）がみられる。また、白血球数・血小板の減少やプロトロンビン活性の低下もみられる。

V-3 消化器 (4) 肝臓、胆嚢、膵臓

- 肝細胞がんの腫瘍マーカーであるα-フェトプロテイン（AFP）やPIVKA-Ⅱの［15　　　］がみられる。
- 造影［16　　　］検査では、動脈優位相で濃染、門脈優位相で造影剤が抜ける所見となる。
- ［17　　　］検査では、周辺低エコー域であるハロー（halo）と呼ばれる像がみられる。
- ［18　　　］検査では、様々な像を呈するが、造影MRIでは肝細胞へ取り込まれる造影剤により診断に有用である。

5) 治療

- 肝障害が軽度で、腫瘍の数が少ない場合には、まず肝［19　　　］術が検討される。切除範囲には、腫瘍の存在部位や大きさにより決定される。
- 肝硬変を合併していない場合には、肝臓は［20　　　］％近くまで切除することが可能である。外科的治療以外に、経皮的局所療法、肝動脈化学塞栓療法、肝移植、肝動注化学療法などが行われる。

A-2 胆管細胞がん（肝内胆管がん）

1) 好発

- ［1　　　］歳台が発症平均年齢で、男女比はおよそ1.6：1である。

2) 症状

- 初期の症状としては、食欲不振や全身倦怠感、腹痛、発熱などがみられる。肝門部分にできた場合は［2　　　］の症状が出やすい。
- 血行性転移、リンパ行性転移、腹膜播種がみられる。

3) 検査・診断

- 血液検査で、ALPやγ-GTPなどの胆道系酵素の［3　　　］、ビリルビンの［4　　　］がみられる。
- 造影CT検査で肝内胆管の拡張がみられる。

4) 治療

- 治療は、外科的な肝［5　　　］が原則となる。手術不能例では、化学療法や放射線療法が行われる。

B 転移性肝がん

1) 好発

- 肝臓以外の原発性悪性腫瘍の既往があると生じやすい。原発性肝がんの20〜50倍にも及ぶとされる。
- 肝臓は、動脈からの血液のほか、［1　　　］を介しても血液が流入するため、多臓器の悪性腫瘍が［2　　　］しやすい。
- 転移様式は血行性が多く、原発巣としては特に［3　　　］がんからの転移が多い（経門脈性）。

2) 症状

- 症状は、［4　　　］症状か、あるいは原発巣による症状、腹部膨満感、腹部不快感、黄疸、腹水、食欲不振などがあげられる。

3）検査・診断

- 血液検査では、肝障害を示す指標である ALP の [5   ]、γ-GTP の [6   ]、LDH の [7   ] がみられる。また、原発巣の腫瘍マーカーも上昇する。
- CT 検査では、一般的に低吸収域として描出される。
- [8   ] 検査では、Bull's eye sign や辺縁不整な結節がみられる。

4）治療

- 原発巣の転移や再発に対する治療方針に従う。大腸がんが原発の場合、肝 [9   ] となる頻度が高い。

4. 看護

1）肝臓を切除すると生活にどのような影響を及ぼすかまとめましょう。

2）肝切除を受ける患者の術前、術中、術後の看護（O-p、T-p、E-p）

（1）肝切除を受ける患者の術前の状態を考え、アセスメントに必要な観察項目や看護援助を具体的にあげましょう。（O-p、T-p、E-p）

＊肝部分切除あるいは、肝区域切除、肝葉切除を受ける患者の視点でまとめましょう。

（2）肝切除を受けている患者の術中の状態を考え、アセスメントに必要な観察項目や看護援助を具体的にあげましょう。（O-p、T-p、E-p）

＊肝部分切除あるいは、肝区域切除、肝葉切除を受けている患者の視点でまとめましょう。

(3) 肝切除を受けた患者の術後の状態を考え、アセスメントに必要な観察項目や看護援助を具体的にあげましょう。(O-p、T-p、E-p)

① 肝部分切除を受けた患者の視点でまとめましょう。

② 肝区域切除あるいは肝葉切除を受けた患者の視点でまとめましょう。

(4) 肝切除を受けた患者の生活の再構築を支援するために、どのような退院指導が適切かまとめましょう。

＊肝部分切除あるいは、肝区域切除、肝葉切除を受けた患者の視点でまとめましょう。

V-4 運動器

構造と働き

1. 運動器の構造

1）骨、関節、骨格筋などの構造

(1) 骨

- 骨はその形状により、[1   ]骨、短骨、扁平骨、不規則形骨などとよばれる。
- 骨は、[2   ]骨（cortical born）（または緻密骨）と、網目状の構造からなる骨梁（コツリョウ）によって構成される[3   ]骨（cancellous）に大別される。

	皮質骨	海綿骨
主な存在部位	骨の[4]層	骨の[5]層
肉眼的構造	緻密な構造	網目状の構造（骨梁）
骨単位	[6]	パケット
力学的特徴	[7]方向の力に耐えうる構造	[8]を吸収するような構造

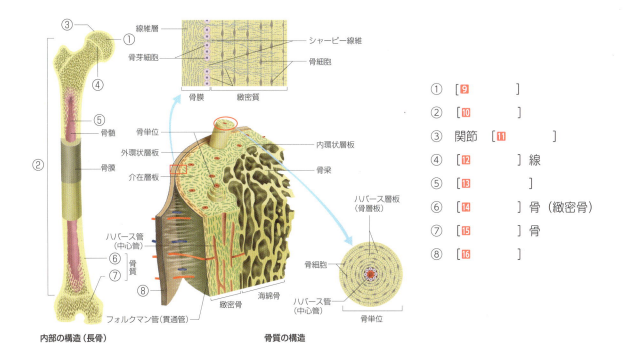

① [9   ]
② [10   ]
③ 関節 [11   ]
④ [12   ]線
⑤ [13   ]
⑥ [14   ]骨（緻密骨）
⑦ [15   ]骨
⑧ [16   ]

- 上腕、前腕、大腿、下腿を構成する長骨は、両端を[17   ]、中央の管状部を[18   ]という。
- 長骨の骨幹は、海綿骨の骨梁が少なく、[19   ]という大きな空洞になっている。
- 骨の周囲を包む密な結合組織を[20   ]という。

V-4 運動器

① 骨格

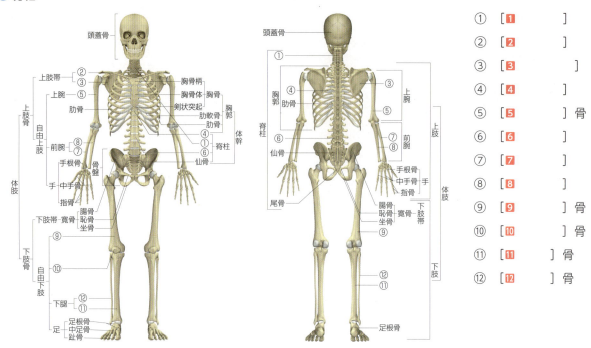

① [1]
② [2]
③ [3]
④ [4]
⑤ [5] 骨
⑥ [6]
⑦ [7]
⑧ [8]
⑨ [9] 骨
⑩ [10] 骨
⑪ [11] 骨
⑫ [12] 骨

② 体幹を支える骨（脊柱と骨盤）

- 脊柱は、[1] と椎間板（椎間円板）が上下に積み重なって形づくられている。
- 椎骨は、7個（C_1～C_7）の [2] 椎（cervical spine）、12個（Th_1～Th_{12}）の [3] 椎（thoracic spine）、5個（L_1～L_5）の [4] 椎（lumbar spine）、仙骨、尾骨からなる。
- 椎体と椎弓によってつくられる孔を [5] 孔という。椎骨が積み上がると、椎孔が連なって [6] 管を形成する。
- 椎骨が積み重なると、上下の切り欠き（キリカキ）が組み合わされ、[7] 孔が形成される。

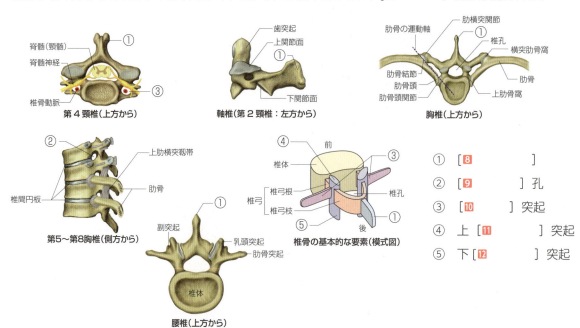

① [8]
② [9] 孔
③ [10] 突起
④ 上 [11] 突起
⑤ 下 [12] 突起

- [13] は、仙骨、尾骨と左右の [14] で構成され、漏斗状の形状をしている。
- 股関節は、寛骨（腸骨、坐骨、[15] が結合している骨）と大腿骨からなる。
- 漏斗状の上方部（広がっている部分）を [16] 骨盤といい、下方部を小骨盤という。

- 大骨盤は、左右の［17　　　］翼によって形成され、その上縁を［18　　　］稜という。

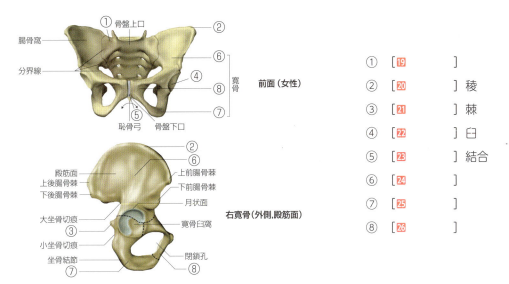

① ［19　　　］
② ［20　　　］稜
③ ［21　　　］棘
④ ［22　　　］臼
⑤ ［23　　　］結合
⑥ ［24　　　］
⑦ ［25　　　］
⑧ [26　　　]

③ 上肢

- 上肢は、体幹との連結部である上肢帯と自由上肢に大別される。
- 上肢帯には、［1　　　］と肩甲骨がある。鎖骨と胸骨は、体幹と上肢をつなぐ唯一の骨格の結合部である。
- 自由上肢の上腕には、［2　　　］骨があり、前腕には［3　　　］と尺骨がある。手首（手関節）を介してこれらの骨と隣り合うのが［4　　　］骨であり、遠位部には中手骨がある。

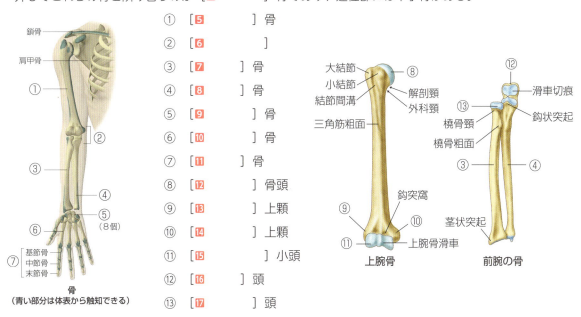

① ［5　　　］骨
② ［6　　　］
③ ［7　　　］骨
④ ［8　　　］骨
⑤ ［9　　　］骨
⑥ ［10　　　］骨
⑦ ［11　　　］骨
⑧ ［12　　　］骨頭
⑨ ［13　　　］上顆
⑩ ［14　　　］上顆
⑪ ［15　　　］小頭
⑫ ［16　　　］頭
⑬ ［17　　　］頭

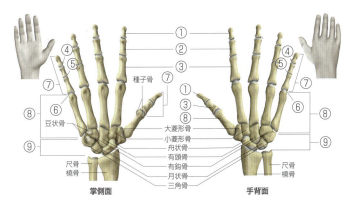

① ［18　　　］骨
② ［19　　　］骨
③ ［20　　　］骨
④ ［21　　　］関節（DIP関節）
⑤ ［22　　　］関節（PIP関節）
⑥ ［23　　　］関節（MP関節）
⑦ ［24　　　］骨
⑧ ［25　　　］骨
⑨ ［26　　　］骨

④ 下肢

- 下肢は体幹の一部である下肢帯と自由下肢に大別される。
- 下肢帯には、[1] 骨があり、寛骨が仙骨とともに骨盤を形成し、大腿骨と関節をつくる。
- 自由下肢の大腿には [2] 骨、下腿には [3] 骨と腓骨がある。

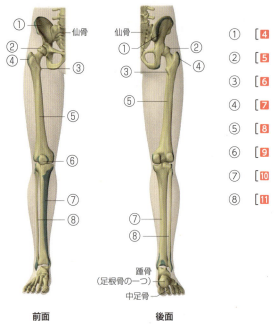

① [4]
② [5] 骨頭
③ [6]
④ [7]
⑤ [8] 骨
⑥ [9] 骨
⑦ [10] 骨
⑧ [11] 骨

- 膝関節は、[12] 骨、脛骨、[13] 骨の3つの骨からつくられている。

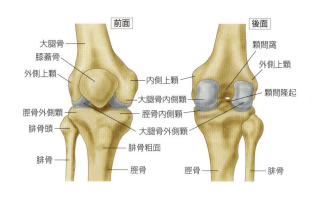

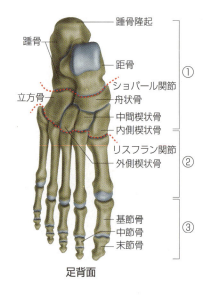

- 足の近位部には、距骨（キョコツ）や踵骨（ショウコツ）などの [14] 骨、遠位部には [15] 骨、前足骨がある。

① [16] 骨
② [17] 骨
③ [18] 骨

(2) 関節

- ２つ以上の骨が連結する部分を関節という。
- 骨と骨との間には、[**1**   ]腔があり、この腔が[**2**   ]包に包まれることで関節は結合している。
- 関節包の内面を覆う[**3**   ]膜は、粘稠な[**4**   ]液（滑液）を分泌する。
- 関節面の凹凸が明瞭な場合には、凹のほうを[**5**   ]窩、凸のほうを[**6**   ]頭とよぶ。
- 関節包の周りには、[**7**   ]とよばれる線維が発達し、関節運動の方向や関節に安定性を与えている。
- 関節には、[**8**   ]関節（a）、[**9**   ]関節（b）、[**10**   ]関節（c）、[**11**   ]関節（d）、[**12**   ]関節（e）などの種類がある。

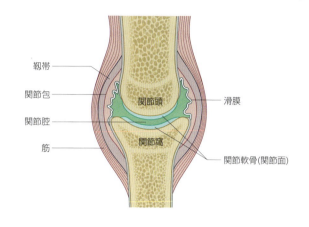

  ▶ 半球状の関節頭と浅くくぼんだ関節窩の組み合わせの[**13**   ]関節（a）は、前後左右以外に回転もできる、[**14**   ]軸性の関節である（例：[**15**   ]関節、[**16**   ]関節）。

  ▶ 楕円球状の関節頭とそれを受ける関節窩からなる[**17**   ]関節（b）は、関節頭の長径と短径を回転の軸にして前後左右に動けるが回転はできない[**18**   ]軸性の関節である（例：[**19**   ]手根関節）。

  ▶ [**20**   ]関節（c）は、双方の関節面が馬の[**21**   ]のような形状で、直角に交わる２つの回転軸をもち、２方向に運動する[**22**   ]軸性の関節である。（例：母指の[**23**   ]中手関節）。

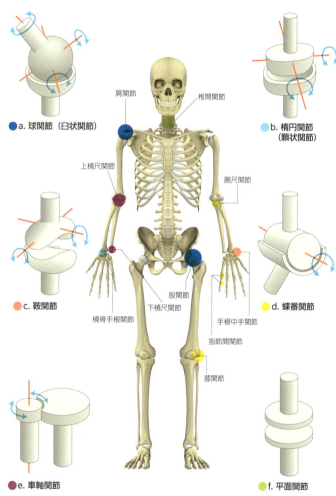

  ▶ [**24**   ]関節（d）は、円柱状の関節頭とそれを囲って受けるような形状の関節窩からなる。屈曲、伸展の１方向の回転を行う[**25**   ]軸性である（例：[**26**   ]関節の腕尺関節）。

  ▶ [**27**   ]関節（e）は、円柱状の関節頭と軸受状の関節窩からなり、関節頭を運動軸とした１方向の回転運動を行う[**28**   ]軸性である（例：上下橈尺関節）。

V-4 運動器

(3) 骨格筋

- 人体は、体重の約20％を骨、約40％を筋肉が占めており、筋肉の数は大小400を超える。[1　　]筋は、骨格を構成する骨に結合し、身体の運動を行う。
- 骨格筋は、[2　　]と[3　　]の連結部である関節をつなぐ役割をもつ。ただし、筋が直接骨に付着することは少なく、筋の両端にある結合組織の[4　　]を介して骨膜に付着している。

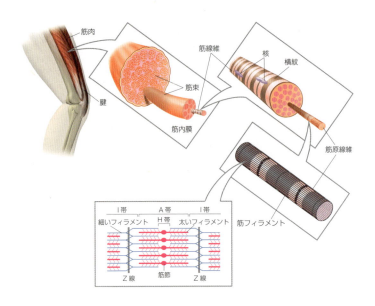

- 右図は、全身表層の筋を示す図である。
  ▶ 体幹を支える筋肉、上肢の筋肉、下肢の筋肉について、各自で調べてみよう。

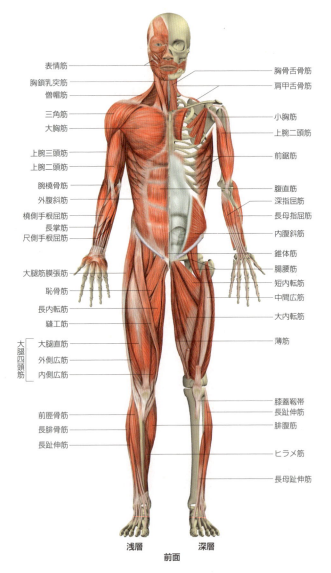

(4) 腱と靱帯

- 腱は筋肉の収縮を骨へと伝達する役割をもち、[1　　]は関節の可動域を制限する役割をもつ。
- 腱は、I型コラーゲンを主成分とする[2　　]線維からなり、靱帯も、主にコラーゲンからなる[3　　]組織である。

① 体幹を支える脊柱に関連する靱帯

- 脊柱を構成する椎体の前面には [①   ] 靱帯、後面には [②   ] 靱帯が結合して脊柱を支えている。
- 上下の椎弓間には、弾性線維に富んだ [③   ] 靱帯があり、横突起の先端部には横突間靱帯によって、棘突起間は [④   ] 靱帯によって結ばれる。

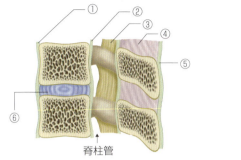

第 3、4 腰椎（正中矢状断面）

① [5] 靱帯
② [6] 靱帯
③ [7] 靱帯
④ [8] 靱帯
⑤ [9] 靱帯
⑥ [10] 円板

- 椎間板（椎間円板）は、中心部にある [11   ] とそれを包む線維輪からなり、上下の椎体を連結する。
- 髄核は [12   ] 状の弾力性のある構造物で、中心部やや後方に位置する。
- 線維輪は、10〜20層の線維層が輪状に重なって形成される。線維の走行方向は、各層ごとに異なる。
- 椎間板は、脊柱の運動や荷重によって変形し、衝撃を分散・吸収する緩衝材としての役割をもつ。

② 上肢に関する靱帯や腱

- 右図は、上肢に関する靱帯や腱を示す図である。
- [1] 関節は、前後を前胸鎖靱帯と後胸鎖靱帯、下方を肋鎖靱帯、上方を左右の鎖骨を結ぶ鎖骨間靱帯によって補強されている。
- 肩鎖関節は、中央に関節円板があり、上方は関節包が肥厚した [2] 靱帯で補強されている。
- 肘関節は、内側にある [3] 側副靱帯、外側にある [4] 側副靱帯、尺骨と橈骨をつなぐ [5] 靱帯により支持されている。
- [6] とは、手関節部で手根骨と横手根靱帯により形成される通路であり、正中神経、[7] 指屈筋腱（4本）、浅指屈筋腱（4本）、長母指屈筋腱が走行している。

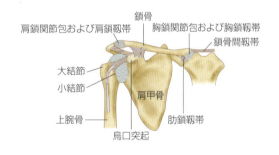

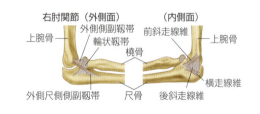

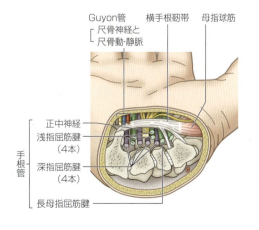

③ 下肢に関する靭帯や腱

- 右図は、下肢に関する靭帯や腱を示す図である。
- 寛骨と大腿骨が連結する関節は、外側を腸骨大腿靭帯、恥骨大腿靭帯、坐骨大腿靭帯、内側を [**1**　　　] 靭帯が支持している。
- 膝関節を支持する靭帯には、[**2**　　　] 側副靭帯（MCL）や [**3**　　　] 側副靭帯（LCL）などがある。
  ▶ 内側側副靭帯：膝関節内側を補強する幅広い靭帯
  ▶ 外側側副靭帯：膝関節外側を補強する靭帯
- 膝関節の関節包内には、[**4**　　　] 靭帯（ACL）と [**5**　　　] 靭帯（PCL）がある。
- 線維軟骨である半月板は、関節接触面の安定性を増すために辺縁が楔状に厚くなっており、荷重を分散・[**6**　　　] する機能をもつ。
- 半月板の辺縁 1/3 は、血行支配を受けている。血行支配を受けない残りの部位には [**7**　　　] がなく、関節液から栄養を受けている。
- 足弓を形成する骨々は、[**8**　　　] 腱膜、スプリング靭帯、長足底靭帯によって支えられている。
- [**9**　　　] の靭帯には、三角靭帯、外側靭帯、前後の前脛腓靭帯、後脛腓靭帯がある。

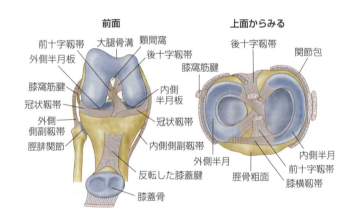

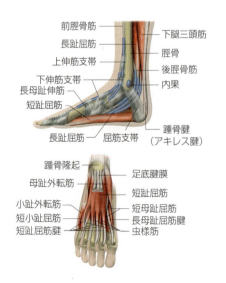

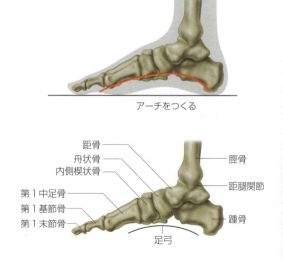

2) 神経の構造

- 脊髄につながる末梢神経を［1　　］神経という。

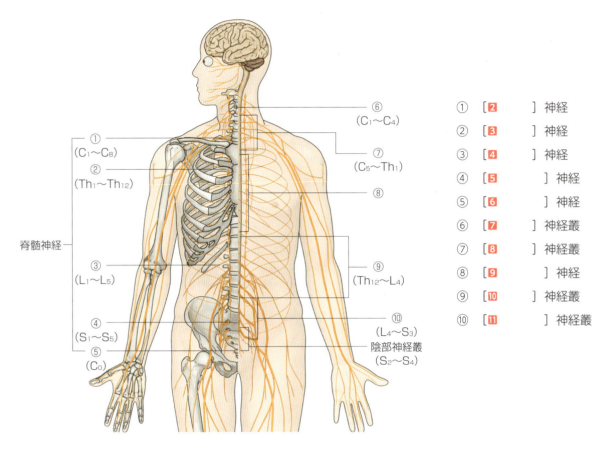

① ［2　　］神経
② ［3　　］神経
③ ［4　　］神経
④ ［5　　］神経
⑤ ［6　　］神経
⑥ ［7　　］神経叢
⑦ ［8　　］神経叢
⑧ ［9　　］神経
⑨ ［10　　］神経叢
⑩ ［11　　］神経叢

- 脊髄神経は［12　　］対あり、8対の［13　　］神経（C_1〜C_8）、12対の［14　　］神経（Th_1〜Th_{12}）、5対の［15　　］神経（L_1〜L_5）、5対の［16　　］神経（S_1〜S_5）、1対の［17　　］神経（C_0）に区分される。
- 末梢神経が分岐し、吻合して作る網目状構造の神経細胞の小集団を［18　　］という。
- ［19　　］神経叢は、C_1〜C_4で作られる神経叢である。
- ［20　　］神経叢は、C_5〜Th_1で作られる神経叢である。
- 胸神経（Th_1〜Th_{12}）は神経叢を作らず、［21　　］神経（Th_{12}は肋下神経）として走行する。
- ［22　　］神経叢は、Th_{12}〜L_4で作られる神経叢である。
- ［23　　］神経叢は、L_4〜S_3で作られる神経叢である。

(1) 脊髄

- 脊髄は、長さ［1　　］〜45cm、太さ約［2　　］cmの円柱状の器官で、脊柱管の中に収まっている。
- 脊髄は、上下2か所の部分がふくらんでおり、それぞれ［3　　］大、［4　　］大といわれる。

- 脊髄の前面から出た［5　　］と後面から出た［6　　］とが合わさり、脊髄神経が形成される。後根は、［7　　］に出入りする箇所で、［8　　］神経節という膨らみを作る。

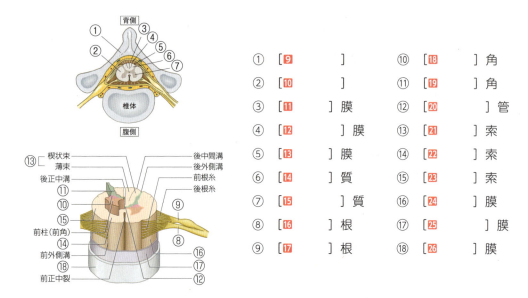

① ［9　　］　　　⑩ ［18　　］角
② ［10　　］　　⑪ ［19　　］角
③ ［11　　］膜　⑫ ［20　　］管
④ ［12　　］膜　⑬ ［21　　］索
⑤ ［13　　］膜　⑭ ［22　　］索
⑥ ［14　　］質　⑮ ［23　　］索
⑦ ［15　　］質　⑯ ［24　　］膜
⑧ ［16　　］根　⑰ ［25　　］膜
⑨ ［17　　］根　⑱ ［26　　］膜

- 脊髄は、第1～［27　　］腰椎の高さで円錐形となって終わる。
- 下方の脊髄神経の前根・後根が出口の椎間孔に達するまで、束を形成してクモ膜下腔の中を10～20cmほど下行する。これを［28　　］という。
- 脊髄は、中心部の神経細胞体の集まったH字状の［29　　］と、周辺部の神経線維の集まった［30　　］で構成される。
- 灰白質のなかで、前方に張り出した部分を［31　　］、後方にのびている部分を［32　　］という。
- 白質は、［33　　］、［34　　］、［35　　］の3部に分けられる。
- 脊髄と脳は、外側から［36　　］、［37　　］膜、［38　　］の3層からなる髄膜に包まれる。

(2) 上肢

- 上肢には、［1　　］神経叢から分枝する神経が分布している。この神経叢は、C_5～C_8とTh_1の脊髄神経の前枝によって作られている。
- ［2　　］神経叢は、近位部から上肢帯に向かう枝を出した後、上肢前面に向かう筋皮神経・［3　　］神経・［4　　］神経と、上肢後面に向かう［5　　］神経とに分岐する。

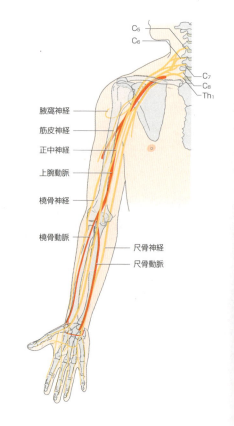

(3) 下肢

- 下肢には、[1] 神経叢から分枝する神経が分布しており、この神経叢は腰神経叢と仙骨神経叢に大別される。
- 坐骨神経は、人体において最も太い神経である。[2] の後面から出て、大腿の後面を通って [3] へと向かい、[4] 神経と総 [5] 神経に分かれる。
- 総腓骨神経は、浅 [6] 神経と深 [7] 神経の2つに分かれる。

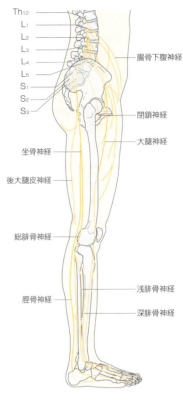

3) 動脈と静脈
(1) 脊髄の動脈と静脈

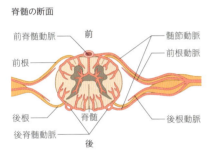
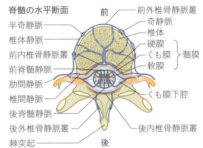

(2) 上肢の動脈と静脈

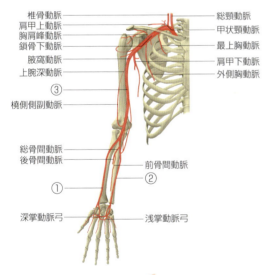

＜動脈＞

① [1] 動脈
② [2] 動脈
③ [3] 動脈

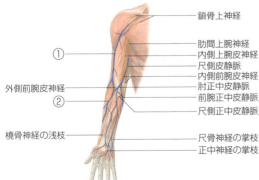

＜静脈＞

① [4] 皮静脈
② [5] 皮静脈

(3) 下肢の動脈と静脈

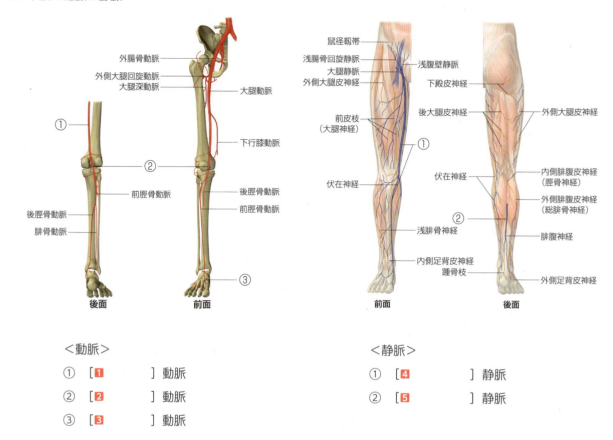

<動脈>
① [1　　　] 動脈
② [2　　　] 動脈
③ [3　　　] 動脈

<静脈>
① [4　　　] 静脈
② [5　　　] 静脈

- 大腿骨頭には、内側大腿 [6　　　] 動脈や外側大腿 [7　　　] 動脈の分枝、大腿骨頭靱帯動脈が走行している。
- 大腿骨頭の栄養血管は、関節包内にあるため、[8　　　] 血行がない。

▶ 2. 運動器の働き

1) 骨、関節、骨格筋の働き

(1) 骨

- 骨は、連結することで身体の形（[1　　　]）を保っている。また、運動に関与したり、脳や内臓を収納・[2　　　] したりする機能をもつ。
- 骨は、細胞成分（骨芽細胞、[3　　　] 細胞、[4　　　] 細胞）と有機基質とこれらに沈着した無機質（[5　　　] やリンなど）からなる硬組織である。
- 骨は、[6　　　] を貯蔵する機能をもつ。体重 50kg の成人の場合、体内には約 1kg のカルシウムがあるが、このうち 99% は [7　　　] に含まれている。
- 骨はリンを貯蔵する機能をもち、体内の 85% のリンを貯えている。

- 骨は、固形成分と 20〜24％程度の水分からなる。固形成分は、2/3がリン酸カルシウムを中心とする無機質、1/3が [8   ] を中心とする有機物によって構成されている。
- 骨は、絶え間なく [9   ] 細胞による骨の形成と [10   ] 細胞による骨吸収を繰り返している。
- 骨の形成には、未分化の間葉細胞が骨芽細胞に変化し周囲に骨組織を形成する [11   ] 性骨化と、軟骨性細胞により作られた原型が石灰化して骨へと作り変えられる [12   ] 性骨化の2種類がある。
- 骨の破壊には、骨を溶解し壊す [13   ] 細胞が関与している。
- 骨吸収と骨形成による新陳代謝機構を [14   ] という。
  - 成長を終えた骨であっても、常に骨吸収と骨形成を繰り返している。
  - 間隙に造血組織である [15   ] が充満しているため、[16   ] 骨はリモデリングに関与する細胞の骨組織への接触面積が大きく、リモデリング速度は [17   ] くなる。
  - 血管がハバース管やフォルクマン管にしか存在しないため、[18   ] 骨はリモデリングに関与する細胞の骨組織への接触面積が小さく、リモデリング速度は [19   ] くなる。

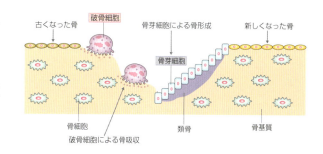

	皮質骨	海綿骨
力学的特徴	[20] 方向の力に耐えうる構造	[21] を吸収するような構造
リモデリング速度	遅い	速い

- 骨髄腔や海綿骨の隙間には、[22   ] が充満している。骨髄は、造血組織を含み多くの血管が分布している [23   ] 骨髄と、造血機能が失われ [24   ] が主な成分である [25   ] 骨髄がある。
- 骨髄は、[26   ]、[27   ]、[28   ] を作る働きをもつ。
- 骨膜は、[29   ] や神経に富んだ、骨の表面を包む結合組織のことをいう。骨の成長や再生に関与している。

(2) 関節

- [1   ] 膜は、関節液（滑液）を分泌して骨どうしの摩擦を減らし関節の動きを滑らかにするとともに、関節内に生じた異物を取り除く働きをもつ。
- 関節液の主成分は、[2   ] 酸である。
- 関節軟骨は、水分（60％）、[3   ]（15％）、プロテオグリカン（9％）、その他の基質たんぱく質（5％）、細胞成分（3〜5％）から構成されている。
- 関節は、その種類によって運動の方向や機能、可動域が異なる。

屈曲	(flexion)	⇔	[4] (extension)	
外転	(abduction)	⇔	[5] (adduction)	
外旋	(external rotation)	⇔	[6] (internal rotation)	
回内	(pronation)	⇔	[7] (supination)	（前腕）
掌屈	(palmar flexion)	⇔	[8] (dorsiflexion)	（手関節）
底屈	(plantar flexion)	⇔	[9] (dorsiflexion)	（足関節）
内返し	(inversion)	⇔	[10] (eversion)	（足のみ）

V-4 運動器

- 関節が運動を行う際の［ 11　　］な運動範囲を［ 12　　］可動域という。また、日常の動作において不自由の少ない肢位（関節の角度）を［ 13　　］位という。

相対的に動く部位	関節名	運動方向	
上肢	胸鎖関節	屈曲	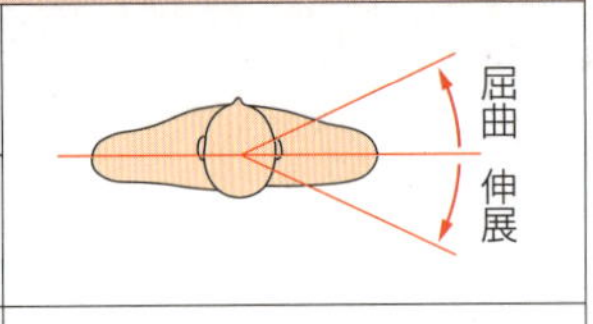
		伸展	
		挙上	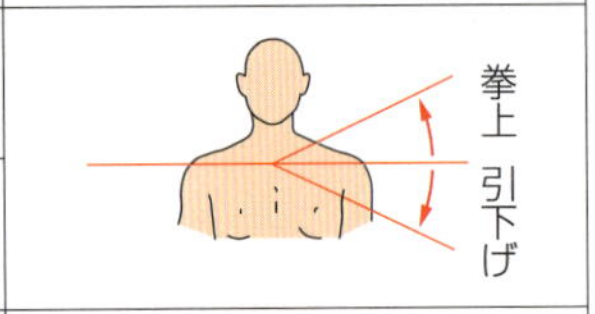
		引下げ	
上腕	肩関節	屈曲（前方挙上）	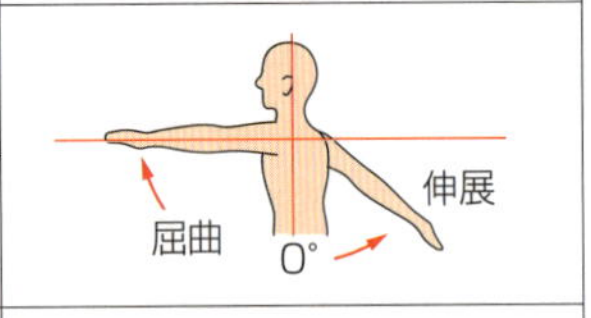
		伸展（後方挙上）	
		外転（側方挙上）	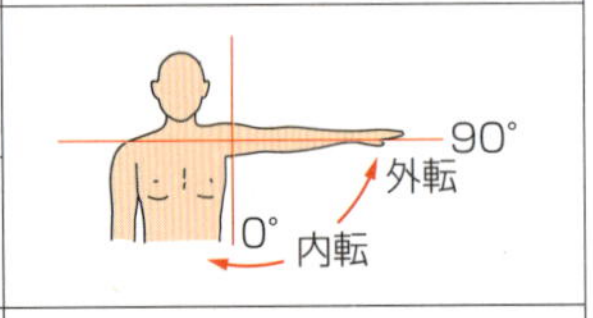
		内転	
		外旋	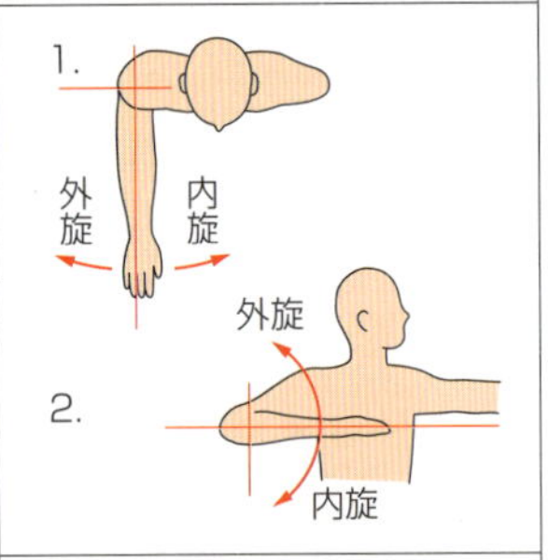
		内旋	
		水平屈曲	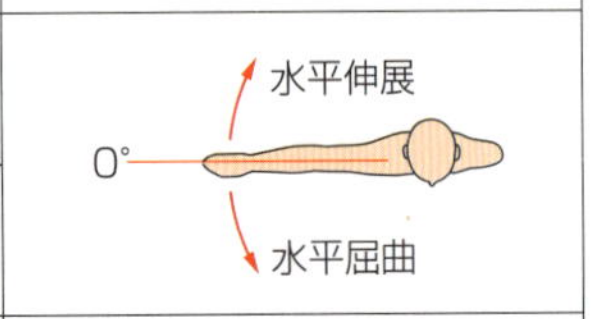
		水平伸展	
前腕	肘関節	屈曲	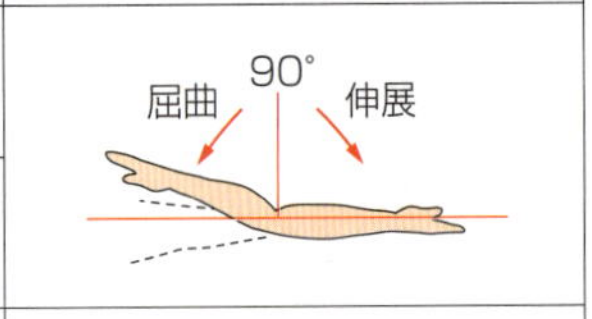
		伸展	
	橈尺関節	回内	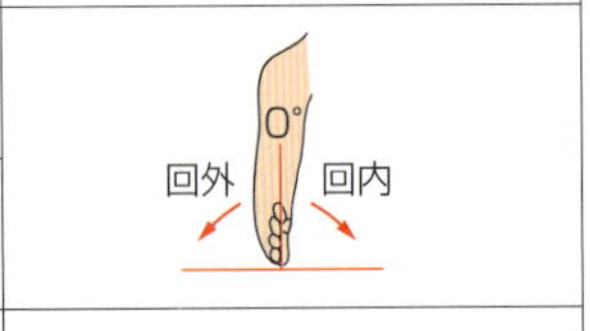
		回外	
手	手根関節	背屈	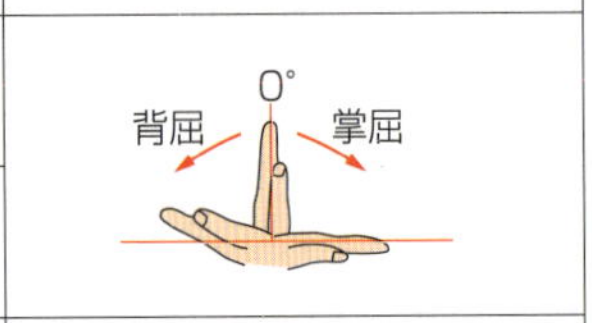
		掌屈	
		橈屈	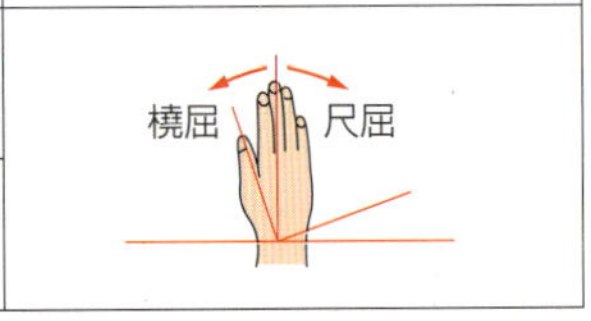
		尺屈	

相対的に動く部位	関節名	運動方向	
	手根中手関節	橈側外転	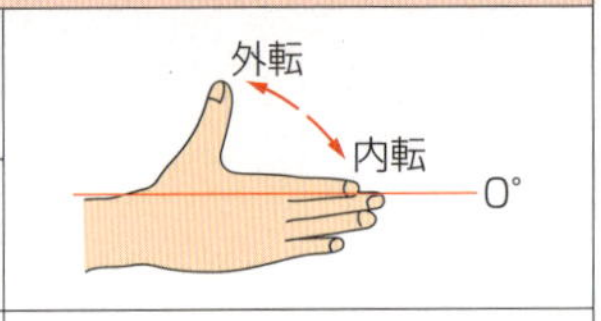
		尺側内転	
		掌側外転	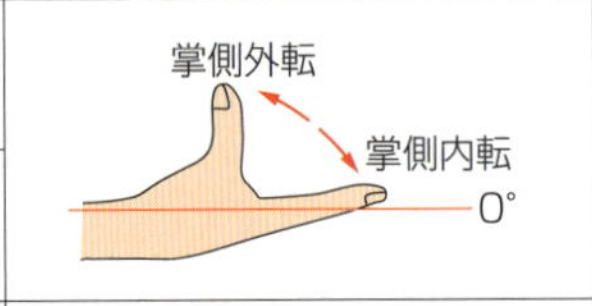
		掌側内転	
母指	中手指節関節	屈曲（MP）	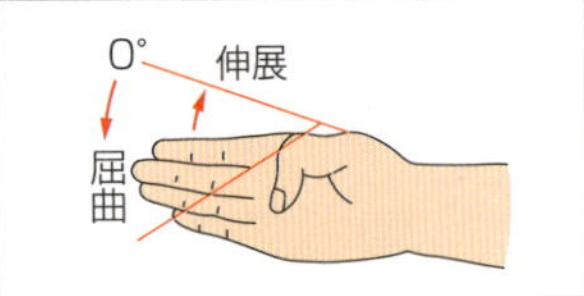
		伸展（MP）	
	指節間関節	屈曲（IP）	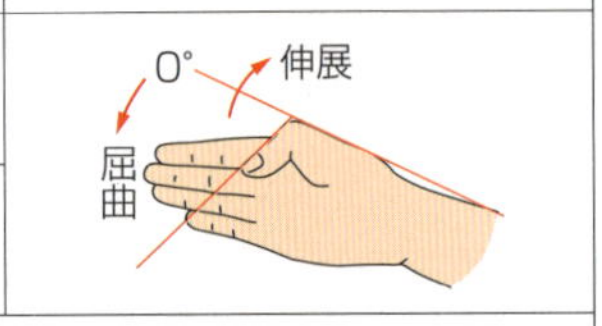
		伸展（IP）	
		対立	下図のように母指先端と小指MP間の距離で表示。この運動は外転、回旋、屈曲の3要素の合成で軸心も一点でないので角度を計測することは困難 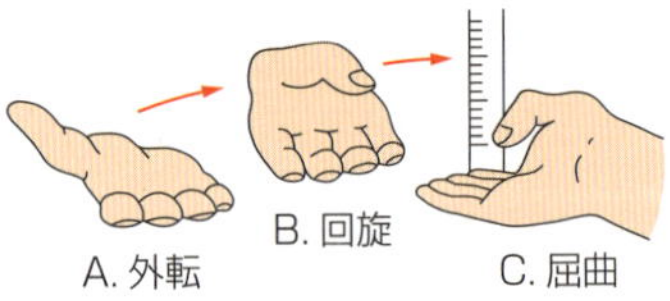
指		屈曲（MP）	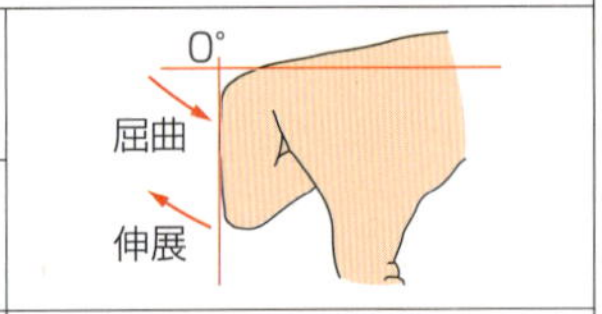
		伸展（MP）	
		屈曲（PIP）	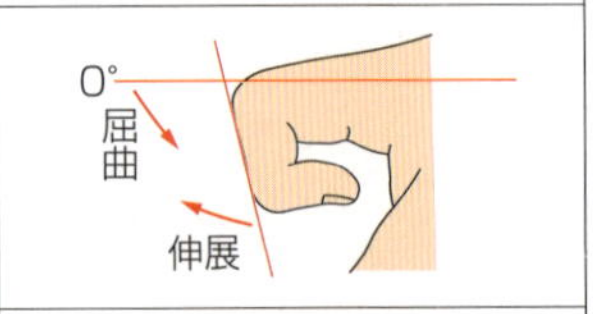
		伸展（PIP）	
		屈曲（DIP）	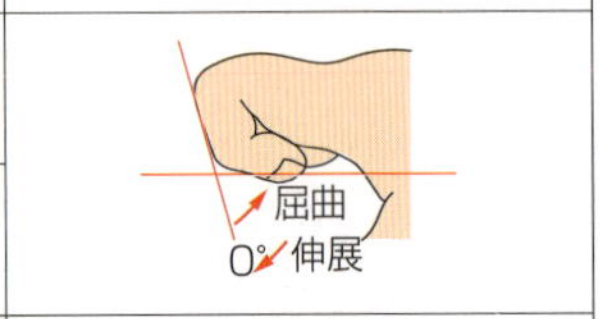
		伸展（DIP）	
		外転	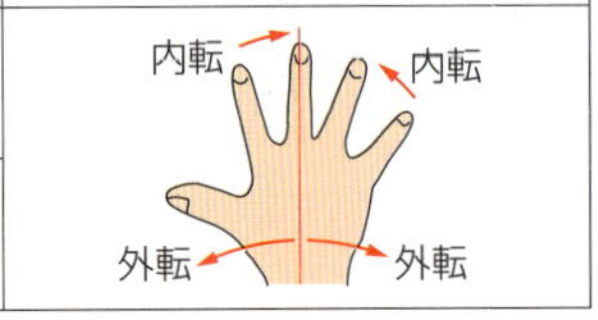
		内転	

相対的に動く部位	運動方向		
頸部	前屈（屈曲）		
	後屈（伸展）		
	回旋（捻転）	左旋	
		右旋	
	側屈	左屈	
		右屈	
胸腰部	前屈（屈曲）		
	後屈（伸展）		
	回旋（捻転）	左旋	
		右旋	
	側屈	左屈	
		右屈	

相対的に動く部位	関節名	運動方向	
大腿	股関節	屈曲	
		伸展	
		外転	
		内転	
		外旋	
		内旋	
下腿	膝関節	屈曲	
		伸展	
		外旋	
		内旋	
足	距腿関節	背屈	
		底屈	

(3) 骨格筋

- 筋の両端のうち、近位にある（身体の中心に近い）側の端を [**1**]、遠位にある（体の中心から遠い）側の端を [**2**] という。
- 筋は紡錘形をしており、起始側の端を [**3**] 頭、停止側の端を [**4**] 尾、中間部を [**5**] 腹とよぶ。
- 複数の筋の収縮が同じ関節に対して作用する場合、同じ方向に働く筋を [**6**] 筋、反対の方向に作用する筋を [**7**] 筋とよぶ。
- 筋肉は何も活動していないときであっても持続的に [**8**] した状態を保っている。これを筋の緊張（トーヌス；tonus）という。
- 関節運動のために筋を短縮させる収縮を [**9**] 性収縮、筋の短縮を起こさずに一定の長さを保ったまま力を発生する収縮を [**10**] 収縮という。通常の関節運動は、等張性収縮で行われる。

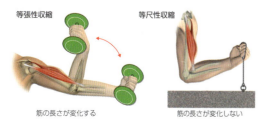

2) 神経の働き

- 脊髄神経の枝は、[1]、[2] 筋、内臓や血管などに分布する。
- 皮膚に分布する枝を皮枝という。皮枝は、[3] の感覚や [4] 腺の動きを支配する。
- 骨格筋に入る枝を筋枝という。筋枝は、[5] の運動と筋紡錘の感覚を支配する。
- ベル‐マジャンディーの法則とは、「脊髄神経の前根は [6] 性で、後根は [7] 性である」という法則である。
- 脊髄には、①[8] 情報の入力、②[9] 情報の処理、③[10] 情報の出力の機能がある。

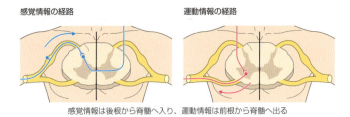

感覚情報は後根から脊髄へ入り、運動情報は前根から脊髄へ出る

- ①では、四肢や体幹からの [11] 情報を受け取る。②の機能では、①で受け取った情報を処理して高次中枢へと情報を送るとともに、脊髄局所で [12] 指令に繋げる役割をもつ。
- ③では、②で発した脳や局所の [13] 指令を受け取り統合し、筋運動刺激を出力する。
- 脊髄神経（前枝）の主な支配域とは以下のとおりである。
  - C_1〜C_4 の前枝が作る神経叢を頸神経叢という。頸神経叢は、[14] 前面側面と舌骨下筋群、斜角筋群などに分布する。横隔神経（C_3〜C_5）は、[15] 膜を支配する。
  - C_5〜Th_1 の前枝が作る神経叢を腕神経叢という。手の皮膚感覚は、[16] 神経（手掌の母指側）、[17] 神経（手掌と手背の小指側）、[18] 神経（手背の母指側）に支配されている。
  - 胸腹筋の [19] と [20] を支配する神経を肋間神経（Th_1〜Th_{12}）という。
  - Th_{12}〜L_4 の前枝が作る神経叢を腰神経叢という。腰神経叢は、下腹部、鼠径部、大腿の [21] と [22] を支配する。
  - L_4〜S_3 の前枝が作る神経叢を仙骨神経叢という。仙骨神経叢は、下肢大半の [23] と [24] を支配する。
- 脊髄神経の [25] 系における支配領域をデルマトーム（皮膚分節）という。
  - 例：足の親指に感覚障害がある場合は、[26] 部位に障害がみられることが推定できる。
- 脊髄神経の [27] における支配領域のことをミオトーム（筋分節）という。
  - 運動麻痺や筋力低下、筋委縮が生じた筋を調べることで、障害高位を推定できる。

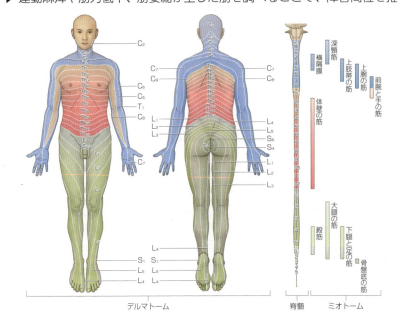

基本的知識

▶ 1. 症状

1) 疼痛

- 疼痛の伝導のしくみは以下のとおりである。
  - ▶ 末梢に存在する侵害受容器で受けた熱刺激や手術時の切開などによる機械的刺激、炎症などによる化学［**1**　　］は、感覚ニューロンの一次ニューロンを伝わり、脊髄［**2**　　］で二次ニューロンへ伝達される。
  - ▶ 二次ニューロンに伝達された［**3**　　］は、脊髄内で交叉し、脊髄視床路を上行した後に、大脳の［**4**　　］で三次ニューロンに中継される。
  - ▶ 三次ニューロンにより大脳皮質の体性感覚野へ情報が伝わると、［**5**　　］として感知する。
- 疼痛は、原因によって、以下のように分類される。
  - ▶ ［**6**　　］性疼痛：組織が損傷するなどの侵害刺激が加わったときに発生する痛み。
  - ▶ ［**7**　　］性疼痛：体性感覚神経系の病変や疾患によって引き起こされる痛み。
  - ▶ ［**8**　　］性疼痛：身体的異常が認められない痛みで、心理的な因子が関与している痛み。
- 疼痛は、発症部位によって、以下のように分類される。
  - ▶ ［**9**　　］痛：骨折などの骨膜が刺激される外傷・疾患では強く鋭い痛みが生じる。また、骨髄炎や骨腫瘍などの骨髄内圧が亢進する疾患では鈍い疼痛が生じる。
  - ▶ ［**10**　　］痛：筋自体の損傷や炎症、筋収縮の持続、激しい運動後、筋の阻血などにより生じる。
  - ▶ ［**11**　　］痛：関節包や靭帯には痛覚の神経終末が多く分布しており、捻挫や骨折などで組織が異常に伸長されたり、炎症により発痛物質が産生されたりすることで、関節に強い痛みが生じる。
  - ▶ ［**12**　　］痛：神経への圧迫刺激、ウイルス感染や化学物質の刺激により生じる。
  - ▶ ［**13**　　］痛：内臓疾患により生じる腰痛や、股関節疾患により生じる膝関節痛など、障害された部位とは離れた部位に痛みが生じる。
- 疼痛は、発症様式によって、以下のように分類される。
  - ▶ ［**14**　　］痛：動作に関係なく生じる痛みであり、炎症性疾患や悪性腫瘍などで生じる。
  - ▶ ［**15**　　］痛：関節の動き（動作）や荷重ストレスに伴い生じる。

2) 変形

- ［**16**　　］（deformity）とは、いったん正常に形成された器官において、何らかの原因によって生じた形態異常をさす。
- ［**17**　　］（malformation）とは、胎生期の問題によって出生時に形態異常を示す病態をさす。
- 変形を起こす要因を機能的な面から分類すると、以下のように分けることができる。
  - ▶ ［**18**　　］性変形：もともと存在する変形を代償するために二次的に生じた変形をさす。
  - ▶ ［**19**　　］性変形：痛みを逃避させるための反射性筋収縮によって起こる変形をさす。疼痛性変形または逃避性変形ともいう。
  - ▶ ［**20**　　］性変形：神経疾患により生じる変形をさす。弛緩性変形と痙性変形があり、弛緩性変形では拮抗筋拘縮などが、痙性変形では特定肢位の関節の変形などがみられる。
  - ▶ ［**21**　　］性変形：筋組織自体の病変によって生じる変形をさす。

- 部位別にみたとき、以下のような変形がある。
  - ▶ 肩甲骨の変形：先天的な異常として、シュプレンゲル変形がある。後天的な異常として、進行性筋ジストロフィーなどによって引き起こされる[22　]状肩甲骨がある。
  - ▶ 肘関節の変形：肘外偏角（carrying angle：上腕軸と前腕軸がなす角度で、男性は約6〜11度、女性は12〜15度が正常）が増加したものを[23　]肘（Ⓐ）、減少したものを[24　]肘（Ⓑ）という。

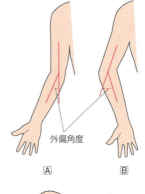

  - ▶ 手指の変形：手指の変形は以下のものがある。
    - [25　]変形（Ⓐ）：PIP関節（近位指節間関節）の過伸展、DIP関節（遠位指節間関節）の屈曲が生じる変形。
    - [26　]変形（Ⓑ）：PIP関節の屈曲、DIP関節の過伸展が生じる変形。
    - [27　]指（槌指〈ツチユビ〉）（Ⓒ）：DIP関節部の伸筋腱の断裂によってDIP関節の屈曲が生じる変形。

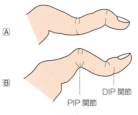

  - ▶ 脊椎の変形：矢状面における変形と前額面における変形に分けられる。正常な場合、頸椎と腰椎は軽度の[28　]彎を示し、胸椎は軽度の[29　]彎を示す（Ⓐ）。
    - [30　]（エンパイ）（Ⓑ）：胸椎の後彎が強くなったものをさす。
    - [31　]（オウハイ）（Ⓒ）：腰椎の前彎が強くなったものをさす。
    - [32　]（オウエンパイ）（Ⓓ）：胸椎の後彎と腰椎の前彎が増強したものをさす。
    - [33　]（ヘイハイ）（Ⓔ）：胸椎の後彎と腰椎の前彎が減少したものをさす。
    - [34　]（キハイ）：後彎がごく限られた範囲に起こって角状の変形を示すものをさす。
    - [35　]（ソクワン）：脊柱が側方に彎曲した状態をさす。

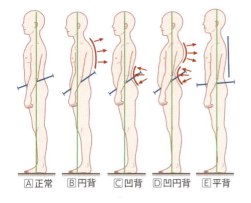

  - ▶ 股関節の変形：大腿骨頸部と骨幹部のなす角を頸体角といい、成人では120〜130度が正常であるが、これより小さい角をなすものを[36　]股（Ⓐ）、大きい角をなすものを[37　]股（Ⓑ）という。内反股の症状として、下肢の短縮、跛行、トレンデレンブルグ症状などがみられる。

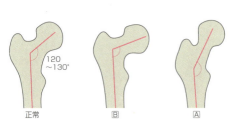

  - ▶ 膝関節の変形：大腿骨と脛骨の長軸がなす角を大腿脛骨角（FTA）といい、成人では約176度が正常であるが、大腿軸に対して下腿軸が外方に開き大腿脛骨角が正常よりも[38　]いものを[39　]反膝（Ⓐ）、逆に内側に開き大腿脛骨角が正常よりも[40　]いものを[41　]反膝（Ⓑ）という。膝関節が0度を超えて前方に[42　]する変形を反張膝（Ⓒ）という。

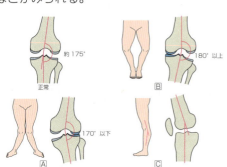

▶足・足趾の変形：足部は変形が生じやすい部位である。
- [43   ] 足（センソク）（A）：足関節が底屈位で拘縮したものをさす。
- [44   ] 足（ショウソク）（B）：足関節が背屈位で拘縮したものをさす。
- [45   ] 足（C）：後面より見て後足部（踵部）が下腿軸に対して内方に回転したものをさす。
- [46   ] 足（D）：後面より見て後足部（踵部）が下腿軸に対して外方に回転したものをさす。
- [47   ] 足（E）：足の内側長軸のアーチ（土踏まず）の高さが低下したものをさす。
- [48   ] 足（オウソク）（F）：足の内側長軸のアーチ（土踏まず）の高さが増大したものをさす。
- [49   ] 足（G）：前面より見て足の遠位部が内側に向かい内転位をとるものをさす。
- [50   ] 足（H）：前面より見て足の遠位部が外側に向かい外転位をとるものをさす。
- [51   ] 母趾（I）：母趾がMTP関節（中足趾節関節）で小趾側に曲がったものをさす。
- [52   ]（ツチユビ）（J）：MTP関節の過伸展とPIP関節の屈曲がみられるものをさす。

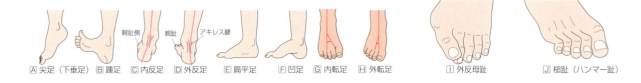

A 尖足（下垂足）　B 踵足　C 内反足　D 外反足　E 扁平足　F 凹足　G 内転足　H 外転足　I 外反母趾　J 槌趾（ハンマー趾）

3）運動麻痺

- 運動麻痺は、程度によって、以下のように分類できる。
  ▶ [53   ] 麻痺：随意運動がまったく不可能な状態をさす。
  ▶ [54   ] 麻痺：随意運動がある程度可能な状態をさす。
- 運動麻痺は、筋緊張の状態によって、以下のように分類できる。
  ▶ 痙性麻痺：筋緊張が増強し腱反射が亢進する状態をさす。[55   ]神経系の障害により起こる。
  　[56   ] 性麻痺：筋緊張が低下し、腱反射が減弱あるいは消失する状態をさす。
- 運動麻痺は、出現のしかたによって、以下のように分類できる。
  ▶ [57   ] 麻痺：1肢だけの麻痺をさす。
  ▶ [58   ] 麻痺：両下肢の麻痺をさす。
  ▶ [59   ] 麻痺：身体の半身（たとえば右側半分のみなど）の麻痺をさす。
  ▶ [60   ] 麻痺：両側上下肢の麻痺をさす。
  ▶ 局所麻痺：各末梢神経に支配される筋の麻痺をさす。代表例を以下に示す。
    - 猿手（A）：[61   ] 神経麻痺
    - 下垂手（B）：[62   ] 神経麻痺
    - かぎ爪手（鷲手）（C）：[63   ] 神経麻痺
    - 下垂足：[64   ] 神経麻痺

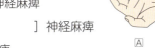

A　　B　　C

4）感覚障害

- 感覚には、[65   ] 感覚（触覚、痛覚、温覚）、深部感覚（位置覚、運動覚、振動覚）、複合感覚（二点識別感覚など）がある。
- 感覚障害には、全部の感覚が障害される[66   ]障害、感覚の一部が障害されて残りは残存する解離性感覚障害、運動麻痺が伴い生じる感覚障害などがある。

5) 筋萎縮と筋緊張

- 筋萎縮は、筋ジストロフィーや多発性筋炎などによって生じる [67   ] 原性萎縮と、脊髄前角細胞の疾患や末梢神経麻痺によって生じる神経原性萎縮に分類できる。
- 筋緊張（筋トーヌス）は、骨格筋が中枢神経の支配により絶えず不随意に [68   ] した状態をさす。
  ▶ 筋トーヌス亢進の状態には、痙縮と固縮がある。
    - [69   ]（spasticity）とは、関節に急激な他動運動を加えた場合、はじめは大きな抵抗を示すが途中で急に抵抗がなくなる"折りたたみナイフ現象"を示す状態をさす。
    - [70   ]（rigidity）とは、関節に他動的な運動を加えた場合、持続的な抵抗を示す"鉛管（エンカン）現象"や、ガクガクと断続的な抵抗を示す"歯車現象"を示す状態をさす。
  ▶ 筋トーヌス低下とは、他動的に関節を動かすと、その抵抗が減弱または消失している状態をさす。

6) 関節拘縮（contracture of joint）

- [71   ] とは、関節外に存在する関節包や靭帯などの軟部組織に生じた癒着が原因で、関節可動域が [72   ] された状態をさす。
- 関節が屈曲位で拘縮し、屈曲はできるが伸展ができない状態を [73   ]（位）拘縮、伸展位で拘縮し、伸展はできるが屈曲ができない状態を [74   ]（位）拘縮という。
- 拘縮の原因には、生下時より生じている先天性関節拘縮と、外傷や疾患により生じた後天性関節拘縮がある。

7) 強直（ankylosis）

- [75   ] とは、関節内骨折などの関節自体の重度の損傷や化膿性関節炎などにより、関節包内の関節軟骨や骨、滑膜などが病変を起こすことで、関節可動域の低下や不安定性が生じるものをさす。
- [76   ] 強直とは、関節が自動的にも他動的にもまったく動かない状態をさす。
- [77   ] 強直とは、関節可動域の低下がみられるが、多少の可動性が残されている状態をさす。
- 関節内癒着の病態により骨性強直と線維性強直に分けられる。骨性強直は、外傷などで関節軟骨が消失し、関節内で骨と癒合した状態をさす。骨性強直では完全強直となる。線維性強直は、関節面が滑膜などの繊維組織により癒着している状態をさす。線維性強直の多くは不完全強直である。

8) 歩行障害

- 歩行障害は様々な原因で生じる。歩行能力の障害や歩き方の異常（歩容障害〈跛行〉）がある。代表的なものを以下に示す。
  ▶ 痙性歩行：[78   ] 神経疾患（脳性麻痺）にみられる歩行。
  ▶ 失調性歩行：[79   ] 脳性および脊髄性失調症にみられる歩行。
  ▶ 逃避性歩行：[80   ] を回避するためにみられる歩行。
  ▶ 弾性墜下歩行：脱臼した大腿骨頭が荷重時に殿筋内に移動するような状態での歩行。
  * [81   ] 歩行：歩行時、立脚側の中殿筋の筋力低下により骨盤を水平に保てず、遊脚側の骨盤が下降する現象をさす（右図）。
  ▶ [82   ] 性跛行：一定の距離や時間の歩行により、下肢の脱力や疼痛などが出現し、歩行継続不能となるが、休憩すると歩行可能になる状態をさす。この跛行は、歩容異常ではなく歩行障害に分類される。

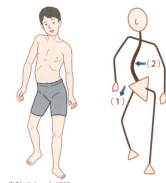

患肢で立った状態
（1）骨盤の健側が下降する （2）体幹が健側に揺れる

2. 検査

1) 神経学的検査

- 徒手筋力テスト（manual muscle testing；MMT）とは、重力や検査者のかける徒手抵抗に対して、関節ごとの筋や筋群の発揮する筋力を測定する検査である。

5：正常（normal）	強い抵抗を加えても、なお［**1**　　　］に打ち勝って正常［**2**　　　］いっぱいに動く。
4：優（good）	いくらか抵抗を加えても、なお［**3**　　　］に打ち勝って正常［**4**　　　］いっぱいに動く。
3：良（fair）	抵抗を加えなければ、［**5**　　　］に打ち勝って正常［**6**　　　］いっぱいに動く。
2：可（poor）	重力を除いた状態なら、正常［**7**　　　］いっぱいに動く。
1：不可（trace）	関節の運動は認められないが、筋の［**8**　　　］がわずかにみられる。
0：ゼロ（zero）	関節運動も筋の［**9**　　　］もまったく認められない。

- 感覚の評価では、［**10**　　］感覚（触覚、痛覚、温覚）や［**11**　　］感覚（位置覚、振動覚）の障害の有無や範囲、程度を調べることで、障害がどの部位に起因しているのかを推測できる。
- 反射には以下のものがあり、評価することで障害の部位を判別することができる。
  ▶ ［**12**　　］反射：下顎反射、膝蓋腱反射、［**13**　　　］腱反射などがある。
  ▶ 表在反射：皮膚や［**14**　　］を針や綿などで刺激すると起こる反射であり、［**15**　　　］反射や［**16**　　］反射などがある。
  ▶ 病的反射：正常の人では出現しない反射である。代表的なものには錐体路障害がある場合に出現する［**17**　　　　］反射があり、先の尖ったもので足底外側を踵から足趾に向かってこすりあげると、母趾が［**18**　　　］し、ほかの趾が開扇（カイセン）する。

2) X線検査

- X線検査は、骨の描写に優れており、硬組織である［**19**　　］の診断には欠かすことができない検査である。
- 骨の正常像では、皮質骨と海綿骨のみが描写され、［**20**　　］膜や軟骨は写らない。
- 原則として、前後像と側面像の2方向の撮影を行う。必要に応じて斜位撮影や軸斜撮影を行う。

3) CT検査（computed tomography；CT）

- CTは、［**21**　　］線を利用して人体をらせん状に照射することで得られたデータをコンピューターで処理を行い、人体の内部構造を画像化する検査である。
- 骨の立体構造や石灰化の把握に用いられ、腫瘍や感染巣の描出には造影剤を併用した撮影が有用である。

4) MRI検査（magnetic resonance imaging；MRI）

- MRIは、［**22**　　］線は利用せず、核磁気共鳴現象を利用して、生体内のプロトン（H^+）が発生する信号を検出して画像化する検査である。
- 腫瘍などの描出には、ガドリニウム（Gd）による造影MRIが有用である。
- 脊椎・脊髄疾患や骨・軟部腫瘍、靱帯損傷、腱損傷などの［**23**　　　］組織損傷の診断に活用される。
- 原則的に、体内に磁性金属や電子機器のある患者（例：ペースメーカー、磁性アバットメント）には使用でき［**24**　　］。人工関節やプレートなどを留置している患者の多い整形外科領域では注意が必要である。

5）超音波検査

- 超音波検査の原理は、プローブに配列された振動子からパルス状の超音波を毎秒数十回以上体内に向けて発信する。発信された超音波は体内の様々な境界面で［25　　　］し、プローブに再び戻り受信される。
- 戻りにかかった時間から計算した反射面までの距離と音波から発信された方向から位置を確定し、その位置の［26　　　］の強さをエコーの明るさとして断面像を表示する。
- 整形外科領域での使用頻度は低いが、筋挫傷や腱板損傷などの診断に有用である。

6）脊髄造影検査（myelography；ミエログラフィー）

- 脊髄造影とは、脊髄の［27　　　］腔に造影剤を注入し、X線やCTで撮影する検査である。
- 脊髄造影の利点は、脊椎前屈・後屈・側屈による神経［28　　　］の動的変化を容易に把握できることである。
- CTと組み合わせることで（CTミエログラフィー）、脊柱管の横断面での神経［29　　　］を正確にとらえることができる。
- 造影剤を使用するため、その副作用が生じる可能性がある。検査後はバイタルサイン、髄膜刺激症状（項部硬直、［30　　　］、嘔吐など）、造影剤による副作用の有無の観察を十分に行う。

7）骨密度の測定

- 骨密度（［31　　　］の量）の測定は、骨粗しょう症の有無や治療効果の有無を判定するうえで重要である。

8）電気生理学的検査

- 電気生理学的検査は、［32　　　］神経障害の部位や程度の判定に有用である。
- 電気生理学的検査として［33　　　］図（electromyography；EMG）があるが、筋電図は大きく以下の2つに分けられる。
  - ▶針筋電図：針電極を刺入し、筋から発せられる活動電位とそのパターンを測定する方法。
  - ▶誘発筋電図：末梢神経に電気刺激を与え、筋の活動電位や、刺激から筋収縮までの時間を測定する方法であり、神経伝導速度や脊髄誘発電位を測定できる。

9）関節鏡検査

- 関節鏡検査は、麻酔下で関節腔内に関節鏡を挿入し、関節内部を直接観察する検査である。
- 鏡視下で観察することで、［34　　　］時の関節内の変化をとらえることができる。

3. 運動器の診察

1）問診

- 運動器疾患のおもな主訴は、疼痛、変形、［1　　　］障害である。
- 疼痛の原因を検索するためには、以下のように詳細に問診する必要がある。
  - ▶「どこが痛いですか？」（部位、範囲）
  - ▶「いつから、どのくらいの時間、痛みがありましたか？」（時間経過）
  - ▶「どのような痛みですか？」（症状）
  - ▶「今の痛みを10段階で評価すると、どのくらいの痛みですか？」（痛みの程度）

2）視診、触診

- 視診では、体型、歩容（歩いているときの身体運動の様子）、姿勢、変形、[2]萎縮の状態、腫脹や腫瘤の存在、皮膚の異常、創傷の有無を調べる。
- 触診では、[3]温（熱感の有無）、腫脹や腫瘤の大きさや硬さ、圧痛、叩打痛（コウダツウ）、関節の運動などを検討する。
- 異常歩行の観察により、[4]部位や原因疾患が推定できることもある。

3）計測

- 四肢の変形や機能障害を把握するために、骨の[5]さ、周囲径、関節可動域などの測定が行われる。
- [6]可動域（range of motion；ROM）測定は、身体の関節を自動的または他動的に動かして、関節の運動範囲（角度）を測定する方法である。
- [7]可動域の測定には関節角度計が用いられる。

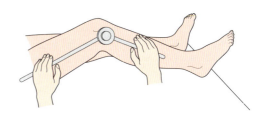

▶ 4．非薬物療法（保存療法）と薬物療法

1）非薬物療法

(1) 固定法

① ギプス固定

- ギプスの目的は、病巣部を固定することによる局所の[1]、変形の矯正である。
- ギプスは、一般的には、骨折部位を整復した後に[2]癒合が得られるまで用いられる。
- 骨折の手術前の[3]の保持および手術後の内固定を保護するために短期間に用いられることもある。
- ギプスの素材は、石膏や水硬性樹脂（グラスファイバー）がある。水硬性樹脂は、短時間で硬化し、巻いた直後から[4]を発するという特質がある。
- ギプス装着時は、循環障害、神経障害、皮膚障害などに注意する。
  ▶ [5]障害：下腿骨骨折や小児の上腕骨顆上骨折に起こりやすい。上腕骨顆粒骨折後の阻血性壊死として[6]拘縮が発症する可能性がある。
  ▶ [7]障害：橈骨神経、尺骨神経、正中神経、腓骨神経に起こりやすい。
  ▶ [8]障害：踵骨部、腓骨小頭、仙骨部、内踝部、外踝部、大転子部などに起こりやすい。
- ギプスを切るときは、電動ギプス鋸（[9]）を使用する。

② 副子法

- 副子（フクシ）とは、四肢の[10]や関節炎などの固定包帯に用いる装具をさす。ギプス副子（ギプスシーネ）や金網副子（金網シーネ）、アルミ副子（アルフェンスシーネ）などの種類がある。

(2) 理学療法

- 整形外科の治療において、リハビリテーション医学は大きな役割がある。そのうち、[11]療法を主体とした理学療法（physical therapy；PT）の占める割合は大きい。運動療法は薬物療法と比較し、侵襲が[12]。

- 運動療法の目的は、①関節拘縮の［13　　　］と関節可動域の拡大、②筋力強化と持久力の増大、③四肢の協調性運動の改善、④変形・異常姿勢の改善、⑤運動による呼吸循環機能の改善などとされる。
- 運動療法は、徒手筋力テスト（MMT）や関節可動域（ROM）測定など患者の運動機能が正しく評価されたうえで、その患者に合わせた処方のもと実施される。以下のような運動を組み合わせて、訓練が行われる。
  - ▶ ［14　　　］運動（passive exercise）：他人の力や器具などの外力に頼って行う運動をさす。主目的は、関節の可動域維持や改善である。
  - ▶ ［15　　　］運動（active exercise）：患者が随意的に筋を収縮させる運動をさす。当該関節には動きを与えず、筋肉の［16　　　］運動のみを自発的に行う。自動運動は循環機能、肺機能を向上させる。
- 物理療法とは、物理的な作用を利用して行われる治療法をさす。以下のようなものがある。
  - ▶ 温熱療法：［17　　　］療法は、局所あるいは全身の血流増加、新陳代謝促進、筋緊張緩和、鎮痛、鎮静作用などを目的に行われる。運動療法の補助的治療として併用される。
  - ▶ 電気療法：電気療法とは、生体に電気を流す治療法で、筋や神経を刺激し筋収縮を起こさせたり、感覚神経を刺激し痛みを取り除く。
  - ▶ 水治療法：水治療法の1つである水中訓練は、浮力により重力の［18　　　］を軽減させ、早期荷重歩行を可能にさせる訓練である。
- 日常生活活動・動作訓練として、以下のようなものがある。
  - ▶ ベッド訓練、マット訓練：寝返りをする、体を起こす、バランスをとるなどの訓練を行う。
  - ▶ 車椅子訓練：車椅子への移乗作業や車椅子を自操するための訓練をいう。
  - ▶ 起立・歩行訓練：傾斜台などを用いた［19　　　］訓練から始まり、平行棒、歩行器、松葉杖、杖による歩行、独歩という形で徐々に歩行訓練が行われる。

(3) 牽引療法

- 牽引（ケンイン）とは、骨や関節に［20　　　］または間接に牽引力を働かせる方法である。
- 牽引の目的は、骨折の整復と［21　　　］、関節疾患における痛みの［22　　　］および良肢位の保持、病的脱臼や関節拘縮の予防などである。
- 牽引の種類には、以下の2つの方法がある。
  - ▶ 介達（カイタツ）牽引法：皮膚に天然ゴムフォームなどをあて、その上から弾性包帯（伸縮包帯）で巻き、［23　　　］的に牽引を行う方法である。直達牽引に比べて牽引力が弱く、圧迫による［24　　　］障害や神経・血管障害の危険性があるが、簡便で応用範囲が広い。
  - ▶ 直達牽引法：骨に直接キルシュナー鋼線や金属の爪を刺入して牽引する方法である。刺入部からの感染の危険性や体位変換の困難さがあるが、介達牽引に比べて牽引力が非常に強い。

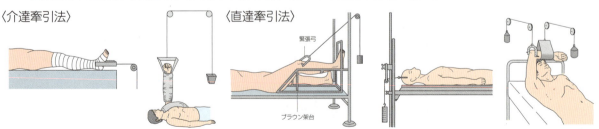

〈介達牽引法〉　〈直達牽引法〉

2) 薬物療法（関節内注射）

- 関節内注射は、［25　　　］リウマチや変形性関節症などに対して、貯留した関節液を吸入排除したり、関節腔内に薬剤（副腎皮質ステロイド薬、ヒアルロン酸製剤など）を注入したりする目的で行われる。

5. 手術療法

1) 脊椎・脊髄疾患に対する主な手術療法

(1) 除圧術

椎間板［ **1** 　　　　］や骨化した［ **2** 　　　　］などによる神経組織に対する圧力を取り除く。

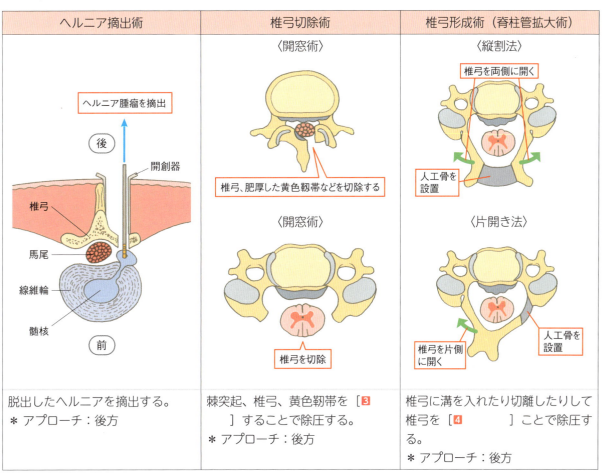

(2) 固定術

- 自家骨移植やスクリューやロッドなどを用いて、不安定性のある脊椎を［ **5** 　　　　］する。

前方除圧固定術	環軸椎固定術	椎体間固定術
前方のアプローチにより神経組織に対する圧力を取り除き、骨移植やプレートなどで固定する。 ＊アプローチ：［ **6** 　　　］	環椎と軸椎の間に骨移植を行い、不安定性のある［ **7** 　　　］を固定する。 スクリューやワイヤーを用いることがある。 ＊アプローチ：後方	椎骨と椎骨の間に骨移植を行い、不安定性のある［ **8** 　　　］間を固定する。 スクリューやロッドなどを用いることがある。 ＊アプローチ：後方あるいは前方

2）変形性関節症に対する主な手術療法

(1) 股関節に対する手術

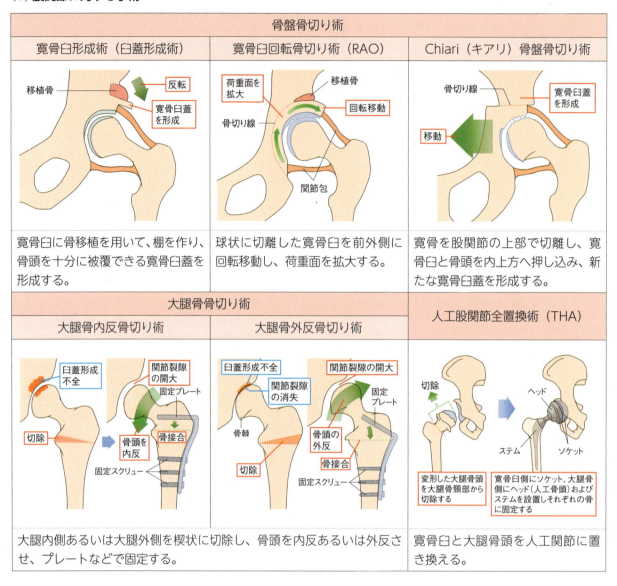

(2) 膝関節に対する手術

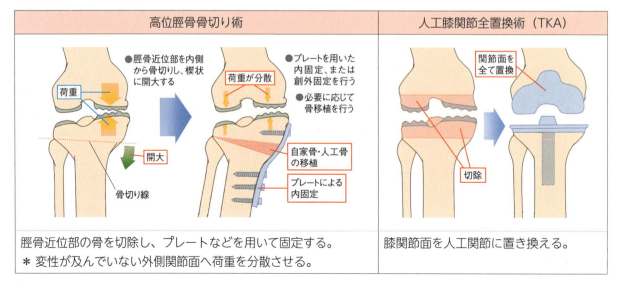

3）骨折に対する主な手術療法

- 骨折の部位や状態に合わせて、以下の固定材を用いて、内固定（骨接合術）が行われる。
- 創外固定では、骨折部位で直接固定を行わず創外固定器を用いて周辺部位に経皮的に鋼線やピンを刺入して固定する方法をさす。

鋼線	スクリュー	プレート	髄内釘
キルシュナー（kirschner）鋼線や軟鋼線を用いて、骨片の固定を行う。	スクリューを用いて、骨折部位を固定する。	プレートを骨折部位にあて、スクリューを用いて固定する。	骨髄内にネイル（釘）を挿入して、固定する。

4）整形外科手術に用いる特徴的な物品

（1）生体材料

- 生体材料とは、移植などにより生体組織と直接接触する材料のことを指し、整形外科領域では、骨接合材料（スクリュー、プレートなど）、人工関節、人工靱帯、人工骨などがある。
- 人工骨を用いる利点として、移植骨を採取するための侵襲が［ 9 ］、任意の量や形状を調節できる、生体の適合がよい、免疫反応がない、などがあげられる。
- 人工骨を用いる問題点として、力学的強度が弱い、骨細胞の侵入が［ 10 ］である、骨への置換が遅い、高価である、などがあげられる。

（2）タニケット（駆血帯）

- タニケット（駆血帯）とは、四肢に装着したカフ（止血帯）にコンプレッサーで圧縮空気を送気し、末梢への血流を遮断することで、［ 11 ］血視野での手術野を確保することができるシステムである。
- カフの設定は、医師の指示のもと実施する。
- 連続加圧時間は2時間を超えないようにする。2時間以上の止血を行う場合は、20分程度カフを緩め、体肢に血液を循環させることが必要となる。
- タニケットの使用に伴い、［ 12 ］、しびれや痛みが生じる場合もあるため、十分な観察が必要である。

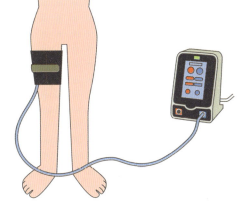

V-4 運動器

(3) 術中X線透視装置

- 骨折手術や骨切り手術、脊椎固定術などの整形外科領域における手術では、術中X線透視装置が必須となる。
- 主に、Cアーム型のX線透視装置が用いられる。
- 患者や医療者の［**13**　　　］被曝を考慮する必要がある。

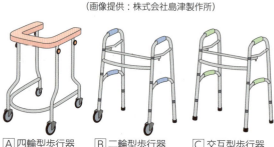

外科用X線TVシステム OPESCOPE ACTENO
（画像提供：株式会社島津製作所）

▶ 6. 歩行器・杖

- 歩行器には、右図のような種類がある。
  両［**1**　　　］に荷重をかけることができるが、筋力が弱くバランスの悪い患者に使用される。

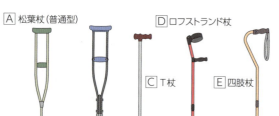

A 四輪型歩行器　B 二輪型歩行器　C 交互型歩行器

- 杖には、以下のような種類がある。
  ▶ ［**2**　　　］杖（A、B）：長さが調節できるものと、患者に合わせて作製されるものがある。松葉杖の先端は、足先から前外方に約15cmの位置をとるのが標準である。
  ▶ ［**3**　　　］（C）：両下肢荷重が可能であるが支持性やバランスに問題がある場合に用いられる。杖は、原則的に健手に持つ。杖は肘関節屈曲30度で持ち、足底部より外方15cm、斜め前一足長前につく長さとする。
  ▶ ロフストランド杖（D）：上腕の支持力が必要な場合に用いられる。

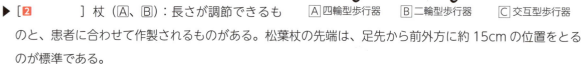

A 松葉杖（普通型）　D ロフストランド杖　C T杖　E 四脚杖　B 松葉杖（伸縮型）

- 松葉杖とT杖の長さの設定や歩行の基本姿勢は以下のとおりである。
  ▶ 杖の長さ

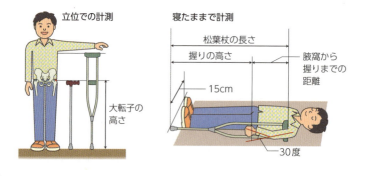

立位での計測　　寝たままで計測
大転子の高さ　　松葉杖の長さ／握りの高さ／腋窩から握りまでの距離／15cm／30度

  ▶ 歩行の基本姿勢

〈松葉杖〉

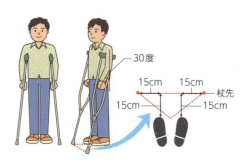

30度　15cm　15cm　杖先　15cm　15cm

〈T杖〉

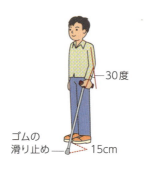

30度　ゴムの滑り止め　15cm

機能別代表的な疾患

I. 脊椎・脊髄疾患

脊椎は構造的にも機能的にも [①　　　] になりやすく、椎間板が [②　　　] することで様々な脊椎・脊髄疾患を引き起こす。

1. 各脊椎・脊髄疾患の原因・病態、症状、診断、治療

A 椎間板ヘルニア

1) 原因・病態

- 椎間板の内部にある [①　　　] がそれを取り巻く線維輪を破って脊柱管内に突出または脱出し、神経根や脊髄、馬尾を圧迫することで生じる。
- 加齢に伴う椎間板の退行性変性の過程で生じるが、労働やスポーツなどの力学的負荷をきっかけとして生じることも少なくない。
- 髄核が後方線維輪内に存在したまま膨大する [②　　　] 型と、線維輪を破って脊柱管内に飛び出す [③　　　] 型に分けられる。
- 発症部位は、第 [④　　] ～ [⑤　　] 腰椎間が最も多く、次いで第 [⑥　　] 腰椎～第 [⑦　　] 仙椎間が多い。

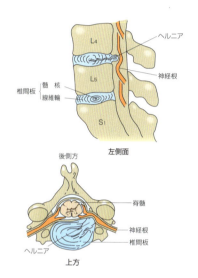

2) 症状

- ヘルニアの発生部位により異なる。

	症状	好発年齢
頸椎	・後頸部痛、可動域制限、一側上肢の [⑧　　] 痛や脱力 ・症状が進行すると歩行障害や膀胱直腸障害がみられる	・30～50歳代 ・[⑨　　] 性
胸椎	・背部痛、可動域制限 ・症状が進行すると歩行障害や膀胱直腸障害がみられる	・40歳以降 ・男女差は明らかではない
腰椎	・腰痛、可動域制限、一側下肢の [⑩　　] 痛や脱力 ・症状が進行すると膀胱直腸障害がみられる	・20～40歳代 ・[⑪　　] 性

3) 診断

- MRIは、症状と一致する高位の椎間板の [⑫　　] や脱出が確認できるが、無症候性のヘルニアもあるため注意する。必要に応じて脊髄造影などを行う。

4) 治療

- 椎間板ヘルニアは時間の経過に伴い [⑬　　] 退縮することもあるため、保存療法が第一選択となる。
- 保存療法が奏功しない場合は、頸部では前方除圧固定術、腰部ではヘルニア摘出術（LOVE法）などが選択される。

B 頸椎症性脊髄症、頸椎症性神経根症

1）原因・病態
- 椎間板の退行性変性を基盤として、椎間板腔の狭小化、椎体辺縁や椎間関節周囲の骨棘形成などによって、脊髄または［**1**　　　　］もしくは両者が圧迫されることで神経症状が生じるものをさす。
- ［**2**　　　　］が圧迫され神経症状を呈するものを頸椎症性脊髄症、［**3**　　　　］が圧迫され神経症状を呈するものを頸椎症性神経根症という。

2）症状
- 頸椎症状として、頸部痛、頸椎可動域制限、上肢の［**4**　　　　］がみられる。
- 脊髄症状として、手指の［**5**　　　］（コウチ）運動障害、歩行障害、膀胱直腸障害がみられる。
- 神経根症状として、神経根に沿った上肢のしびれや痛み、神経根が支配する筋の筋力低下がみられる。

3）診断
- X線像では、脊柱管の前後径の狭小化、頸椎の後方すべり、椎体辺縁の骨棘形成などがみられる。
- MRI像では、［**6**　　　］や神経根の圧迫、椎間板の変性などがみられる。

4）治療
- 保存療法が奏功しない場合、手術療法として、前方除圧固定術や椎弓形成術が行われる。

C 後縦靱帯骨化症、黄色靱帯骨化症

1）原因・病態
- 後縦靱帯骨化症は、［**1**　　　］靱帯が肥厚し骨化することで［**2**　　　　］が圧迫され、脊髄症状を起こすものである。頸椎後縦靱帯骨化症は、1960年にわが国で最初に報告された。
- 黄色靱帯骨化症は、［**3**　　　］靱帯が肥厚し骨化することで［**4**　　　　］が圧迫され、脊髄症状を起こすものである。

2）症状

	症状	好発年齢、好発部位
後縦靱帯骨化症	・頸椎の場合は、頸部周囲の疼痛、頸髄症状（手指の疼痛や［**5**　　　］、下肢の運動障害など）がみられる ・胸椎や腰椎の場合は、胸髄・腰髄症状（下肢のしびれや運動障害など）がみられる	・中高年に多い ・［**6**　　］椎に好発する
黄色靱帯骨化症	・胸髄症状（下肢のしびれや運動障害など）	・中高年の［**7**　　］性に多い ・下位胸椎に好発する

3）診断
- X線像で、骨化巣がみられる。黄色靱帯骨化症はX線像よりもCT像のほうが骨化巣を確認しやすい。
- MRI像で、［**8**　　　］の圧迫程度を把握する。

4）治療
- 保存療法が奏功しない場合、手術療法として、椎弓切除術や椎弓形成術が行われる。

D 腰部脊柱管狭窄症

1）原因・病態
- 脊柱管が狭小化し、脊髄や馬尾、神経根を［**1**　　　］することで、圧迫された部位の神経症状を呈するものをさす。
- 原因の大半は、加齢による［**2**　　　］（黄色靱帯の肥厚）である。

2）症状
- 殿部から下肢にかけての［**3**　　　］や疼痛、脱力、神経性間欠跛行がみられ、重症化すると［**4**　　　］障害がみられる。
- 神経組織の［**5**　　　］部位により馬尾障害と［**6**　　　］障害に分けられ、併発することも多い。
- 馬尾症状として下肢や殿部、会陰部の異常感覚（［**7**　　　］や灼熱感など）などがみられ、神経根症状として下肢や殿部の［**8**　　　］などがみられる。
- 発生部位は［**9**　　　］が最も多く、次いで頸部が多い。好発年齢は中高年である。

3）診断
- X線像、CT像、MRI像などで、脊柱管の［**10**　　　］の有無を確認する。
- 画像所見と臨床症状がかならずしも一致しないため、病歴や神経学的所見と併せて診断する。

4）治療
- 保存療法が奏功しない場合は、手術療法として、椎弓形成術、椎弓切除術、椎間固定術が行わる。

2. 看護

1）前方アプローチで、頸椎前方除圧固定術を受ける患者の術前、術中、術後の看護（O-p、T-p、E-p）
(1) 頸椎前方除圧固定術を受ける患者の術前の状態を考え、アセスメントに必要な観察項目や看護援助を具体的にあげましょう。（O-p、T-p、E-p）

(2) 頸椎前方除圧固定術を受けている患者の術中の状態を考え、アセスメントに必要な観察項目や看護援助を具体的にあげましょう。(O-p、T-p、E-p)

＊肢位（禁忌肢位含む）、ADL などについても考えてみよう。

(3) 頸椎前方除圧固定術を受けた患者の術後の状態を考え、アセスメントに必要な観察項目や看護援助を具体的にあげましょう。(O-p、T-p、E-p)

＊肢位（禁忌肢位含む）、ADL などについても考えてみよう。

(4) 頸椎前方除圧固定術を受けた患者の生活の再構築を支援するために、どのような退院指導が適切かまとめましょう。

＊肢位（禁忌肢位含む）、ADL などについても考えてみよう。

2) 後方アプローチで、頸椎、胸椎、あるいは腰椎の除圧術および固定術を受ける患者の術前、術中、術後の看護（O-p、T-p、E-p）

(1) 除圧術および固定術を受ける患者の術前の状態を考え、アセスメントに必要な観察項目や看護援助を具体的にあげましょう。（O-p、T-p、E-p）

(2) 除圧術および固定術を受けている患者の術中の状態を考え、アセスメントに必要な観察項目や看護援助を具体的にあげましょう。（O-p、T-p、E-p）

＊腹臥位での体位での観察項目や看護援助などについても考えてみよう。

V-4 運動器

(3) 除圧術および固定術を受けた患者の術後の状態を考え、アセスメントに必要な観察項目や看護援助を具体的にあげましょう。（O-p、T-p、E-p）

＊肢位（禁忌肢位含む）、ADL などについても考えてみよう。

(4) 除圧術および固定術を受けた患者の生活の再構築を支援するために、どのような退院指導が適切かまとめましょう。

＊肢位（禁忌肢位含む）、ADL などについても考えてみよう。

Ⅱ. 変形性関節症

関節軟骨やそのほかの組織の退行性変化と、これに続く骨・軟骨の破壊と増殖性変化により、[**1**   ]の形態が変化し、関節痛や可動域制限などが生じるものをさす。

A 変形性股関節症

1) 原因・病態
- 関節軟骨の退行性変化をきっかけに [**1**   ] の関節破壊・[**2**   ] をきたす疾患をさす。
- わが国では、二次性のものがほとんどで、その大部分は先天性股関節脱臼や臼蓋形成不全に起因するもの（亜脱臼性）である。

2) 症状
- 股関節の [**3**   ]、関節可動域制限、トレンデレンブルク歩行などの [**4**   ]、関節変形がみられる。
- 40〜50歳代の [**5**   ] 性、臼蓋形成不全のある人、大きな荷重がかかる作業をする人などに好発する。

3) 診断
- X線像では、関節裂隙の狭小化、軟骨下骨の骨硬化、骨棘形成などがみられる。
- CT像では、臼蓋や大腿骨頭の形態、位置関係などを確認することができる。
- MRI像では、関節軟骨や関節唇の病変や、海面骨内部の骨病変の広がりを確認することができる。

4) 治療
- 保存療法が奏功しない場合は、手術療法として、関節温存術（骨切り術、臼蓋形成術など）、人工股関節全置換術（total hip arthroplasty；THA）が行われる。
- 人工股関節全置換術（THA）には、骨セメントを用いて固定するセメント固定と、骨セメントを用いないセメントレス固定がある。
- 人工関節には耐用年数に [**6**   ] があるため、再置換することもありうる。

5) 看護
(1) 人工股関節全置換術を受ける患者の術前、術中、術後の看護（O-p、T-p、E-p）
① 人工股関節全置換術を受ける患者の術前の状態を考え、アセスメントに必要な観察項目や看護援助を具体的にあげましょう。（O-p、T-p、E-p）

② **人工股関節全置換術**を受けている患者の**術中**の状態を考え、アセスメントに必要な観察項目や看護援助を具体的にあげましょう。（O-p、T-p、E-p）

③ **人工股関節全置換術**を受けた患者の**術後**の状態を考え、アセスメントに必要な観察項目や看護援助を具体的にあげましょう。（O-p、T-p、E-p）

＊肢位（禁忌肢位含む）、ADLなどについても考えてみよう。

④ **人工股関節全置換術**を受けた患者の**生活の再構築**を支援するために、どのような退院指導が適切かまとめましょう。

＊肢位（禁忌肢位含む）、ADLなどについても考えてみよう。

B 変形性膝関節症

1) 原因・病態
- 関節軟骨の退行性変化をきっかけに、骨の増殖性変化や滑膜の炎症が生じることで、関節破壊・[１]をきたす疾患をさす。
- 変形性膝関節症は、変形性関節症のなかで最も[２]くみられる。
- 原因の大半は、明らかな原疾患がない一次性のものであり、退行性変化、肥満、遺伝などが関連する。

2) 症状
- 膝関節の[３]、関節可動域制限、関節腫脹、関節変形がみられる。
- 中高年の[４]の女性に好発する。

3) 診断
- X線像では、関節裂隙の狭小化、軟骨下骨の骨硬化、骨棘形成などがみられる。
- 関節軟骨の状態を正しく把握するためには、膝関節の立位正面像の撮影が不可欠である。

4) 治療
- 日常生活指導、[５]療法、装具療法、薬物療法などの保存療法が第一選択となる。
- 保存療法が奏功しない場合は、手術療法として、半月板切除術などの関節鏡視下手術、高位脛骨骨切り術、人工膝関節全置換術（total knee arthroplasty；TKA）が行われる。
- 人工膝関節全置換術（TKA）では、タニケット（駆血帯）や骨セメントが用いられる。
- 人工関節には耐用年数に[６]があるため、再置換することもあり得る。

5) 看護
(1) 人工膝関節全置換術を受ける患者の術前、術中、術後の看護（O-p、T-p、E-p）
① 人工膝関節全置換術を受ける患者の術前の状態を考え、アセスメントに必要な観察項目や看護援助を具体的にあげましょう。（O-p、T-p、E-p）

② 人工膝関節全置換術を受けている患者の術中の状態を考え、アセスメントに必要な観察項目や看護援助を具体的にあげましょう。（O-p、T-p、E-p）

＊タニケット（駆血帯）や骨セメントを使用する点の観察項目や看護援助などについても考えてみよう。

③ 人工膝関節全置換術を受けた患者の術後の状態を考え、アセスメントに必要な観察項目や看護援助を具体的にあげましょう。（O-p、T-p、E-p）

＊肢位（禁忌肢位含む）、ADLなどについても考えてみよう。

④ 人工膝関節全置換術を受けた患者の生活の再構築を支援するために、どのような退院指導が適切かまとめましょう。

＊肢位（禁忌肢位含む）、ADLなどについても考えてみよう。

Ⅲ．骨折

外力により骨組織の連結が解剖学的に絶たれた状態をさす。

1．骨折の分類

1）原因による分類

- [1]性骨折：正常の骨に、その強度を上回る強い外力が一度に加わることで起こるもの。
- 疲労骨折：弱い外力が繰り返し同じ部位に加えられた結果として起こるもの。
- [2]骨折：骨に脆弱性をもたらすような病的変化があり、通常であれば骨折を生じない程度の弱い外力によって骨折が起こるもの。

2）外力の加わり方による分類

- [3]骨折、圧迫骨折、剪断骨折、捻転骨折、裂離骨折、嵌入骨折がある。

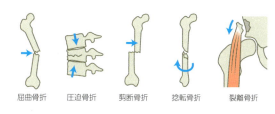

屈曲骨折　圧迫骨折　剪断骨折　捻転骨折　裂離骨折

3）折れ方による分類

- 骨折線の走り方により、[4]骨折、[5]骨折、螺旋骨折、粉砕骨折、陥入骨折がある。

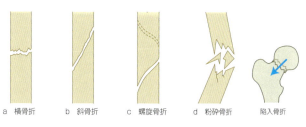

a 横骨折　b 斜骨折　c 螺旋骨折　d 粉砕骨折　陥入骨折

4）創との交通の有無による分類

- 閉鎖骨折（単純骨折）：皮膚に開放創がないか、あっても骨折部と連絡のないもの。皮下骨折ともいう。
- [6]骨折（複雑骨折）：皮膚に開放創があり、さらに骨折部と交通しているもの。

5）解剖学的位置による分類

- 骨幹部骨折、骨幹端部骨折、骨端部骨折、関節内骨折がある。

2．各骨折の原因・病態、症状、診断、治療

A 主な骨折

1）主な骨折部位

- ▶ 肩甲骨骨折
- ▶ 上腕骨近位部／骨幹部／顆上／外側顆骨折
- ▶ 肘部骨折／前腕骨骨折／橈骨遠位端骨折
- ▶ 舟状骨骨折／中手骨骨折
- ▶ 鎖骨骨折／肋骨骨折
- ▶ 骨盤骨折
- ▶ 大腿骨遠位端骨折
- ▶ 脛骨近位骨折／膝蓋骨骨折
- ▶ 下腿骨骨幹部骨折
- ▶ 距骨骨折／踵骨骨折

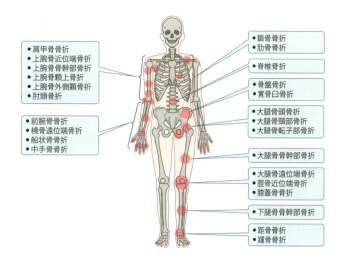

2) 症状

- 骨折部には自発痛があり、患部を動かすことで [1   ] が増強する。
- 骨折後は、血腫や炎症による浮腫によって骨折部が [2   ] する。
- 骨折により、骨の支持機能が失われ、骨に付着する [3   ] の機能不全が起こることがある。
- 関節内骨折では、著しい腫脹によって関節可動域が [4   ] される。
- 完全骨折では、骨片の転位により、外見上で屈曲、陥凹、短縮、ねじれなどの [5   ] がみられる。転移のない亀裂骨折、不完全骨折ではみられないこともある。
- 骨盤骨折や大腿骨骨折、開放骨折や血管損傷を伴う骨折などでは、大量出血を起こし循環血液量が不足することで [6   ] ショックをきたすことがある。

3) 診断

- X線検査は、骨折を診断するうえで基本となる検査である。少なくとも2方向から撮影し、部位によっては追加で斜位や特殊な肢位の撮影を行う。
- 複雑な形態を評価する場合には、CT検査を行う。
- 血管損傷が疑われる場合には、血液造影検査を行う。

4) 治療

- 骨折治療の基本原則として、①整復、②[7   ]、③リハビリテーションの3段階がある。
- 整復には、保存的（非観血的）整復（徒手整復、牽引）、手術的（観血的）整復がある。
- 固定には、外固定と内固定がある。観血的整復と内固定を合わせて行う場合を観血的整復固定という。
    - ▶外固定：ギプス、牽引、創外固定
    - ▶内固定：スクリューやプレート、髄内釘などの固定材（内固定材）を用いた固定

5) 看護

各骨折の看護について、各自で考えてみよう。

B 大腿骨頸部骨折、大腿骨転子部骨折

1) 原因・病態

- 大腿骨近位部の骨折は発生部位によって近位側から①[1 　　　]骨折、②[2 　　　]骨折、③頸基部骨折、④[3 　　　]骨折、⑤転子下骨折に分けられる。
  - ▶ [4 　　　]骨折（①）：関節内骨折である。
  - ▶ [5 　　　]骨折（②）：関節内骨折である。骨癒合はやや不良。
  - ▶ 頸基部骨折（③）：頸部骨折と転子部骨折のどちらにも分類できず、骨折線が関節包の内外に及ぶものをいう。骨癒合は比較的良好。
  - ▶ [6 　　　]骨折（④）：関節外骨折である。骨癒合は良好。
  - ▶ 転子下骨折（⑤）：関節外骨折である。小転子下5cmまでに骨折線が存在する。骨癒合はやや不良。

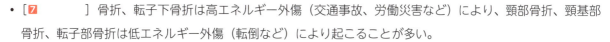

- [7 　　　]骨折、転子下骨折は高エネルギー外傷（交通事故、労働災害など）により、頸部骨折、頸基部骨折、転子部骨折は低エネルギー外傷（転倒など）により起こることが多い。
- 高齢者の[8 　　　]で生じることが多い。

2) 症状

- 股関節に疼痛がみられ、起立不能となる。
- 高齢の[9 　　　]性に好発する。

3) 診断

- X線像で、骨折線が大腿骨頸部に認められる場合を大腿骨[10 　　　]骨折とし、大腿骨転子部に認められる場合を大腿骨[11 　　　]骨折とする。
- 大腿骨頸部骨折では、転位の程度によって分類するGarden分類が頻用される。

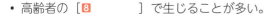

4) 治療

- 大腿骨頸部骨折では、内固定術（骨接合術）や人工骨頭置換術が選択される。

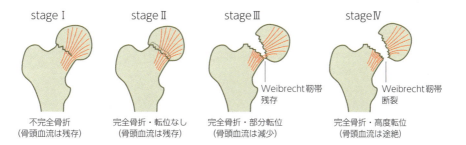

- 大腿骨転子部骨折では、内固定術（骨接合術）が選択される。

内固定術（骨接合術）	
sliding hip screw（CHS タイプ）	髄内釘

- 大腿骨骨折に対して髄内釘やプレートによる固定術を行う場合、持続的な［⑫　　　］とX線透視下での操作が必要なため、牽引手術台を用いて手術を行う場合が多い。
  ▶ 患側は牽引装置をかけて股関節伸展・内転位とし、健側は股関節屈曲外転、膝関節屈曲位で固定する。

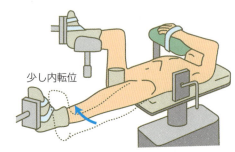

5）看護

(1) 大腿骨頸部骨折・転子部骨折により骨接合術（髄内釘固定術含む）を受ける患者の術前、術中、術後の看護（O-p、T-p、E-p）

① 大腿骨頸部骨折・転子部骨折により骨接合術（髄内釘固定術含む）を受ける患者の術前の状態を考え、アセスメントに必要な観察項目や看護援助を具体的にあげましょう。（O-p、T-p、E-p）

② 大腿骨頸部骨折・転子部骨折により骨接合術（髄内釘固定術含む）を受けている患者の術中の状態を考え、アセスメントに必要な観察項目や看護援助を具体的にあげましょう。（O-p、T-p、E-p）

③ 大腿骨頸部骨折・転子部骨折により骨接合術（髄内釘固定術含む）を受けた患者の術後の状態を考え、アセスメントに必要な観察項目や看護援助を具体的にあげましょう。（O-p、T-p、E-p）

④ 大腿骨頸部骨折・転子部骨折により骨接合術（髄内釘固定術含む）を受けた患者の生活の再構築を支援するために、どのような退院指導が適切かまとめましょう。

(2) 大腿骨頸部骨折により人工骨頭置換術を受ける患者の術前、術中、術後の看護（O-p、T-p、E-p）

① 大腿骨頸部骨折により人工骨頭置換術を受ける患者の術前の状態を考え、アセスメントに必要な観察項目や看護援助を具体的にあげましょう。（O-p、T-p、E-p）

② **大腿骨頸部骨折により人工骨頭置換術を受けている患者の術中の状態**を考え、アセスメントに必要な観察項目や看護援助を具体的にあげましょう。(O-p、T-p、E-p)

③ **大腿骨頸部骨折により人工骨頭置換術を受けた患者の術後の状態**を考え、アセスメントに必要な観察項目や看護援助を具体的にあげましょう。(O-p、T-p、E-p)

④ 大腿骨頸部骨折により人工骨頭置換術を受けた患者の**生活の再構築**を支援するために、どのような退院指導が適切かまとめましょう。

V-5 内分泌器（甲状腺）

構造と働き

1. 甲状腺と副甲状腺の構造

1）甲状腺の構造

- 甲状腺は、喉頭と [1   ] 上部の前面にある [2   ] のような形をした器官で、重さは約 [3   ] g である。
- 甲状腺の近傍には、上下左右に1個ずつ計4個（4〜6個）の [4   ] 甲状腺（上皮小体）がある。
- 甲状腺の組織は、[5   ]（ロホウ）とよばれる小さな球形の袋と傍濾胞細胞多数集まって形成されている。
- 濾胞は、甲状腺ホルモンのもとになる [6   ] というたんぱく質を含んでいる。濾胞は [7   ] 血管網に取り囲まれている。
- 甲状腺は、女性より男性のほうが [8   ] い位置にある。

2）副甲状腺の構造

- 甲状腺の外側後面にある米粒大の [9   ] 色の小体で、一般に両側上下に [10   ] 対、計4個（4〜6個）ある。
- 副甲状腺は、色素で染まりにくい [11   ] 細胞と、少数の大きい好酸性細胞からなり、間質には洞様毛細血管網がある。

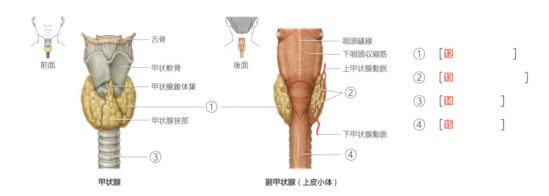

① [12   ]
② [13   ]
③ [14   ]
④ [15   ]

甲状腺　　副甲状腺（上皮小体）

3）甲状腺に関与する血管

- 甲状腺は、上・下 [16   ] 動脈から酸素や栄養を供給される。
- 甲状腺の上部には、外頸動脈の第1枝である [17   ] 甲状腺動脈が流入する。
- 甲状腺の下部には、鎖骨下動脈の枝である甲状頸動脈から分岐した [18   ] 甲状腺動脈が上行して流入する。
- 静脈血は、内頸静脈から腕頭静脈を経て [19   ] 大静脈へ注ぐ。

4）甲状腺の近傍を走る神経

- [20   ] 反回神経は、甲状腺右葉下極の周辺で、気管右側壁の軟部組織内を斜めに走行している。
- [21   ] 反回神経は、気管と食道の間にある軟部組織内を縦に走行している。

2. 甲状腺の働き

1) 甲状腺ホルモンの産生

- 甲状腺ホルモンは、濾胞上皮細胞で [①　　] されたサイログロブリンと、細胞外から取り込んだ [②　　] 素が結合して生成され、濾胞腔内に貯蔵された後、[③　　] される。
- 甲状腺ホルモンには、ヨウ素が3つ結合したトリヨードサイロニン（T_3）と、ヨウ素が4つ結合した [④　　]（T_4）の2種類がある。
- 甲状腺ホルモンは、血液中で [⑤　　] たんぱく質に結合し運ばれる。
- 甲状腺ホルモンの合成・分泌は、[⑥　　] から分泌される [⑦　　] ホルモン（TSH）によって調節される。

2) 甲状腺ホルモンの作用

- 脳や性腺、リンパ節などを除く全身の多くの臓器の代謝を [⑧　　] させ、熱産生を高める。たんぱく質や脂質の異化が [⑨　　] されるため、酸素消費量が増加し、基礎代謝が [⑩　　] する。代謝熱の増大により体温を [⑪　　] させる。
- 腸管における [⑫　　] の吸収を促進する。甲状腺機能亢進の場合は、食後に血糖値が急激に [⑬　　] し、尿糖を生じることがある。しかし、代謝が活発であるため、その後急激に血糖値は [⑭　　] する。
- 組織へのコレステロール供給が [⑮　　] され、血中コレステロール濃度が低下する。
- 思考する速度が高まり、神経の活動性を [⑯　　] させる。
- 膝蓋腱反射やアキレス腱反射の反応時間を [⑰　　] させる。
- 直接的な作用ではないが、代謝が [⑱　　] するため、心拍数が増加、心収縮力は促進し、心拍出量が [⑲　　] する。

3) 甲状腺ホルモンの分泌調節

- 甲状腺刺激ホルモン（thyroid stimulating hormone；TSH）は、[⑳　　] から分泌される甲状腺刺激ホルモン放出ホルモン（thyrotropin releasing hormone；TRH）により分泌が [㉑　　] される。
- 甲状腺刺激ホルモンは、[㉒　　] に作用して、甲状腺ホルモンの分泌を [㉓　　] する。また、視床下部にも働きかけ、甲状腺刺激放出ホルモンの分泌を [㉔　　] する。
- 甲状腺ホルモンは、標的組織に作用するだけでなく、視床下部での甲状腺刺激ホルモン放出ホルモンの分泌と、下垂体前葉での甲状腺刺激ホルモンの分泌を [㉕　　] する。

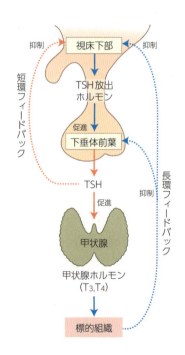

V-5 内分泌器（甲状腺）

基本的知識

1. 症状（自覚症状と他覚症状）

<甲状腺疾患の分類>

分類	疾患名	頻度	特徴
炎症性疾患	慢性甲状腺炎（橋本病）	[1]	中年女性の1割以上にみられる
	化膿性甲状腺炎	まれ	細菌感染が原因となる
甲状腺ホルモンが上昇する疾患	バセドウ病	[2]	血中に甲状腺を刺激する抗体が出現する
	亜急性甲状腺炎	ときどき	ステロイド薬が著効である
	無痛性甲状腺炎	ときどき	甲状腺が破壊されホルモンが血中に放出される
	プランマー病	まれ	甲状腺腫瘍がホルモンを分泌する
甲状腺ホルモンが低下する疾患	後天性甲状腺機能低下症	多い	ほとんどは慢性甲状腺炎が原因となる
	先天性甲状腺機能低下症（クレチン症）	まれ	放置すると知能障害をきたす
結節性甲状腺腫をきたす疾患	[3]性腫瘍	ときどき	柔らかい結節のことが多い
	[4]性腫瘍	少ない	硬い結節で、適切な治療を行えば大半は致命的にならない
	腺腫様甲状腺腫	多い	良性で、多発性の甲状腺結節がみられる
びまん性甲状腺腫をきたす疾患	単純性甲状腺腫	ときどき	若い女性にみられ、ホルモンなどは正常である
	慢性甲状腺炎（橋本病）	多い	甲状腺は全体的には硬めのことが多い
	バセドウ病	多い	甲状腺は柔らかめから硬めまで様々である

＊甲状腺機能亢進症：甲状腺ホルモンが過剰に分泌される疾患の総称（最も頻度が高いのがバセドウ病）

1）るい痩と体重増加

- 内分泌・代謝疾患による急激な体重減少（るい痩）の原因には、以下の3つがあげられる。
  - ▶ バセドウ病や褐色細胞腫などによる代謝の［ 5 ］。
  - ▶ 下垂体機能低下症やアジソン病などによる食欲不振や消化器症状によるエネルギーの［ 6 ］。
  - ▶ 糖尿病におけるインスリン機能低下によるエネルギーの漏出。
- 内分泌・代謝疾患による体重増加の原因には、肥満と浮腫があげられる。
- 肥満の原因として、以下の3つが考えられる。
  - ▶ 甲状腺機能低下症による脂質分解能の［ 7 ］。
  - ▶ クッシング症候群による脂質代謝の変化。
  - ▶ インスリノーマによる脂質合成の増加。
- ［ 8 ］の原因として、クッシング症候群やバセドウ病などが考えられる。

2）容貌の変化

- バセドウ病では、外眼筋や眼窩内組織の炎症による［ 9 ］突出が起こる。
- バセドウ病や橋本病では、甲状腺がびまん性に［ 10 ］する。

3）精神症状、意識障害

- 甲状腺機能亢進症では、甲状腺ホルモン分泌［**11**　］による［**12**　］、不穏や昏睡などの中枢神経症状が生じることがある。
- 甲状腺機能低下症は、甲状腺ホルモン分泌［**13**　］による［**14**　］や無気力が生じることがある。
- 副甲状腺機能亢進症では、［**15**　］カルシウム血症によるイライラ感や不眠、意識障害が生じることがある。

4）痙攣、麻痺、しびれ、振戦

- バセドウ病では、筋力の活動亢進による［**16**　］振戦や［**17**　］カリウム血症による周期性四肢麻痺が生じることがある。
- 甲状腺機能低下症では、甲状腺ホルモン［**18**　］による有痛性筋攣縮をきたすことがある。
- 副甲状腺機能低下症では、［**19**　］カルシウム血症によるテタニーや全身けいれんが生じることがある。

5）うっ血性心不全

- バセドウ病は、心拍出量増加による［**20**　］性心不全を生じることがある。
- 甲状腺機能低下症は、心嚢液の貯留、心筋収縮力の低下が原因で［**21**　］性心不全を起こすことがある。

6）高血圧、低血圧、狭心症・心筋梗塞、不整脈

- バセドウ病では、［**22**　］脈など心筋負荷の増大による狭心症、心筋梗塞や甲状腺ホルモンの分泌過剰による［**23**　］細動が生じることがある。
- バセドウ病では、カテコールアミンに対する心筋の感受性が［**24**　］し高血圧が生じることがある。
- 甲状腺機能低下症では、カテコールアミンに対する心筋の感受性［**25**　］によるショックが生じることがある。

7）腹部症状

- 甲状腺クリーゼでは、腸管の活動が亢進することにより［**26**　］が引き起こされることがある。
  ▶ 甲状腺クリーゼ：甲状腺機能亢進症の経過中に、何らかの強いストレスが契機となって症状が悪化し、複数の臓器が機能不全に陥る状態をさす。
- 副甲状腺機能亢進症では、腎や尿路に［**27**　］ができやすくなり、胃の変形、病的骨折、口渇、多飲、多尿などの様々な症状が出現する。

8）皮膚症状

- 甲状腺機能低下症では、甲状腺ホルモン［**28**　］のため脱毛や皮膚乾燥が生じることがある。
- バセドウ病では、甲状腺モルモン分泌［**29**　］により発汗過多になり、皮膚湿潤が生じることがある。

▶ 2．検査

1）ホルモンの血中濃度測定

- ホルモン濃度を測定する際には、基準値と［**1**　］値との境界の判定が重要となる。
- 対象とするホルモンの上位ホルモンと、標的細胞からの［**2**　］を同時に測定し、全体的なバランスを考慮して評価する。

V-5 内分泌器（甲状腺）

	血液検査
甲状腺ホルモンの過不足を調べる検査	FT₃（Free T₃、遊離トリヨードサイロニン）
	FT₄（Free T₄、遊離サイロキシン）
	TSH（[3　　] 刺激ホルモン）
免疫異常による甲状腺の病気かどうかを調べる検査	TgAb（抗サイログロブリン抗体）
	TPOAb（抗甲状腺ペルオキシダーゼ抗体）
	TRAb（TSHレセプター抗体）
	TSAb（TSH刺激性レセプター抗体）
甲状腺の炎症や腫瘍を調べる検査	[4　　　　　　]

FT₃	FT₄	TSH
低い	高い	甲状腺ホルモンが [5　　]
正常	高い	甲状腺ホルモンがわずかに [6　　]
正常	正常	甲状腺ホルモンは適量
正常	低い	甲状腺ホルモンがわずかに [7　　]
高い	低い	甲状腺ホルモンが [8　　]

2）超音波検査

- 超音波検査では、超音波発生装置（プローブ）を体表に当て、パルス状の超音波を毎秒数十回以上発信する。超音波は体内の様々な境界面で [9　　] し、再び戻ってきたところをプローブで受信する。
- 超音波を発信してから戻ってくるまでの時間から計算した反射面までの距離と、音波から発信された方向から位置を確定し、その [10　　] 波（エコー）の断面像を処理して画像化している。
- 最新の超音波検査装置では、甲状腺の大きさや、腫瘍の内部の血管の分布、血流の状態、腫瘍の硬さ，リンパ節への転移の有無を調べることができる。甲状腺の検査としては、欠かすことのできない検査である。

3）核医学検査（アイソトープ検査）

- 微量の放射線を発する薬品（アイソトープ）を内服あるいは注射して、体内に取り込まれた [11　　] が目的とする臓器に集まったところを体外から映し出し、臓器の血流と機能について調べる検査である。または、薬品が臓器にどのぐらい取り込まれたかを想定する。
- 甲状腺ホルモンにはヨードが結合されているため、放射性ヨード（^{123}I）が用いられる。
- アイソトープからの放射線を撮影し、画像にしたものを [12　　　　] 検査という。
- 甲状腺の核医学検査は、バセドウ病と無痛性甲状腺炎との区別、中毒性結節性甲状腺腫の診断、甲状腺がんの [13　　] の有無などを調べるために行われる。
- 放射性ヨード以外に、テクネチウム（^{99m}Tc）も用いられる。

4）穿刺吸引細胞診（fine needle aspiration；FNA）

- 腫瘍に針を直接刺して細胞を直接採取し、[14　　] 鏡で観察する検査である。
- 超音波検査装置で腫瘍の位置を観察しながら、腫瘍内部に針を刺す。
- 甲状腺腫瘍が良性か、[15　　] 性かの判定に用いられる。

5) CT 検査 (computed tomography ; CT)

- [16　] 線を利用して人体をらせん状に照射することで得られたデータをコンピューターで処理を行い、人体の内部構造を画像化する検査である。
- 甲状腺の大きさ、周囲の臓器との位置関係を把握するために行う。

6) MRI（磁気共鳴画像法：magnetic resonance imaging）検査

- 磁気共鳴画像法（MRI）は、[17　] 線は用いず、核磁気共鳴現象を利用して、生体内のプロトン（H^+）からの信号を検出して画像化する方法である。

▶ 3. 頸部の診察

1) 問診

- 疼痛の有無、[1　]（サセイ）の有無、甲状腺機能亢進症状（心悸 [2　]、眼球 [3　]、多汗など）の有無、機能低下症状（体重の [4　]、寒がるなど）の有無、家族歴などを問診する。

2) 視診

- 前頸部の膨隆に注意する。

3) 触診

- 触診は、向かい合って座り、顔をまっすぐか、少し [5　] 向きにして行う。
  ▶ 甲状 [6　] と輪状 [7　] の位置を確認する。
  ▶ 甲状腺のある部位に両手の母指を軽く当てる。
  ▶ 気管が動かないよう、気管に片方の手の母指を軽く当てておく。
  ▶ もう片方の手の母指を、気管の側面から、横に滑らせるように押し込む。
  ▶ 甲状軟骨の下縁から [8　] まで触診をし、甲状腺の腫大や結節の有無を確かめる。
  ▶ 嚥下するときは甲状腺が上下に動く。そのため、気管の側壁や輪状軟骨の両側に母指を置いて嚥下すると、結節や甲状腺の硬さがわかる。

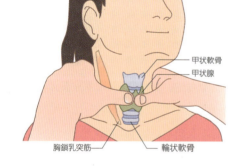

- 腫瘍の良性、悪性の鑑別にはまず触診を行う。その際の特徴的所見を以下に示す。

	良性		悪性
	腺腫	腺腫様甲状腺	がん
形	円形、単発	大小結節、多発	不整形、単発
表面	平滑	平滑～不整	不整
硬さ	軟	硬軟混在	硬
可動性	++	+	-～+
気管との癒着	-	-	-～+
頸部リンパ腺 [9　]	-	-	-～+

機能別代表的な疾患

I. 甲状腺腫瘍

甲状腺腫瘍には、腺腫や腺腫様甲状腺腫などの [① 　　　] 腫瘍と、甲状腺がんや悪性リンパ腫などの [② 　　　] 腫瘍の2種がある。

1. 分類

1）甲状腺腫瘍の分類

- 腫瘍とは、何らかの原因で細胞が突然変異を起こし、異常増殖した状態である。
- 良性腫瘍と悪性がんの比率は5：1、男女比は1：5である。

甲状腺腫瘍	[① 　　] 性	甲状腺がん	乳頭がん
			濾胞がん
			髄様がん
			未分化がん
		悪性リンパ腫	
	[② 　　] 性	濾胞腺腫	
		腺腫様甲状腺腫（腫瘍様病変）	

2）進行度（ステージ）

- TNMで分類し、病期を決定する。T（tumor）は [③ 　　　] の広がり、N（lymph nodes）は、[④ 　　　] 節の転移の有無、M（metastasis）は [⑤ 　　　] 転移の有無表す。
- ステージ分類は55歳未満と55歳以上で異なる。

【乳頭がんと濾胞がんのステージ】＊55歳未満 乳頭がんおよび濾胞がん、低分化がん、Hürthle細胞がんを含む

I期	Tに関係なく	Nに関係なく	M0
II期	Tに関係なく	Nに関係なく	M1

出典／日本頭頸部癌学会編：頭頸部癌診療ガイドライン，2018年版，第3版，金原出版，2017．より作成

【乳頭がんと濾胞がんのステージ】＊55歳以上

I期	T1, T2	N0	M0
II期	T3	N0	M0
	T1, T2, T3	N1	M0
III期	T4a	Nに関係なく	M0
IVA期	T4b	Nに関係なく	M0
IVB期	Tに関係なく	Nに関係なく	M1

出典／日本頭頸部癌学会編：頭頸部癌診療ガイドライン，2018年版，第3版，金原出版，2017．より作成

V-5 内分泌器（甲状腺）

【髄様がんのステージ】

Ⅰ期	T1	N0	M0
Ⅱ期	T2, T3	N0	M0
Ⅲ期	T1, T2, T3	N1a	M0
ⅣA期	T1, T2, T3	N1b	M0
	T4a	Nに関係なく	M0
ⅣB期	T4b	Nに関係なく	M0
ⅣC期	Tに関係なく	Nに関係なく	M1

出典／日本頭頸部癌学会編：頭頸部癌診療ガイドライン，2018年版，第3版，金原出版，2017．より作成

【未分化がんのステージ】

ⅣA期	T1, T2, T3a	N0	M0
ⅣB期	T1, T2, T3a	N1	M0
	T3b, T4a, T4b	N0, N1	M0
ⅣC期	Tに関係なく	Nに関係なく	M1

出典／日本頭頸部癌学会編：頭頸部癌診療ガイドライン，2018年版，第3版，金原出版，2017．より作成

【T分類】

TX	原発腫瘍の評価が不可能
T0	原発腫瘍を認めない
T1	甲状腺に限局し最大径が2cm以下の腫瘍 T1a　甲状腺に限局し最大径が1cm以下の腫瘍 T1b　甲状腺に限局し最大径が1cmをこえるが2cm以下の腫瘍
T2	甲状腺に限局し最大径が2cmをこえ4cm以下の腫瘍
T3	甲状腺に限局し最大径が4cmをこえる腫瘍、または前頸筋群にのみ浸潤する甲状腺外伸展を認める腫瘍 T3a　甲状腺に限局し、最大限が4cmをこえる腫瘍 T3b　大きさに関係なく、前頸筋群（胸骨舌骨筋、胸骨甲状筋、もしくは肩甲舌骨筋）にのみ浸潤する腫瘍
T4a	甲状腺の被膜を超えて進展し、皮下軟部組織、喉頭、気管、食道、反回神経のいずれかに浸潤する腫瘍
T4b	椎前筋膜、縦隔内の血管に浸潤する腫瘍、または頸動脈を全周性に取り囲む腫瘍

【N分類】

NX	領域リンパ節転移の評価が不可能
N0	領域リンパ節転移なし
N1	領域リンパ節転移あり N1a　レベルⅣまたは上縦隔リンパ節への転移 N1b　レベルⅣ以外の同側頸部リンパ節、両側もしくは対側の頸部リンパ節または咽頭後リンパ節への転移

3）甲状腺がんの転移（進展形式）

- 進展形式には、周囲組織への浸潤、リンパ行性転移、血行性転移がある。

2. 原因
- 甲状腺がんの危険因子として確実なものに、放射線被曝（被曝時年齢19歳以下、大量被曝）がある。また、一部の甲状腺がんには、遺伝が関係するといわれている（髄様がんの一部）。

3. 症状
- 組織型によって病態や症状が異なる。

4. 検査・診断
- 超音波検査によって、単発か多発かを判定し、内部構造の特徴、被膜構造の有無、周囲リンパ節の腫大の有無などを確認する。
- 穿刺吸引細胞診によって、細胞の異型性を観察する。
- 血液検査によって、血中［ 1 　　　　　　　］値を測定する。

5. 治療
- 治療にあたっては、［ 1 　　　］診断を行い、組織型や病期、遠隔転移状況を正確に把握したうえで治療法を選択する。
- 術式には、甲状腺［ 2 　　　］摘術、甲状腺亜全摘術、葉切除（峡部切除を合併した場合も含む）などがある。
- 通常、手術創は、鎖骨上頸部襟状切開法（頸部の皮膚を横に切開する方法）で行われる。
- 手術を行う際には［ 3 　　　］神経の走行に注意し、傷つけず温存することが重要である。
- 術後は、まれに、［ 4 　　　］神経麻痺による［ 5 　　　］や、手術に伴う副甲状腺摘出による血中カルシウム減少のため［ 6 　　　　　］症状が出現する可能性がある。

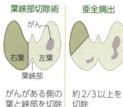
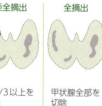

葉峡部切除術：がんがある側の葉と峡部を切除
亜全摘出：約2/3以上を切除
全摘出：甲状腺全部を切除

6. 甲状腺がん A と悪性リンパ腫 B における好発、症状、検査・診断、治療

A-1 乳頭がん
細胞が濾胞構造をとっていても異型性が強い場合は乳頭がんと分類される。辺縁や表面が不整で、可動制限のある甲状腺腫が認められる。

1）好発
- 好発年齢は30～50歳である。甲状腺がんの約90％を占める。

2）症状
- ［ 1 　　　］自覚。可動性に乏しい結節が生じる。
- 転移は、リンパ行性転移が多いが、まれに肺や骨への血行性転移がみられる。

3）検査・診断
- 超音波検査では、不整形、近縁不整・不明瞭、低エコーの結節が認められる。
- 血液検査では、血中サイログロブリン値が［ 2 　　　］する場合がある。
- 穿刺吸引細胞診では、乳頭状に密に［ 3 　　　］した細胞の集塊が観察できる。

4）治療
- 手術の対象となる。予後は［ 4　　　］である。
- 1cm 未満の微小乳頭がんは、場合によっては経過観察も可能である。

A-2　濾胞がん
細胞の異型性はほとんどみられず、濾胞構造は保っているが、［ 1　　　］浸潤、［ 2　　　］侵襲、［ 3　　　］転移を伴うものをいう。辺縁や表面が不整で、可動制限のある甲状腺腫が認められる。

1）好発
- 好発年齢は 30～50 歳である。

2）症状
- ［ 4　　　］自覚。可動性に乏しい結節が生じる。
- 転移は、肺や骨、肝臓などに血行性転移を起こしやすい。

3）検査・診断
- 超音波検査では、低エコーの腫瘤が認められる。
- 血液検査では、血中サイログロブリン値が［ 5　　　］することが多い。
- 穿刺吸引細胞診では、診断困難である。

4）治療
- 手術の対象となる。予後は比較的良好である。
- 大きさ、サイログロブリン値、増大傾向などを踏まえて手術適応を決める。

A-3　髄様がん
カルシウムを調節するホルモンである、カルシトニンを産生する濾胞傍細胞から発生する。濾胞傍細胞は濾胞細胞の間に散在している。約 1/3 が遺伝性である。遺伝性の場合は、多発内分泌腺腫瘍症の一部として発症し、RET 遺伝子に変異が認められる。

1）好発
- 好発年齢は 30～50 歳である。

2）症状
- 硬い孤立性の甲状腺腫が認められる。
- 転移は、リンパ行性転移、骨や肝臓などへの血行性転移の両方がみられる。

3）検査・診断
- 超音波検査では、円形で低エコーの充実性腫瘤を示す。辺縁部低エコー帯はみられず境界明瞭で、内部に点状から粗大なぼたん雪状の石灰化が認められる。
- 血中カルシトニン値の［ 1　　　］、および血清 CEA 値の［ 2　　　］がみられる。

- 穿刺吸引細胞診では、多角形あるいは紡錘型の細胞が観察できる。

4）治療
- 手術の対象となる。予後は比較的良好である。

A-4 未分化がん

増殖が非常に活発で、発見されたときにはすでに広範に浸潤していることが多い。表面不整で充実性の、硬い甲状腺腫が認められる。

1）好発
- 好発年齢は60歳以上である。

2）症状
- 結節が急速に［**1**　　　］し、疼痛、発赤が［**2**　　　］。
- 転移は、周囲への直接浸潤、リンパ行性転移、血行性転移がみられる。
- 嗄声、呼吸困難、嚥下障害などを伴うことが多い。

3）検査・診断
- 超音波検査や頸部CT検査では、気管や喉頭を高度に圧排する、形状不整で大きな腫瘤が認められる。また、周囲組織への浸潤もみられる。
- 血液検査では、白血球数増加、赤沈亢進など著明な炎症反応を示す。
- 穿刺吸引細胞診では、極めて異型性が強く、大型で、多形性の細胞が観察できる。

4）治療
- 手術困難である場合は、［**3**　　　］療法や［**4**　　　］療法が選択される。予後は極めて不良である。

B 悪性リンパ腫

甲状腺内のリンパ球由来の悪性腫瘍。もともと慢性甲状腺炎（橋本病）に罹患している人に発生することが多い。急速に増大するびまん性または結節性の甲状腺腫がみられる。

1）好発
- 好発年齢は60歳以上である。

2）症状
- 比較的急速に増大する甲状腺腫大が認められる。
- 疼痛、発赤が［**1**　　　］。
- 転移は、リンパ行性転移がみられる。

3）検査・診断
- 超音波検査では、嚢胞に近い境界明瞭な低エコー腫瘤が認められる。

V-5 内分泌器（甲状腺）

- CT 検査は、リンパ節の病変評価に必須である。
- 穿刺吸引細胞診では、大型の核を有する異型リンパ球が観察できる。

4) 治療
- [2] 療法や [3] 療法が選択される。予後は比較的不良である。

▶ 7. 看護

1) 甲状腺を切除すると生活にどのような影響を及ぼすかまとめましょう。

2) 甲状腺切除を受ける患者の術前、術中、術後の看護（O-p、T-p、E-p）

(1) 甲状腺切除を受ける患者の術前の状態を考え、アセスメントに必要な観察項目や看護援助を具体的にあげましょう。（O-p、T-p、E-p）

(2) 甲状腺切除を受けている患者の術中の状態を考え、アセスメントに必要な観察項目や看護援助を具体的にあげましょう。（O-p、T-p、E-p）

(3) 甲状腺切除を受けた患者の術後の状態を考え、アセスメントに必要な観察項目や看護援助を具体的にあげましょう。(O-p、T-p、E-p)

① 甲状腺亜全摘術を受けた視点でまとめましょう。

② 甲状腺全摘術を受けた視点でまとめましょう。

V-5 内分泌器（甲状腺）

(4) 甲状腺切除を受けた患者の生活の再構築を支援するために、どのような退院指導が適切かまとめましょう。

① 甲状腺亜全摘術を受けた視点でまとめましょう。

② 甲状腺全摘術を受けた視点でまとめましょう。

V-6 脳神経系

構造と働き

1. 脳神経系の構造

- 神経系は［1　　　］神経と［2　　　］神経に分類される。
- 中枢神経系は、頭蓋に収まっている［3　　　］と、脊柱に収まっている［4　　　］からなる。
- 末梢神経系は、脳に出入りする12対の［5　　　］神経と脊髄に出入りする31対の［6　　　］神経からなる。

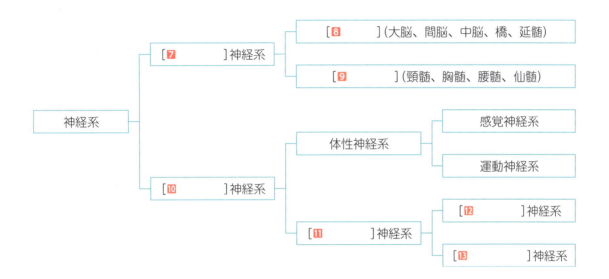

- 神経は形態や機能などにより分類できる。情報が伝達される方向による分類として、中枢に刺激を伝える求心性（上行性）と、中枢から発せられた指示を［14　　　］に伝える遠心性（下行性）に分けられる。
- 神経系を構成する［15　　　］組織は、信号を伝える神経細胞（［16　　　］）と、それらを支える支持組織からなる。
- ニューロンの多くは、細胞体から出る多数の［17　　　］（ジュジョウトッキ）と1本の軸索とよばれる長い突起をもつ。
- 軸索の先端と、次のニューロンや器官との間の接合部を［18　　　］といい、信号が伝達される。
- 神経組織の支持組織は中枢神経と末梢神経で種類が異なる。中枢神経の支持細胞にはいくつかの種類があり、これらを総称して［19　　　］細胞という。末梢神経の支持細胞は、［20　　　］細胞とよばれる。

1）中枢神経系（脳と脊髄）の構造

- 中枢神経の組織は、［1　　　］（カイハクシツ）と白質に区別できる。灰白質は［2　　　］の細胞体が多数集まっている部分で、白質は神経線維が多数集まっている部分である。
- 脳幹では中心部に灰白質が存在し、その周囲を白質が取り囲む。脳幹では、ニューロンの細胞体の集まる灰白質と神経線維が集まる白質が混在した［3　　　］が発達している。
- 大脳と小脳では、中心部のほか、最表面でも灰白質が発達して存在している。表層の灰白質を［4　　　］、中心部の灰白質を［5　　　］という。
- 脊髄では、中心部にH型の灰白質があり、その周囲を白質が取り囲んでいる。

V-6 脳神経系

(1) 脳

- 脳のうち最も大きいのが [1] である。大脳の後下方に [2] がある。左右の大脳半球にはさまれた部分を [3] といい、これら以外の部分は [4] とよばれる。脳幹はさらに、[5]、[6]、[7] に区分される。延髄は [8] に繋がっている。

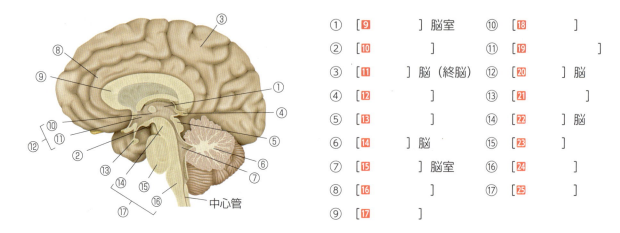

① [9] 脳室　⑩ [18]
② [10]　　⑪ [19]
③ [11] 脳（終脳）　⑫ [20] 脳
④ [12]　　⑬ [21]
⑤ [13]　　⑭ [22] 脳
⑥ [14] 脳　⑮ [23]
⑦ [15] 脳室　⑯ [24]
⑧ [16]　　⑰ [25]
⑨ [17]

① 脳幹（brain stem）

- 脳幹は、[1]（midbrain）、[2]（pons）、[3]（medulla）に分けられる。
- 生命の維持に不可欠な [4] や循環、嚥下・嘔吐などの [5] がある。
- [6] は、脊髄の上端に連続する長さ約3cmの円柱状の組織で、上に行くほど徐々に太くなる。
- 延髄前面の前正中裂と左右の前外側溝の間に [7] という縦の高まりがあり、前外側溝と後外側溝の間にも [8] という丸い隆起がある。
- 大脳皮質から脊髄に向かって下行する [9] の線維が延髄腹側面の錐体を通っており、延髄下部で [10] に交差する。
- オリーブには、[11] 系のオリーブ核が存在しており、延髄には多くの脳神経核（神経細胞体の集まり）や [12] が広がっている。
- 橋と延髄上部の背側面には、[13] の底にあたる菱形窩（リョウケイカ）が広がる。
- 橋の腹側面の隆起は、左右の [14] をつなぐ神経線維が集まったものである。この線維は、中小脳脚を経由して [15] に達する。
- 橋の中央部には、大脳皮質の線維や [16] の線維を小脳皮質に中継する橋核が多数あり、[17] も広がっている。
- 中脳の背側面には [18]（ジョウキュウ）、[19]（カキュウ）とよばれる上下2つの半球状の隆起部があり、総称して四丘体（シキュウタイ）とよばれる。
- 中脳の中央部には、[20] 運動に関係する脳神経核、赤っぽく見える赤核や黒っぽく見える黒質という [21] 系の灰白質（カイハクシツ）があり、[22] も広がっている。
- 黒質の神経細胞は大量の [23] を含む。

② 小脳（cerebellum）

- 小脳は、橋と延髄の [1] 側にあり、重量は成人で約120〜140gである。
- 小脳は、左右の [2] 半球と中央の小脳虫部からなり、上・中・下3対の [3] 脚がそれぞれ [4]、[5]、[6] と連結している。

- 小脳の表面には多数の横走する溝（[7   ]）がある。
- 小脳溝の間の高まりを[8   ]とよび、小脳表面積の増大にかかわっている。
- 小脳内部は[9   ]と[10   ]で構成される。小脳皮質は3層の[11   ]からなる。
- 小脳内部には[12   ]という灰白質の集団が4対あり、その最大のものは[13   ]核である。

③ **間脳（interbrain）**
- 間脳は、第三脳室の左右で[1   ]半球の深部に位置する。上方の視床と下方の[2   ]に分かれる。
- 後方には[3   ]（ショウカタイ）、下前方には[4   ]が飛び出ている。
- [5   ]は、第三脳室の側壁をなす[6   ]の核群で卵円形をしている。
- 全身の[7   ]感覚や[8   ]感覚、小脳からの情報を[9   ]に伝える[10   ]線維は、すべて視床を通り、ここで一旦ニューロンを変えて[11   ]の対応領域に達する。
- 視床から大脳皮質に向かう経路を[12   ]皮質路という。視覚野に向かう線維を含む[13   ]、聴覚野に向かう線維を含む[14   ]がある。
- [15   ]は、視床の下前方に伸びて第三脳室の床をつくる小さな核群であり、その下前方に[16   ]がぶら下がっている。その後方に灰白隆起および丸い1対の[17   ]がある。
- 視床下部は[18   ]神経の統合中枢として重要な役割を担っている。

④ **大脳（cerebrum）**
- 大脳は脳の大部分を占める。大脳の表面は[1   ]とよばれ、神経細胞の集まる数mmの灰白質で覆われている。大脳皮質の内側には、神経線維が集まる[2   ]が広がっている。白質の中には[3   ]とよばれる灰白質のかたまりがある。
- 大脳の正中部には、[4   ]という深い溝があり、左右の[5   ]を分ける。溝の深部には、神経線維が集まって、左右の半球をつなぐ[6   ]（ノウリョウ）とよばれる板状の構造がある。
- 大脳半球の中心部には、[7   ]がある。
- 大脳の表面には多数の[8   ]がみられる。溝と溝のあいだには[9   ]（カイ）とよばれる膨隆がみられる。
- 大脳皮質は、[10   ]頭葉、頭頂葉、[11   ]頭葉、[12   ]頭葉に区分される。
- 前頭葉と頭頂葉は[13   ]によって、頭頂葉と後頭葉は頭頂後頭溝によって分けられる。

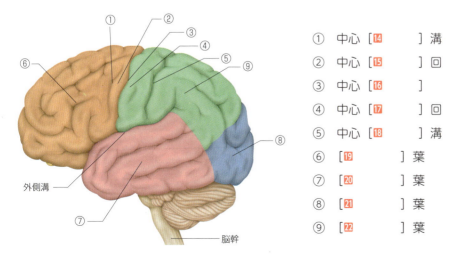

① 中心[14   ]溝
② 中心[15   ]回
③ 中心[16   ]
④ 中心[17   ]回
⑤ 中心[18   ]溝
⑥ [19   ]葉
⑦ [20   ]葉
⑧ [21   ]葉
⑨ [22   ]葉

V-6 脳神経系

- 大脳皮質は、新皮質と古皮質・原皮質（古皮質）に分類できる。
- 新皮質は、大脳半球の表面の大部分を占める。下位の脳と連絡して運動や感覚などの特定の機能を担う部位と、それ以外の［23　　　］とよばれる複数の機能を統合する部位がある。
- 古皮質は、大脳半球内側の下部の脳幹周辺に位置し、［24　　　］あるいは辺縁皮質とよばれる。嗅脳や［25　　　］（タイジョウカイ）、［26　　　］などがある。
- 大脳の白質は大きく分けて［27　　　］線維、［28　　　］線維、［29　　　］線維に区別される。
  ▶ 交連線維は、左右の大脳半球間の同じ高さの部位どうしを連絡する。代表的なものとして［30　　　］があげられる。
  ▶ 連合線維は、大脳半球で同側の異なる部位間を連絡する。
  ▶ 投射線維は、大脳皮質を［31　　　］や脊髄などと連絡する線維で、上行性（［32　　　］性）のものと下行性（［33　　　］性）のものを含む。
- ［34　　　］と［35　　　］核の間の白質の領域を内包という。大脳皮質と連絡する運動の伝導路と感覚の伝導路の大部分が内包を通過する。
- 大脳基底核は大脳半球の深部にあり、［36　　　］核、[37　　　］核、[38　　　］体に区分される。
- 淡蒼球（タンソウキュウ）と［39　　　］をあわせてレンズ核とよぶ。
- ［40　　　］と［41　　　］を合わせたものは線条体とよぶ。
- 扁桃体は機能的には［42　　　］系に含まれる。一方、レンズ核と尾状核は機能的に［43　　　］系に含まれる

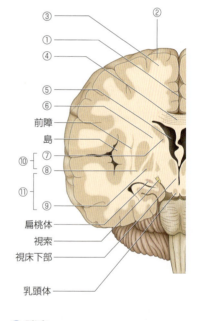

① ［44　　　］（深い溝）
② ［45　　　］
③ ［46　　　］
④ ［47　　　］
⑤ ［48　　　］室
⑥ ［49　　　］
⑦ ［50　　　］核
⑧ ［51　　　］殻
⑨ ［52　　　］球
⑩ ［53　　　］体
⑪ ［54　　　］核

⑤ 脳室

- 脳の内部に広がる腔所を［1　　　］という。
- ［2　　　］（大脳半球の左右にある）、第［3　　　］脳室（間脳の正中部にある）、第［4　　　］脳室（橋と小脳の間にある）がある。
- 脳室は互いに通路で繋がっている。側脳室と第三脳室は、［5　　　］孔（室間孔）を介して繋がる。
- 第三脳室と第四脳室は、［6　　　］水道（シルヴィウス管）を介して繋がる。
- 第四脳室には、左右の角にある外側口と後端にある正中口により［7　　　］下腔と繋がる。
- 第四脳室から伸びる中心管は［8　　　］まで繋がる。

V-6 脳神経系

脳室

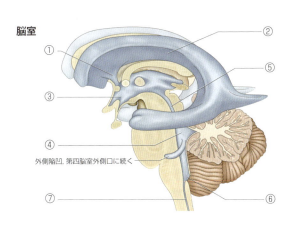

① ［ 9 ］孔（室間孔）
② ［ 10 ］脳室
③ ［ 11 ］脳室
④ ［ 12 ］脳室
⑤ ［ 13 ］水道（シルヴィウス管）
⑥ ［ 14 ］口
⑦ ［ 15 ］管

(2) 脊髄

- 脊髄は、長さ［ 1 ］～ 45cm、太さ約［ 2 ］cm の円柱状の器官で、脊柱管の中に収まっている。
- 脊髄は、上下 2 か所の部分がふくらんでおり、それぞれ［ 3 ］大、［ 4 ］大といわれる。
- 脊髄は、第 1 ～［ 5 ］腰椎の高さで円錐形となって終わる。
- 下方の脊髄神経の前根・後根が出口の椎間孔に達するまで、束を形成してクモ膜下腔の中を 10 ～ 20cm ほど下行する。これを［ 6 ］という。
- 脊髄は、中心部の神経細胞体の集まった H 字状の［ 7 ］と、周辺部の神経線維の集まった［ 8 ］で構成される。
- 灰白質のなかで、前方に張り出した部分を［ 9 ］、後方にのびている部分を［ 10 ］という。
- 白質は後角と前角の前外側への突出部によって［ 11 ］、［ 12 ］、［ 13 ］の 3 部に区分される。
- 脊髄と脳は、外側から［ 14 ］、［ 15 ］膜、［ 16 ］の 3 層からなる髄膜に包まれる。

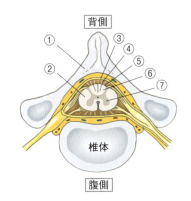

① ［ 17 ］
② ［ 18 ］
③ ［ 19 ］膜
④ ［ 20 ］膜
⑤ ［ 21 ］膜
⑥ ［ 22 ］質
⑦ ［ 23 ］質
⑧ ［ 24 ］根
⑨ ［ 25 ］根
⑩ ［ 26 ］角
⑪ ［ 27 ］角
⑫ ［ 28 ］管
⑬ ［ 29 ］索
⑭ ［ 30 ］索
⑮ ［ 31 ］索
⑯ ［ 32 ］膜
⑰ ［ 33 ］膜
⑱ ［ 34 ］膜

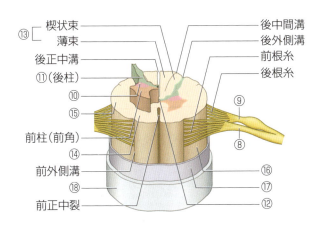

V-6 脳神経系

2) 末梢神経系の構造

- 末梢神経系は多数の神経線維を含む。神経線維は、[1　　　　　]の軸索と、支持組織として軸索を包む[2　　　　　]細胞からなる。
- 神経線維は、髄鞘のある[3　　　　　]神経線維、髄鞘のない[4　　　　　]神経線維に分けられる。
- 神経は、様々な情報を中枢（脳や脊髄）や末梢（身体の各器官）に伝える役割を担う。主に、大脳から出た運動指令を骨格筋などに伝える[5　　　　]神経と、各感覚器で感知した情報を[6　　　　]へ伝える[7　　　　]神経とがある。
- 中枢から末梢へ情報を伝える運動神経の経路を[8　　　　]路といい、末梢から中枢へ情報を伝える感覚神経の経路を[9　　　　]路という。

(1) 脳神経

- 脳に出入りする12対の末梢神経を[1　　　　　]という。
- 脳神経には、運動のみを受け持つ神経、感覚のみを受け持つ神経、運動と感覚など複数の機能を持つ混合神経がある。

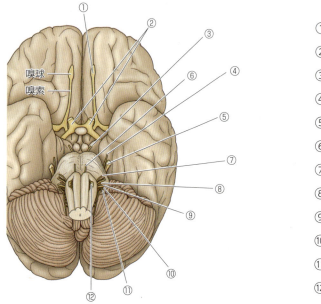

① [2　　　　]神経（Ⅰ）
② [3　　　　]神経（Ⅱ）
③ [4　　　　]神経（Ⅲ）
④ [5　　　　]神経（Ⅳ）
⑤ [6　　　　]神経（Ⅴ）
⑥ [7　　　　]神経（Ⅵ）
⑦ [8　　　　]神経（Ⅶ）
⑧ [9　　　　]神経（Ⅷ）
⑨ [10　　　　]神経（Ⅸ）
⑩ [11　　　　]神経（Ⅹ）
⑪ [12　　　　]神経（Ⅺ）
⑫ [13　　　　]神経（Ⅻ）

(2) 脊髄神経

- 脊髄につながる末梢神経を[1　　　　]神経という。
- 脊髄神経は[2　　　]対あり、8対の[3　　　　]神経（$C_1〜C_8$）、12対の[4　　　　]神経（$Th_1〜Th_{12}$）、5対の[5　　　　]神経（$L_1〜L_5$）、5対の[6　　　　]神経（$S_1〜S_5$）、1対の[7　　　　]神経（C_0）に区分される。
- 脊髄神経は、脊髄の前外側溝から出る[8　　　　]と、後外側溝から出る[9　　　　]が合わさってできる。[10　　　　]で合わさる直前の後根には[11　　　　]神経節というふくらみがある。
- 前根は、前角の[12　　　　]神経細胞から出る運動性の遠心性の神経線維である。
- 後根は、脊髄神経節の[13　　　　]神経細胞から出る感覚性の求心性の神経線維である。
- ベル－マジャンディーの法則とは、脊髄神経の前根は[14　　　　]性で、後根は[15　　　　]性であるとするものである。
- [16　　　　]神経叢は、$C_1〜C_4$で形成される神経叢である。

- [17　　] 神経叢は、C_5～Th_1 で作られる神経叢である。近位部からは上肢帯に向かう神経を分枝する。その後、上肢前面に向かう筋皮神経、[18　　] 神経、[19　　] 神経と、後面に向かう [20　　] 神経を分枝する。
- 胸神経（Th_1～Th_{12}）は神経叢を作らず、[21　　] 神経（Th_{12} は肋下神経）として走行する。
- [22　　] 神経叢は、Th_{12}～L_4 で作られる神経叢である。
- [23　　] 神経叢は、L_4～S_3 で作られる神経叢である。
- 腰神経叢と仙骨神経叢を合わせて [24　　] 神経叢という。
- 坐骨神経は、人体中で最も太い神経であり、[25　　] の後面から出て大腿の後面に入り、[26　　] の付近で [27　　] 神経と総 [28　　] 神経に分かれる。総腓骨神経は、[29　　] 神経と [30　　] 神経に分かれる。

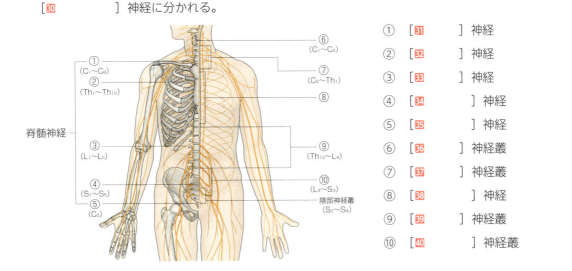

① [31　　] 神経
② [32　　] 神経
③ [33　　] 神経
④ [34　　] 神経
⑤ [35　　] 神経
⑥ [36　　] 神経叢
⑦ [37　　] 神経叢
⑧ [38　　] 神経
⑨ [39　　] 神経叢
⑩ [40　　] 神経叢

2. 神経系の働き

1) 中枢神経系の働き

(1) 脳の働き

① 脳幹

- 脳幹には、次のような機能がある。
  - ▶ 大脳皮質と脊髄の間を結ぶ上行性・下行性の [1　　] 線維の通路がある。
  - ▶ 脳神経を出す [2　　] が存在する。
  - ▶ 呼吸・循環・意識などの [3　　] に不可欠な機能の [4　　] 部位である。
- 延髄、橋、中脳には、神経細胞の細胞体と神経線維が混在した領域である [5　　] が広がる。[6　　] に不可欠な中枢で、また、上位脳である大脳に作用して [7　　] を保つ働きをもつ。
- 脳幹には、[8　　] の様々な機能を [9　　] する中枢がある。
- [10　　] 神経や迷走神経などの [11　　] 神経の核が網目状に存在し、内臓の諸器官からの [12　　] 線維と、大脳や視床下部からの [13　　] 線維が入力される。入力情報に基づいて核から出力された情報が [14　　] 神経を介して全身の内臓や血管などに送られ、機能が調節される。
- 脳幹には、次のような中枢が存在している。
  - ▶ 循環中枢：心臓 [15　　] 中枢、心臓 [16　　] 中枢、血圧を調整する [17　　] 中枢からなる。[18　　] 洞や [19　　] の圧受容器ならびに化学受容器から情報を受け取り、心臓の [20　　] 機能と [21　　] 径を変化させて心拍数や血圧を調節する。

▶ 呼吸中枢：周期的に休息と呼息のインパルスを [22   ] 筋に送り、呼吸運動を起こさせる。[23   ] 小体や [24   ] 小体などの末梢化学受容器、脳幹にある化学受容器から血液ガス濃度やpH の情報を受け、反射性に [25   ] を調節する（V-1 呼吸器、構造と働き、2-4）参照）。
▶ 消化に関する中枢：[26   ] 中枢、嚥下中枢やその他の消化管運動の中枢、消化液や唾液の分泌を調節する中枢がある。
▶ 排尿中枢：[27   ] にある排尿に関する一次中枢を支配し [28   ] 反射を引き起こすことで排尿を司る。
▶ 運動調節の中枢：[29   ] 感覚や視覚などの情報を受け取り、姿勢を [30   ] に調節する、脊髄でつくられる歩行リズムを用いて歩行の開始や停止の指令を調節する、身体が動いても焦点がそれないように [31   ] を動かす、などの中枢がある。
▶ 瞳孔を調節する中枢：瞳孔を調節する中枢があり、光の量によって瞳孔の大きさを調節する [32   ] 反射、近点を見るときに両眼の視軸が一点で交わり瞳孔が縮瞳する輻輳（フクソウ）反射を司る。瞳孔反射は、中脳の機能検査に用いられる。

② **小脳**
- 運動系を統合的に調節する。
- 大脳皮質の [1   ] 野から [2   ] 筋へ送られる運動指令は [3   ] にも伝わる。同時に、前庭から [4   ] 感覚、脊髄から [5   ] 感覚、骨格筋や腱からの感覚の情報を受ける。
- それら運動指令と感覚情報を統合して誤差を検出し、[6   ] を介して [7   ] に送り出して身体の [8   ] や運動・姿勢の [9   ] を行う。

③ **間脳**
- 視床は、大脳と脳幹や脊髄など下位脳との中間にあり、大脳皮質に向かう [1   ] 系の神経経路の中継所であり、下位脳からの [2   ] への中継も行う。
- 視床の尾側部にある、内側膝状体（シツジョウタイ）は [3   ] を中継し、外側膝状体は [4   ] の中継を行う。
- 視床下部は、[5   ] 維持のために必要な本能行動や情動を支配する部位で、[6   ] 調節中枢や摂食・[7   ] 中枢、性中枢などがある。
- 視床下部には、下垂体前葉における内分泌機能を調整する機能がある。
- 視床下部 [8   ]（シツボウカク）・[9   ]（シサクジョウカク）は下垂体後葉ホルモンを産生する。

④ **大脳**
- 大脳の右半球は身体の [1   ]、左半球は身体の [2   ] の運動や感覚を支配する。
- 大脳半球の働きには左右差があり、言語中枢のあるほうを [3   ] 半球という。
- 大脳皮質の新皮質は、[4   ] や感覚を担う。また、意識や [5   ] などの高次の精神活動を担う。

- 体性運動野は、[6　　]や[7　　]の運動ニューロンに指令を出す[8　　]運動の中枢である。[9　　]前回（前頭葉の後端部で、中心溝のすぐ前）にある。
- 体性感覚野は、体性[10　　]の中枢で、[11　　]（頭頂葉の前端部で中心溝のすぐ後）にある。
- 大脳皮質の運動野と感覚野には、[12　　]の部位と[13　　]の部位との間に対応関係がある。

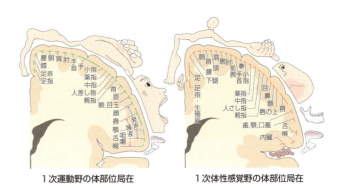

1次運動野の体部位局在　　1次体性感覚野の体部位局在

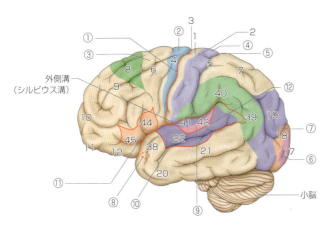

数字はブロードマンの領野を示す

① 中心[14　　]
② 体性[15　　]野
③ 二次体性[16　　]野
④ 体性[17　　]野
⑤ 二次体性[18　　]野
⑥ [19　　]野
⑦ 二次[20　　]野
⑧ [21　　]野
⑨ [22　　]野
⑩ 二次[23　　]野
⑪ 運動性[24　　]野（ブローカ野）
⑫ 感覚性[25　　]野（ウェルニッケ野）

- 視覚野は後頭葉にあり、[26　　]の視細胞からの情報を受ける視覚の中枢である。周囲には視覚野からの情報の意味を理解する[27　　]視覚野がある。
- 聴覚野は、[28　　]の有毛細胞からの情報を受ける聴覚の中枢である。周囲には、聴覚野で受けた音の意味を理解する[29　　]聴覚野がある。
- 言語野には、運動性言語野（[30　　]中枢、ブローカ野）と感覚性言語野（[31　　]中枢、ウェルニッケ野）の2つがある。
  ▶ 運動性言語野：発語に必要な[32　　]を支配して[33　　]させる中枢。障害されると、言語は理解できても発語ができなくなる[34　　]性失語（ブローカ失語）となる。
  ▶ 感覚性言語野：二次聴覚野の一部で、障害されると、言語を理解できなくなる[35　　]性失語（ウェルニッケ失語）となる。話すことはできても、相手の言葉を理解できず、会話が成り立たない。
- 大脳皮質の古皮質は、間脳の視床下部とともに本能や[36　　]行動を支配する。古皮質にある海馬は、大脳皮質[37　　]から情報を受け取って[38　　]として蓄える。
- 大脳基底核は、運動の微調整（運動の開始・停止・持続の制御など）を行う。大脳皮質や中脳の[39　　]などから情報を入力し、[40　　]を経て、大脳皮質に出力する。
- 大脳基底核や黒質に病変があると、筋緊張の異常や不随運動、姿勢異常などの[41　　]症状が出現する。

(2) 脊髄の働き

- 脊髄の灰白質には運動[1　　　　]があり、脳や局所からの運動指令や[2　　　　]神経からの感覚情報を受け取り（入力）、[3　　　　]神経を通して送り出す（出力）働きがある。
- 運動ニューロンの働きで、[4　　　]運動神経の出力は骨格筋に、[5　　　]神経（交感性、副交感性）の出力は内臓や血管などに送り出される。
- 脊髄の白質には、[6　　]と[7　　　]をつなぐ伝導路が形成され、感覚[8　　　　]からの刺激が上行性に[9　　]に伝えられ、[10　　]からの指令が下行性に脊髄の運動ニューロンに伝えられる。
- 脊髄が中枢となって生じる反射を[11　　]反射といい、次のようなものがある。
  - ▶ [12　　]反射（伸展反射）：伸筋の筋紡錘からの感覚刺激が、感覚[13　　　　]から直接運動[14　　　　]に伝えられ、伸筋が[15　　　　]する。代表的な例に[16　　　　]反射があり、膝蓋骨の下をハンマーなどで叩くと、大腿四頭筋が反射的に収縮して下腿が跳ね上がる。
  - ▶ [17　　]反射（逃避反射）：皮膚などが急な刺激を受けたときに、触れた腕や足全体を素早く[18　　]して、刺激から逃れようとする。
  - ▶ [19　　]反射：内臓からの感覚情報が内臓救心性ニューロンを経て[20　　]神経と[21　　]神経に伝わり、反射的に[22　　　]筋の収縮や[23　　　]が起こる。排便や排尿、勃起、射精などの骨盤内臓の[24　　]反射中枢は、腰髄、[25　　　]にある。

2) 末梢神経系の働き

(1) 脳神経

- 脳神経の主な支配域は以下のとおりである。

脳神経	支配域
[1　　]神経（Ⅰ）	[2　　]を司る[3　　]神経である。
[4　　]神経（Ⅱ）	[5　　]を司る[6　　]神経である。視神経は頭蓋内に入ると[7　　]で半分の神経線維が交叉する。そのため、視野の左半から神経線維が[8　　]脳に集まり、視野の右半から神経線維が[9　　]脳に集まる。 ① [10　　] ② [11　　]神経
[12　　]神経（Ⅲ）	[13　　]筋を支配する。 眼球を動かす4つの直筋と2つの斜筋を総称して外眼筋といい、[14　　]直筋、[15　　]直筋、[16　　]直筋、[17　　]直筋、[18　　]斜筋、[19　　]斜筋がある。 動眼神経はこのうち[20　　]直筋、[21　　]直筋、[22　　]直筋、[23　　]斜筋を支配する。また、眼瞼を動かす上眼瞼挙筋も支配する。

[24　　] 神経（Ⅳ）	[25　　] 筋のうちの、眼球を動かす [26　　] 斜筋を支配する。	
[27　　] 神経（Ⅴ）	顔面の感覚を司る [28　　] 神経と、[29　　] 筋の運動を司る [30　　] 神経からなる混合神経である。 三叉神経は、[31　　] 神経（V₁）（第一枝）、上顎神経（V₂）（第二枝）、下顎神経（V₃）（第三枝）に分かれる。 第一枝は前頭部や眉間、眼瞼などの [32　　] 神経、第二枝は頰や上口唇などの [33　　] 神経、第三枝は下顎や下口唇などの [34　　] 神経と咀嚼筋の運動を司る [35　　] 神経を含む。	
[36　　] 神経（Ⅵ）	外眼筋のうちの、眼球を動かす、[37　　] 直筋を支配する。	
[38　　] 神経（Ⅶ）	主に顔面にある表情筋などの運動を司る（運動神経）。また、舌の前2/3の [39　　] を支配する（感覚神経）。唾液腺、涙腺を支配する。	
[40　　] 神経（Ⅷ）	聴覚と平衡覚を司る [41　　] 神経である。 内耳神経（聴神経）は、蝸牛神経と [42　　] 神経からなる。蝸牛神経はコルチ器に分布し、中枢に [43　　] を伝える（聴覚）。前庭神経は [44　　] 感覚を司る。	
[45　　] 神経（Ⅸ）	舌の後1/3の感覚と味覚、[46　　] の運動・感覚、唾液腺を支配する。	
[47　　] 神経（Ⅹ）	胸腹部内臓の [48　　] 神経、咽頭・喉頭の運動と感覚、分泌を支配する。	
[49　　] 神経（Ⅺ）	[50　　] 筋と [51　　] 筋を支配する [52　　] 神経である。	
[53　　] 神経（Ⅻ）	舌の運動にかかわる舌筋を支配する [54　　] 神経である。	

(2) 脊髄神経

- 脊髄神経の枝は、[1　　] 筋や [2　　]、内臓、血管などに分布する。
- 皮膚に分布する枝（皮枝）は [3　　] の感覚や [4　　] 腺からの分布を支配する。
- 骨格筋に分布する枝（筋枝）は [5　　] の運動と筋紡錘の感覚を支配する。
- 脊髄神経（前枝）の主な支配域とは以下の通りである。
  ▶ 頸神経叢は、C_1〜C_4 の前枝が作る神経叢で、[6　　] 前外側面や舌骨下筋群、斜角筋群などに分布する。横隔神経（C_3〜C_5）は、[7　　] 膜を支配している。
  ▶ 腕神経叢は、C_5〜Th_1 の前枝が作る神経叢である。多くの神経を分枝し、手の皮膚感覚を支配する [8　　] 神経（手掌の母指側）、[9　　] 神経（手掌と手背の小指側）と、[10　　] 神経（手背の母指側）も腕神経叢から出る。
  ▶ 肋間神経（Th_1〜Th_{12}）は、胸腹壁の [11　　] と [12　　] に分布する。
  ▶ 腰神経叢は、Th_{12}〜L_3 の前枝が作る神経叢で、下腹部、鼠径部、大腿の [13　　] と [14　　] を支配する。
  ▶ 仙骨神経叢は、L_4〜S_3 の前枝が作る神経叢で、下肢大半の [15　　] と [16　　] を支配する。

(3) 下行伝導路と上行伝導路

① 下行伝導路

- 大脳皮質から出た運動指令は、[1　　] 伝導路を通って脳幹および脊髄 [2　　] の運動ニューロンに伝わる。
- 脊髄に向かう伝導路は、[3　　] 路とよばれる。

V-6 脳神経系

- 錐体路は、上肢や下肢に随意運動をおこさせる刺激を伝達する神経線維束である。大脳皮質の [4   ] 野に始まり、[5   ]、大脳脚、橋底部、[6   ] の錐体を通って下行する。線維の多くが延髄下端を通過する際に [7   ] で反対側に移り、脊髄の側索後部を下行する（[8   ] 路）。残りの線維は、同側の脊髄前索を下行する（[9   ] 路）。また、錐体外路系とは、錐体路の働きを制御する経路の総称として理解されている。

② **上行伝導路**

- 感覚は、[1   ] 感覚、[2   ] 感覚、特殊感覚に分類できる。
  ▶ 体性感覚は、[3   ] や、筋・腱・関節などからの刺激を伝える感覚をいい、[4   ] 感覚と深部感覚に区分できる。[5   ] 神経によって中枢に伝えられる。
  ▶ 内臓感覚は、空腹感、便意、尿意などの内臓の領域で検知され、内臓救心性神経によって中枢に伝えられる感覚をいう。
  ▶ 特殊感覚は、[6   ] 覚、[7   ] 覚、[8   ] 覚、平衡覚、味覚などの、頭部にある特殊な感覚器によって検知される感覚をいう。
- [9   ] 伝導路は、皮膚などの [10   ] 感覚と、視覚器などからの [11   ] 感覚を脳に伝える伝導路をいう。
- 体性感覚の主な伝導路として、後索－内側毛帯路、[12   ] 脊髄視床路、[13   ] 脊髄視床路がある。

▶ 3. 脳・脊髄の保護構造と循環系

1) **髄膜**

- 脳と脊髄は、3層からなる結合組織の被膜である [1   ] に覆われている。

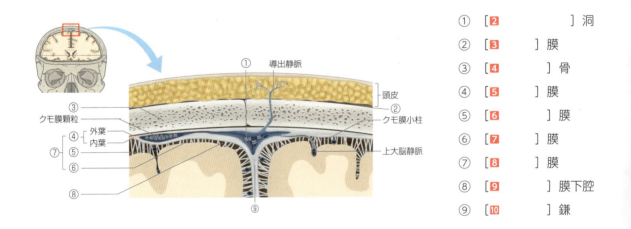

① [2   ] 洞
② [3   ] 膜
③ [4   ] 骨
④ [5   ] 膜
⑤ [6   ] 膜
⑥ [7   ] 膜
⑦ [8   ] 膜
⑧ [9   ] 膜下腔
⑨ [10   ] 鎌

- 髄膜の最外層は [11   ] で、強靱な結合組織でできており [12   ] 内面の骨膜に密着している。
- 硬膜は、内葉と外葉の2葉からできており、その間に [13   ] 洞がある。硬膜の一部は、左右の大脳半球の間に入り込む [14   ] や大脳半球と小脳との間の [15   ] テントなどになる。
- 脊髄の [16   ] は、脂肪組織により脊柱の骨膜から隔てられる。
- [17   ] 膜は、髄膜の中間層をなす柔らかい結合組織の膜で、[18   ] と軟膜をつなぐ。
- クモ膜と軟膜の間の空間を [19   ] 膜下腔という。[20   ] と交通しており [21   ] 液によって満たされている。
- クモ膜下腔の広いところを [22   ]（ノウソウ）という。
- 髄膜の最内層は [23   ] で、[24   ] や脳の表面に密着している。

2）脳脊髄液

- 脳室とクモ膜下腔は［**1**　　　］液（髄液）（cerebrospinal fluid；CSF）で満たされている。脳は脳脊髄液の中にいわば浮いている状態にある。
- 脳脊髄液の総量は正常（成人の場合）で、［**2**　　］〜150mLほどである。
- 脳脊髄液は［**3**　　　］と［**4**　　　　］の中を流れて循環している。
- 脳脊髄液の圧は、［**5**　　　］では12〜15cmH$_2$O、座位では約20cmH$_2$Oである。
- 脳脊髄液は、4つの脳室の表面にある［**6**　　　　］で血液が濾過されて産生される。1日あたりの産生量は［**7**　　］〜600mLである。
- 循環した脳脊髄液は、頭蓋腔上端正中部の硬膜にある［**8**　　　　］洞（ジョウシジョウジョウミャクドウ）へ突出しているクモ膜絨毛あるいはクモ膜顆粒を介して、［**9**　　　］血中に吸収される。

3）脳に分布する血管（脳動脈系）

(1) 動脈系

- 脳は、左右の［**1**　　　］動脈と左右の［**2**　　　　］動脈の計4本の血管で栄養されている。

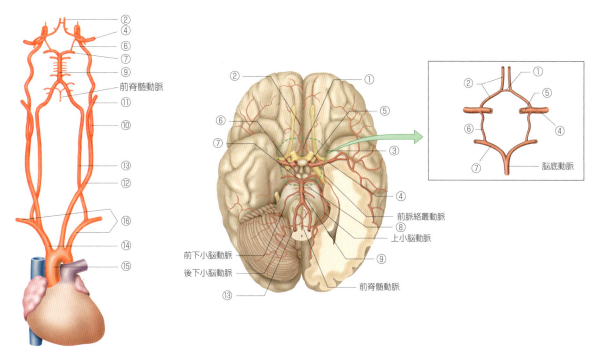

① 前［**3**　　　］動脈
② 前［**4**　　　］動脈
③ 大脳動脈輪（［**5**　　　　　　　］）
④ 中［**6**　　　］動脈
⑤ 内［**7**　　　］動脈
⑥ 後［**8**　　　］動脈
⑦ 後［**9**　　　］動脈
⑧ ［**10**　　　］動脈
⑨ ［**11**　　　］動脈
⑩ ［**12**　　　］動脈
⑪ ［**13**　　　］動脈
⑫ ［**14**　　　］動脈
⑬ ［**15**　　　］動脈
⑭ ［**16**　　　］動脈
⑮ ［**17**　　　　　］
⑯ ［**18**　　　］動脈

(2) 静脈系

- 脳からの血液は、脳の表面に向かう静脈を経て、硬膜 [19   ] 洞に注ぐ。
- 硬膜静脈洞は、[20   ] を貫いて、内外の静脈を結ぶ導出静脈によって、頭部の表層の静脈と繋がっている。

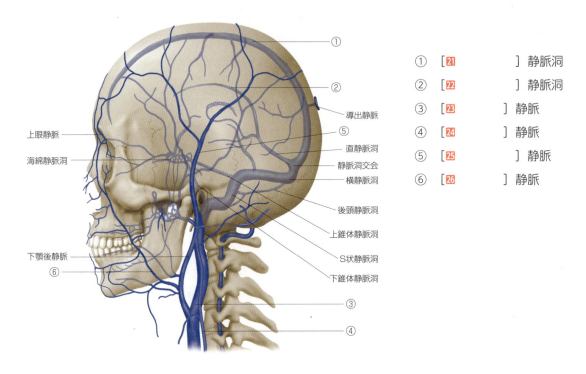

① [21   ] 静脈洞
② [22   ] 静脈洞
③ [23   ] 静脈
④ [24   ] 静脈
⑤ [25   ] 静脈
⑥ [26   ] 静脈

4) 血液-脳関門 (blood-brain barrier；BBB)

- 脳の毛細血管と脳組織の間には、[1   ] (BBB) とよばれる特殊な構造が存在する。
- 脳以外の部位の毛細血管には、血管内の物質が容易に血管外へ移動できるような間隙が多数あるが、脳の毛細血管では内皮細胞が極めて密に接着しあい、[2   ] な成分が血管から脳組織に漏出するのを防ぐいわば"関所"のような構造をなす。
- BBB は、中枢神経系において、ニューロンが正常に活動できるよう内部の環境を [3   ] に保つためにある。

基本的知識

1. 症状（自覚症状と他覚症状）

1）意識障害

- 脳・神経疾患における最も代表的な症状として、[1　　　]障害がある。
- 覚醒していて周囲を認識でき、外界からの刺激に正常に反応できる状態を[2　　　]（イシキセイメイ）という。痛みなどの刺激を与えてもまったく反応のない状態を[3　　　]（シンコンスイ）という。

(1) 意識障害を表すために用いられる用語

- [4　　　]とは、外部から刺激が与えられても反応がなく、また自発的な行動もまったく認められない状態をさす。より重篤な深昏睡、わずかに反応する動作がみられる半昏睡がある。
- [5　　　]とは、強い刺激を繰り返し与えると何とか反応する状態をさす。
- [6　　　]とは、刺激があれば覚醒し意識もほぼ[7　　　]となるが、刺激がなくなるとすぐに眠り込んでしまう状態をさす。
- [8　　　]とは、失見当識や注意力の低下や意識レベルなどが一過性に障害されている病態をさし、程度には変動がみられる。

(2) 意識障害の分類・評価

① [9　　　　　　　　　　　　　]（glasgow coma scale；GCS）

- 3つの観察項目いずれも異常がなく正常であれば満点の[10　　　]点となる。

観察項目	反応	スコア
開眼 （[11　　]：Eye opening）	自発的に[12　　　]する 呼びかけにより[13　　　]する 痛み刺激により[14　　　]する まったく[15　　　]しない	[16　　] [17　　] [18　　] [19　　]
最良言語反応 （[20　　]：Best verbal response）	[21　　　]あり 混乱した[22　　　] 混乱した言葉 理解不明の音声 まったくなし	[23　　] [24　　] [25　　] [26　　] [27　　]
最良運動反応 （[28　　]：Best motor response）	[29　　　]に従う 疼痛部を認識する 痛みに対して逃避する 異常屈曲 伸展する まったくなし	[30　　] [31　　] [32　　] [33　　] [34　　] [35　　]

② [36   ]（japan coma scale；JCS）

- [37   ]度方式ともいう。
- 意識清明は、[38   ]とする。

Ⅰ．刺激しないでも[39]している状態（せん妄・混濁：1桁の数字で表現）		
1．だいたい[40]だが、今ひとつはっきりしない。		[42]
2．[41]障害がある。		[43]
3．自分の名前、生年月日が言えない。		[44]
Ⅱ．刺激すると[45]し、刺激をやめると眠り込む状態（混迷・傾眠：2桁の数で表現）		
1．ふつうの呼びかけで[46]する。		[49]
2．大きな声、また身体を揺さぶることにより[47]する。		[50]
3．痛み刺激を加え、呼びかけを繰り返すと、かろうじて[48]する。		[51]
Ⅲ．刺激しても[52]しない状態（昏睡・半昏睡：3桁の数で表現）		
1．痛み刺激に対し、払いのけるような[53]をする。		[56]
2．痛み刺激で少し手足を動かしたり、[54]をしかめたりする。		[57]
3．痛み刺激に[55]しない。		[58]

(3) 除皮質硬直と除脳硬直

- 意識障害の患者に疼痛刺激を与えると、除皮質硬直や除脳硬直を示すことがある。
- 除皮質硬直は[59   ]の障害により生じ、上肢は強く[60   ]し、下肢は強く[61   ]する。
- 除脳硬直は[62   ]、橋上部の両側性の障害により生じ、上肢、下肢とも強く[63   ]する。

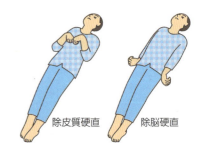
除皮質硬直　　除脳硬直

2）高次脳機能障害

- [1   ]障害は、脳の損傷により失語や失行、失認、記憶障害、注意障害などが生じるものである。

(1) 失語

- [2   ]症とは、言語中枢が障害されて生じる言語機能の障害をさす。
- [3   ]性失語（ブローカ失語）は、優位側の前頭葉下部にある[4   ]性言語中枢（ブローカ中枢）の障害で起こる。言葉間違いが多く、流暢ではなく、普通に話すことができない。
- [5   ]性失語（ウェルニッケ失語）は、優位側の側頭葉にある[6   ]性言語中枢（ウェルニッケ中枢）の障害で起こる。他人の話す言葉や、書かれた言葉の意味を理解できない。
- 全失語とは、[7   ]性失語と[8   ]性失語が同時に生じ、あらゆる言語機能が障害された状態をさす。
- [9   ]失語は、話したり聞くことはできるが、ものの名前や適切な名詞が出てこない状態をさす。

(2) 失行

- [10   ]とは、行うべき行動を理解していても正しく行えない状態をさす。
- 衣服を正しく着脱できない状態を[11   ]失行という。
- 空間的な構成ができない状態を[12   ]失行という。

(3) 失認

- [13　　　] とは、感覚（視覚、触覚、聴覚など）を介して対象物を把握できない状態をさす。
- [14　　　] 無視とは、片側の刺激に気づかない、あるいは反応しない状態をさす。

3）構音障害（構語障害）

- 舌・口唇・口蓋・喉頭・声帯などの器官に異常があり、正しく [1　　　] ができない状態をさす。
- 構音障害は、大きく、運動 [2　　　] 性構語障害と運動 [3　　　] 性構語障害に区別される。
- 患者がうまく話せない状態では、失語症（「言葉」の表現・理解能力に問題がある）であるか、[4　　　] 障害（発語能力に問題がある）であるかを鑑別する必要性がある。

4）運動機能障害

- 四肢、体幹の運動機能の障害を総称して [1　　　] 障害という。

(1) 運動麻痺

- 運動にかかわる神経経路に障害が生じて、骨格筋の随意運動ができなくなった状態を運動麻痺という。麻痺は、[2　　　] 性麻痺と [3　　　] 性麻痺に分類できる。
- 麻痺の程度により、[4　　　] 麻痺と [5　　　] 麻痺に分けられる。
- 麻痺の分布により、以下に分けられる。
  - ▶ [6　　　] 麻痺：一側の上下肢が麻痺している状態。
  - ▶ [7　　　] 麻痺：上下肢のうち、一肢だけが麻痺している状態。
  - ▶ [8　　　] 麻痺：両側の下肢にみられる麻痺の状態。
  - ▶ [9　　　] 麻痺：上・下肢が両側性に麻痺した状態。
- 麻痺の性状により、[10　　　] 性麻痺と [11　　　] 性麻痺に分けられる。

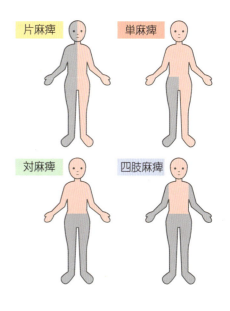

(2) 運動失調

- [12　　　] とは、運動麻痺がないにもかかわらず、協調運動障害のため運動や動作が円滑に遂行できない状態をさす。

(3) 不随意運動

- [13　　　] 運動とは、自分の意思とは無関係に出現し、無目的に生じる運動のことをさす。[14　　　] 外路系、小脳、脳幹などの障害でみられる。

(4) けいれん

- [15　　　] とは、発作的に起こる骨格筋の不随意性の収縮をさす。
- 部位による分類として、[16　　　] 性けいれん発作と部分性けいれん発作がある。
- 発作型による分類として、[17　　　] 性けいれん、[18　　　]（カンダイ）性けいれん、強直間代性けいれんがある。

(5) 筋萎縮

- [19　　　] とは、筋繊維の数の減少など筋肉全体の容量が減少した状態をさす。

5) 感覚機能障害

- 感覚受容器やそこからの情報を伝える [1　　　] 伝達経路の障害などにより様々な [2　　　] 障害が起こる。部位により障害の分布パターンが異なる。

6) 頭蓋内圧亢進 (increased intracranial pressure)

- 頭蓋内圧が上昇すると、脳灌流量が [1　　　] し、脳虚血が生じたり、[2　　　] の上昇を引き起こす。そのことによって頭蓋内圧はさらに [3　　　] し、悪循環に陥る。
- 正常状態の頭蓋内容を割合でみると、脳実質が約80%、血液が約10%、髄液が約10%である。正常の頭蓋内圧（仰臥位）は、成人で約 [4　　　] ～ [5　　　] mmH$_2$O である。
- 頭蓋内圧亢進で生じる症状は、急性と慢性では異なる。
- 急性頭蓋内圧亢進の原因として、頭蓋内血腫や悪性脳腫瘍などがあげられる。自覚症状として、[6　　　]、悪心、[7　　　] が生じる。他覚症状として、[8　　　]（cushing）現象、意識障害、網膜出血、散瞳、けいれんが生じる。
- クッシング現象は、頭蓋内圧亢進により、血圧 [9　　　] と [10　　　] がみられる。
  ▶ 頭蓋内圧亢進時の代償機構である。
  ▶ 血圧 [11　　　] は、頭蓋内圧の上昇によって脳血流が低下すると、全身の末梢血管抵抗が上昇し、生じる。[12　　　] は、血圧上昇による血流増加を抑えるために起こる。
- 慢性頭蓋内圧亢進の原因として、良性脳腫瘍、先天異常などがあげられる。
- 自覚症状として、[13　　　]、悪心・[14　　　]、[15　　　] 乳頭が生じる。
  ▶ [16　　　] は、脳の痛覚感受性組織の偏位・牽引などによって起こると言われている。慢性期の頭痛は、[17　　　] に多い。
  ▶ 頭蓋内圧亢進による悪心・嘔吐は、[18　　　] 中枢が圧迫、刺激されることで生じるため、食事とは無関係で、[19　　　] 症状を伴わない。
  ▶ 頭蓋内圧亢進時にみられるうっ血乳頭は、[20　　　] 乳頭の浮腫によって生じる。

7) 髄膜刺激症状

- 髄膜刺激症状は、炎症や出血に伴って [1　　　] が刺激されたときに出現する。
- 頭痛、悪心・嘔吐、羞明（シュウメイ）、項部硬直、ケルニッヒ（kernig）徴候などがある。
  ▶ [2　　　] 硬直：仰臥位の状態で頭部を [3　　　] させる。異常時には、頭部を前屈させたときに [4　　　] がある。
  ▶ ケルニッヒ（kernig）徴候：仰臥位の状態で [5　　　] を持ち上げる。異常所見の場合は、抵抗により膝を [6　　　] 度以上伸展できない。

8）脳ヘルニア（herniation）

- [1　　　] ヘルニアとは、腫瘍や血腫、浮腫などによって本来の位置から押し出されてはみ出た状態をいう。
- 脳ヘルニアは、発生部位によって以下のように分類される。
  - ▶ [2　　　] ヘルニア（帯状回ヘルニア）：大脳内側面の帯状回が大脳鎌の直下で対側へ突出する。重篤な症状は起こさない。（図A）
  - ▶ [3　　　] 切痕ヘルニア：小脳テント上の大脳がテントの隙間からはみ出し、間脳や中脳が下内方に圧迫され機能低下を引き起こす。（図B）
  - ▶ [4　　　] ヘルニア（小脳扁桃ヘルニア）：テント下の占拠性病変によって、小脳扁桃が大後頭孔の延髄との隙間に突出する。陥入した小脳扁桃により延髄が圧迫されて急激な障害を受ける。そのため、[5　　　] 障害、呼吸・循環障害、[6　　　] 麻痺などが急速に進行する。（図C）

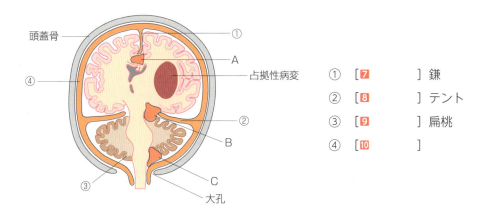

① [7　　　] 鎌
② [8　　　] テント
③ [9　　　] 扁桃
④ [10　　　]

2. 検査

- 脳・神経疾患の検査として、神経学的診察、CTやMRIなどの画像検査、脳脊髄液検査、電気生理学的検査などがあげられる。

1）神経学的診察

- 意識状態を評価する方法として、[1　　　]（JCS）、[2　　　]（GCS）などがあげられる。
- 運動系を評価する方法は様々あり、筋力、筋緊張、不随意運動、運動失調などに分けて検査される。
  - ▶ 筋力を評価する方法として [3　　　] テスト（MMT）が行われる。

＜徒手筋力テスト（manual muscle testing；MMT）＞

5：正常（normal）	強い抵抗を加えても、なお [4　　] に打ち勝って正常 [5　　] いっぱいに動く。
4：優（good）	いくらか抵抗を加えても、なお [6　　] に打ち勝って正常 [7　　] いっぱいに動く。
3：良（fair）	抵抗を加えなければ、[8　　] に打ち勝って正常 [9　　] いっぱいに動く。
2：可（poor）	重力を除いた状態なら、正常 [10　　] いっぱいに動く。
1：不可（trace）	関節の運動は認められないが、筋の [11　　] がわずかにみられる。
0：ゼロ（zero）	関節運動も筋の [12　　] もまったく認められない。

- 反射系を評価する方法として、[13　　] 反射、表在反射、病的反射があげられる。
  ▶ 腱反射：膝蓋腱反射、[14　　　　] 腱反射などがある。打腱器を用いて検査する。
  ▶ 表在反射：皮膚や [15　　　] を綿や針などで刺激することで起こる反射で、[16　　　] 反射や [17　　] 反射がある。
  ▶ 病的反射：正常では出現しない反射である。病的反射の一つの [18　　　　] 反射は、足底の外側を棒などで踵から足趾に向かってこすると、錐体路障害があると母趾は [19　　　] し、他趾は開扇（カイセン）する。
- 感覚系を評価する方法は様々あり、温度覚、[20　　] 覚、触覚、深部感覚などに分けて検査される。
- 脳神経系を評価する方法は、神経によって異なる。
  ▶ [21　] 神経：嗅覚脱失、嗅覚過敏などの嗅覚障害を調べる。
  ▶ [22　] 神経：視力障害や視野障害、眼底の異常などを調べる。
  ▶ [23　　] 神経、滑車神経、外転神経：眼球の運動に障害がないかを調べる。
  ▶ [24　] 神経：三叉神経の3つの枝の支配領域で、感覚の異常がないかを調べる。
  ▶ [25　] 神経：眉や目の動き、口角の動きの左右差がないかを調べる。
  ▶ [26　] 神経：蝸牛神経が支配する聴覚、前庭神経が支配する平衡感覚の異常がないかを調べる。
  ▶ 舌咽・[27　　] 神経：発声時の軟口蓋の動きや口蓋垂の偏位などを調べる。
  ▶ [28　] 神経：僧帽筋と胸鎖乳突筋の筋力や左右差などを調べる。
  ▶ [29　] 神経：舌を前に出した時の偏位や舌萎縮の有無などを調べる。
- 高次脳機能は、[30　　]、失行、失認、記憶障害などを調べて評価する。

2）画像診断

- CT 検査（computed tomography；CT）は、脳・神経領域で最も有用な画像検査の1つである。
  ▶ CT 画像では、水・空気・脳脊髄液は [1　　] く、骨は [2　　] く、脳実質は中間の [3　　] 色で描出される。
  ▶ 脳梗塞や脳浮腫などは [4　　] く（低吸収域 low-density area）、出血性病変は、[5　　] く（高吸収域 high-density area）描出される。
- MRI 検査（magnetic resonance imaging；MRI）は、X 線は利用せず、核磁気共鳴現象を利用して生体内のプロトン（H^+）が発生する信号を検出して画像化するものである。
  ▶ MRI は、CT と違い、X 線による [6　　] はない。しかし、CT よりも検査時間が [7　　] く、閉所で患者の圧迫感が強く、また磁気に対する配慮や対策が必要、などといった短所がある。
  ▶ MRI は、強い磁場の中に入るため、心臓 [8　　　　] 装着者には禁忌である。
- 脳血管造影（DSA、MRA、3D-CTA）は、脳の血管性の病変の評価や、術前の血管走行の確認などのために用いられる。
  ▶ セルジンガー（seldinger）法は、[9　　] 動脈あるいは [10　　] 動脈からカテーテルを挿入して、X 線透視下で大動脈を上行させて、血管を撮影する方法である。
  ▶ DSA（デジタルサブトラクション血管造影）は、デジタル画像処理を行い [11　　] のみを明瞭に描写する方法である。
  ▶ MRA は、MRI の画像を処理して [12　　] を撮影するものである。
  ▶ 3D-CTA とは、造影剤を静注し、CT を用いて脳の [13　　] を三次元の立体構造として描出する方法である。DSA に比べて、迅速で低侵襲的で実施できる。

- 核医学検査（SPECT、PET）は、［14　　　］性同位元素を投与し、同位元素が出す放射線をとらえて画像とするものである。脳の機能的な面をとらえられるという大きな特徴がある。
- 脳槽シンチグラフィーは、脳槽での［15　　　］（髄液）の循環を調べるために行われる。
- 頸動脈血管超音波検査は、超音波で［16　　　］動脈を検査する画像診断法である。

3）脳脊髄液（髄液）検査

- 髄膜炎やクモ膜下出血の確定診断を目的とすることが多いが、その他の疾患の診断や、［1　　　］圧の測定、採取した脳脊髄液の検査や観察のために行う検査である。
- 脳脊髄液は、一般的に［2　　　］穿刺法で採取する。
- 腰椎穿刺は、一般的には［3　　　］で行われる。ときに座位で行われることもある。
- 穿刺部位は、［4　　　］線を目安として第［5　　　］～［6　　　］腰椎間（または、第3～4腰椎間）である。

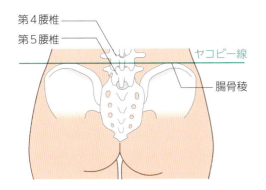
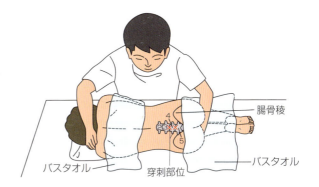

- 脳脊髄液における代表的な検査項目としては次のようなものがある。

項目	基準値
脳脊髄液圧	70～170mmH$_2$O
外観	［7　　　］
細胞数	5以下（個/mm^3）
たんぱく質	15～40（mg/dL）
糖	50～80（mg/dL）

- 副作用として、［8　　　］、感染、痛み、出血などを生じることがある。

4）電気生理学的検査

(1) 脳波検査（electroencephalography；EEG）

- 大脳皮質の［1　　　］細胞の微小な電気的活動を、頭皮上の電極で測定する。
- 脳波は、［2　　　］により、［3　　　］波、β波、γ波、δ波などに分類される。

(2) 筋電図検査（electromyography；MEG）

- 筋の［4　　　］時の電気的活動の変化を記録するもので、検査する筋肉に針電極を刺入し、筋の［5　　　］時と安静時の活動電位を導き出し、正常か異常かを判定する。

3. 脳室・脳槽ドレナージ

- 血腫が貯留するのを予防したり脳脊髄液を排除したりするために［**1**　　　］が行われる。
  - ［**2**　　　］ドレーン：術後の硬膜外血腫を防ぐ目的で行われる。
  - ［**3**　　　］ドレーン：［**4**　　　］（クモ膜下腔）に挿入され、主にクモ膜下出血後の血液と髄液を排出させる目的で行われる。
  - ［**5**　　　］ドレーン：頭蓋内圧調整を主な目的として脳室内に挿入される。

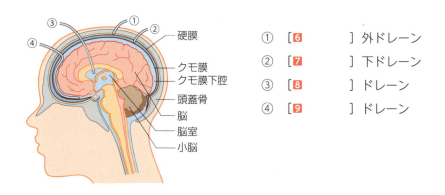

① ［**6**　　　］外ドレーン
② ［**7**　　　］下ドレーン
③ ［**8**　　　］ドレーン
④ ［**9**　　　］ドレーン

- 脳脊髄液の循環障害や脳出血、クモ膜下出血後の［**10**　　　］内圧の測定や調節、出血した血液の洗浄を目的として脳室や脳槽にドレーンを持続的に留置し排液を行う持続ドレナージが行われることがある。
- 脳室（脳槽）ドレナージの管理方法や注意点は以下のとおりである。
  - チューブ類に圧迫や屈曲がないか確認し、容易に抜けてしまわないよう固定する。
  - ドレーン管理が安全に行えるように周囲の環境を整える。
  - 適宜、水準計で、0点が［**11**　　　］の高さにあるかを確認し、設定圧が一定に保たれているかを確認する。
- 脳室（脳槽）ドレーンは［**12**　　　］を容易に制御できるが、一方で、脳室と外界が直接交通してることで感染が生じたり、設定ミスなどで重大な問題が引き起こされる危険性があるため、細心の注意を払って管理する必要がある。

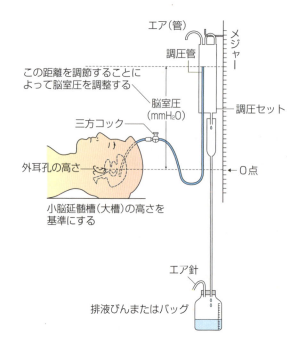

機能別代表的な疾患

I. 脳血管障害（cerebrovascular disorder；CVD）

脳血管障害とは、脳の一部が［①　　　］あるいは［②　　　］によって、一過性あるいは持続的に障害された状態をさす。

脳血管障害の分類（NINDS-Ⅲ：アメリカ国立神経障害・脳卒中研究所による CVD-Ⅲ分類）を以下に示す。

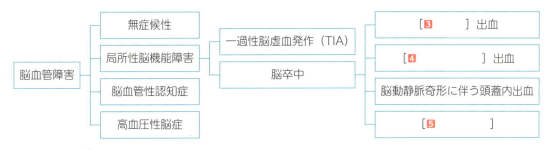

A　一過性脳虚血発作（transient ischemic attack；TIA）

- ［①　　　］によって生じる短時間の局所性脳機能障害をいう。米国の NINDS（national institute of neurological disorders and stroke）の CVD-Ⅲ（1990 年）により、「特定の血管により灌流される脳や眼領域に一致する局所神経徴候が 24 時間以内に改善する」と定義されたが、2002 年に TIA working group により、持続時間は 1 時間以内という新しい定義が提唱された。その後も定義は変更されており、実際の TIA の持続時間は数十分で症状が改善する場合が多い。

1）原因

- 動脈硬化性の病変や［②　　　］などに由来する血栓で生じる微小梗塞による［③　　　］な脳血管の閉塞である。
- TIA のそのほかの原因として、［④　　　］病や血管炎、血液凝固異常などがあげられる。ただし原因不明のこともある。

2）症状

- 症状として、突然の片側の眼の［⑤　　　］消失（［⑥　　　］黒内障）、脱力、しびれ、片［⑦　　　］、軽度の［⑧　　　］障害などをきたすが、数分から 1 時間（多くは 2 〜［⑨　　　］分程度）で血流が回復することにより、症状は消失・改善する。
- 症状は、［⑩　　　］した血管の支配領域によって様々である。

3）検査・診断

- 来院時にはすでに症状が消失していることが多いため、発作時の詳しい［⑪　　　］や持続時間、頻度などを問診でていねいに確認することが重要である。
- 血液検査や神経学的診察などによる全身状態の評価、MRI 検査や CT 検査といった画像検査での脳血管病変、脳梗塞、頭蓋内疾患の検索、［⑫　　　］超音波検査や心臓超音波検査などによって、塞栓源および［⑬　　　］の検索を行う。

4）治療

- TIA が生じてから［14　］日（3か月）以内に［15　　］を発症する頻度は 10 〜 20% であるとされ、そのうち約半数は［16　］日以内に生じるとされる。
- TIA は［17　　　］の前兆と成りうるので、TIA が疑われる場合には早期に診断し治療を開始する。原則入院治療を行う。その後の脳梗塞の発症を防ぐことが重要である。
- 非心原性 TIA の場合は、アスピリンなどの抗［18　　］療法を行い、心原性の TIA の場合は、抗［19　］療法を行う。
- 高度の頸動脈狭窄がある場合には、頸動脈内膜剥離術（CEA）や頸動脈ステント留置術（CAS）といった外科的治療を行う。
- 動脈硬化の危険因子である高血圧や［20　　］、脂質異常症、喫煙などの管理を行う。

5）看護

(1) TIA で入院する患者の状態を考え、アセスメントに必要な観察項目や看護援助をあげましょう。（O-p、T-p、E-p）

(2) TIA で入院する患者の生活の再構築を支援するために、どのような退院指導が適切かまとめましょう。

B 脳卒中（stroke）

- 血管が［**1**　　］したり破綻したりすることにより、突然、［**2**　　　］症状が出現した状態の総称を指す。
- 脳卒中は、脳血管の狭窄や閉塞などによる［**3**　　　］性疾患と、脳血管の破綻による［**4**　　　］性疾患とに分けられる。
- 出血性疾患には［**5**　　］出血や［**6**　　　　］出血、虚血性疾患には［**7**　　　］梗塞がある。
- ［**8**　　　］出血は、脳の細い動脈が破裂し、脳実質内に出血するものである。
- ［**9**　　　　］出血は、脳［**10**　　　　］の破裂などの脳表面の血管病変によってクモ膜下腔へ出血が生じたものである。
- ［**11**　　］梗塞は、脳の［**12**　　　　］が狭窄や閉塞して血行が障害されて生じる。

B-1 脳出血（cerebral hemorrhage）

- ［**1**　　　］は、脳実質内への出血をいう。脳内に形成される血腫により脳実質が障害されることで、局所の［**2**　　　　］症状や［**3**　　　　　　　］亢進症状を呈する。
- 脳出血は出血部位により［**4**　　　　］（ヒカク）出血、視床出血、小脳出血、皮質下出血、脳幹出血などに分けることができる。最も多いのは［**5**　　　］出血、予後が不良なのは［**6**　　　　］出血と［**7**　　　　　］出血（出血量が少ない場合は予後不良とはかぎらない）である。

1）原因

- 脳出血の原因には様々なものがあるが、最も主要な原因は［**8**　　　　　］である。

2）症状

- 血腫の部位や大きさにより様々な程度の［**9**　　　　］や［**10**　　　　］障害などをきたす。
- ［**11**　　　］麻痺や［**12**　　　　］障害、失語症などの脳局所神経症状で突然発症する。

	症状
被殻出血	日中活動時に突然、頭痛、意識障害、［**13**　　　］麻痺、運動性［**14**　　　　］症（優位側での出血でブローカ野が障害された場合）、共同偏視など ＊症状は、［**15**　　　］に出現
視床出血	日中活動時に突然、頭痛、意識障害、対側の［**16**　　　　］障害、［**17**　　　］麻痺、眼球の内下方偏位（鼻先凝視）など ＊症状は、［**18**　　　］に出現
小脳出血	日中活動時に突然、激しい後頭部痛、回転性［**19**　　　　　］、反復する［**20**　　　　］、起立・歩行困難など
皮質下出血	突然の頭痛、［**21**　　　　］発作、出血部位の巣症状（出血部位により症状は異なる）など
脳幹出血	突然の意識障害、重篤な呼吸障害、［**22**　　　　］麻痺（出血により錐体路が障害されやすい）、両側性［**23**　　　　］硬直、瞳孔の高度縮小など ＊出血量が多い場合は、重症で予後［**24**　　　］となることが多い。

3) 検査・診断

- CT検査による［25　　　］部位の確認と［26　　　］レベルの評価が重要となる。

	CT所見
被殻出血	［27　　　］に高吸収域がみられる。
視床出血	［28　　　］に高吸収域がみられる。
小脳出血	［29　　　］部に高吸収域がみられる。
皮質下出血	大脳皮質下に高吸収域がみられる。
脳幹出血	［30　　　］に高吸収域がみられる。

4) 治療

- 急性期の治療としては、内科的治療と外科的治療がある。慢性期の治療では、主に再発の予防と機能訓練を行う。
- 切迫する［31　　　］ヘルニアを示す所見が認められる場合は、外科的治療が行われる。手術は、［32　　　］に対する血腫除去術か、急性水頭症脳室ドレナージが行われる。
- 血腫除去術の適応がある出血は、出血部位でみると皮質下出血、［33　　　］出血、［34　　　］出血である。脳幹出血と視床出血は血腫除去の適応とならないことが一般的である。
- 血腫除去術を検討する際の目安として、CT検査上で被殻出血では出血量31mL以上、小脳出血では血腫の最大径3cm以上、皮質下出血では脳表から深さ1cm以下とされ［35　　　］除去術の適応となる。一般的に血腫除去術は救命目的として行われる。
- 血腫が脳室内に穿破（センパ）した場合、血腫の排出や頭蓋内圧を［36　　　］させることを目的として脳室ドレナージを行う。

5) 看護

(1) 開頭血腫除去術を受ける患者の術前、術中、術後の看護（O-p、T-p、E-p）

① 開頭血腫除去術を受ける患者の術前の状態を考え、術前のアセスメントに必要な観察項目や看護援助をあげましょう。（O-p、T-p、E-p）

② 開頭血腫除去術を受けている患者の術中の状態を考え、術中のアセスメントに必要な観察項目や看護援助をあげましょう。（O-p、T-p、E-p）

③ 開頭血腫除去術を受けた患者の術後の状態を考え、術後のアセスメントに必要な観察項目や看護援助をあげましょう。（O-p、T-p、E-p）

④ 開頭血腫除去術を受けた患者の生活の再構築を支援するために、どのような退院指導が適切かまとめましょう。

B-2 クモ膜下出血（subarachnoid hemorrhage）（SAH）

1）原因
- 何らかの原因疾患によって［1　　　］下腔に存在する動脈が破綻し出血することで生じる。
- 原因として最も多いのは［2　　　］の破裂で、次いで脳動静脈奇形が多い。
* 以下は脳動脈瘤破裂によるクモ膜下出血についてまとめた。

2）症状
- バットで殴られたような"突然の激しい［3　　　］"が生じる。
- 頭蓋内圧亢進症状である悪心・［4　　　］やうっ血乳頭、眼内出血を伴うことがある。
- 出血の程度に応じて様々な程度の［5　　　］障害やけいれんをきたす。また、瞳孔不同がみられる場合もある。
- 出血により、髄膜が刺激されることで生じる［6　　　］刺激症状がみられることも多い。
- クモ膜下出血の3大予後不良因子は、①一次的［7　　　］損傷、②［8　　　］出血、③脳血管攣縮である。
- 予後不良因子の好発時期を以下に示す。
    ▶ 一時的［9　　　］損傷：発症時（急性期）。脳動脈瘤が破裂して血液がクモ膜下腔に流入することで脳が圧迫され、極めて短時間のうちに［10　　　］が亢進する。頭蓋内圧亢進や脳循環不全によって脳灌流圧が［11　　　］して脳は［12　　　］状態に陥り、意識の［13　　　］や消失が生じる。脳幹が圧迫されることにより［14　　　］障害や不整脈が生じることがある。
    ▶ ［15　　　］出血：［16　　　］時間以内（急性期）に多い。再出血とは、出血部位が一時的に止血されたものの、血圧の上昇などにより再度出血することをいう。再出血した場合の予後は非常に不良である。
    ▶ 脳血管攣縮：一般的には4日〜2週間（亜急性期）。クモ膜下出血発症後、出血した血液中の成分が原因となって脳の血管が収縮し狭くなる。これを脳血管攣縮という。脳血管攣縮が起こると脳の［17　　　］が生じて、［18　　　］障害や意識障害が起こり、その後、片麻痺などが出現する。
- クモ膜下出血の3大合併症として、①［19　　　］出血、②脳血管攣縮、③正常圧水頭症があげられる。

3）検査・診断
- 診断ではCT検査が重要である。クモ膜下出血では、CT検査の所見で鞍上部周囲のクモ膜下腔に高吸収域がみられる。出血が少量であったり、発症から時間が経過した亜急性のクモ膜下出血では高吸収域がみられないことがある。クモ膜下腔が不明瞭な場合や消失している場合は、クモ膜下出血を疑う。
- CT検査で出血がみられなかった場合は［20　　　］検査が必要となる。急性期では、［21　　　］性、亜急性では、［22　　　］色透明（キサントクロミー）の異常髄液がみられる。
- 頭蓋内圧亢進症状がある場合、［23　　　］ヘルニアを招くため［24　　　］検査は禁忌とされているが、クモ膜下出血が疑われているがCTやMRIで出血を確認できない場合は実施されることもある。
- クモ膜下出血と診断された場合には、原因と破裂部位を特定するため、主に術前脳血管撮影（OSA）を行う。ほかにMRAや3D-CTAなども用いられる。

V-6 脳神経系

- クモ膜下出血の重症度分類を以下に示す。
  - WFNS（世界脳神経外科連合）の分類（1983）

Grade	GCS score	主要な局所神経症状（失語あるいは片麻痺）
[25]	15	なし
[26]	14-13	なし
[27]	14-13	あり
[28]	12-7	有無は不問
[29]	6-3	有無は不問

  - Hunt and Hess 分類（1968）

Grade Ⅰ	無症状か、最小限の頭痛および軽度の［30 ］をみる
Grade Ⅱ	中等度から強度の頭痛、［31 ］をみるが、脳神経麻痺以外の神経学的失調はみられない
Grade Ⅲ	［32 ］状態、錯乱状態、または軽度の巣症状を示すもの
Grade Ⅳ	［33 ］状態で、中等度から重篤な片麻痺があり、早期除脳硬直および自律神経障害を伴うこともある
Grade Ⅴ	［34 ］状態で除脳硬直を示し、瀕死の様相を示すもの

  - Hunt and Kosnik 分類（1974）

Grade 0	未破裂の動脈瘤
Grade Ⅰ	無症状か、最小限の頭痛および軽度の［35 ］をみる
Grade Ⅰa	急性の髄膜あるいは脳症状をみないが、固定した神経学的失調のあるもの
Grade Ⅱ	中等度から強度の頭痛、［36 ］をみるが、脳神経麻痺以外の神経学的失調はみられない
Grade Ⅲ	［37 ］状態、錯乱状態、または軽度の巣症状を示すもの
Grade Ⅳ	［38 ］状態で、中等度から重篤な片麻痺があり、早期除脳硬直および自律神経障害を伴うこともある
Grade Ⅴ	［39 ］状態で除脳硬直を示し、瀕死の様相を示すもの

4）治療

- クモ膜下出血の急性期の治療や管理では、手術までの間に［40   ］出血を起こさないようにすることが重要である。
- 術前は、［41   ］出血や［42   ］ヘルニアを防ぐために、呼吸管理、血圧管理をはじめとした［43   ］管理などを行う。
- 手術の適応は、重症度や合併症の有無、動脈瘤の大きさや位置、年齢などを総合的に判断して決定される。Hunt and Hess（Kosnik）分類の用いた場合を以下に示す。
  - Grade Ⅰ～Ⅲ：基本的には、発症［44   ］時間以内に再出血予防への処置として、手術を行うことが望ましい。
  - Grade Ⅳ：基本的には、手術が適応となる可能性は高くないが、状態によって行う。
  - Grade Ⅴ：原則として、手術適応は乏しいが、まれに可能な場合がある。

V-6 脳神経系

- クモ膜下出血に対する手術には［45　　　］手術である動脈瘤頸部クリッピング術（下記図 a）、動脈瘤トラッピング術（下記図 b）、動脈瘤ラッピング術（下記図 c）と、血管内手術である動脈瘤コイル塞栓術（下記図 d）、がある。脳血管攣縮の発症を防止するため、出血から［46　　　］時間以内の手術が望ましいとされる。

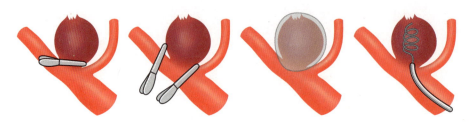

a. 動脈瘤頸部クリッピング術　　b. 動脈瘤トラッピング術　　c. 動脈瘤ラッピング術　　d. 動脈瘤コイル塞栓術

- 脳動脈瘤頸部［47　　　］術は、開頭して、クリップで直接［48　　　］の根元を挟んで止血する術式である。開頭した際には、クモ膜下腔にある［49　　　］をできる限り除去する。しかし、侵襲性が［50　　　］、重症患者や高齢者に適さない。
- 動脈瘤［51　　　］塞栓術は、開頭せずに行う脳血管内手術で、カテーテルを介して動脈瘤内にコイルを充満させる。低侵襲で、重症患者や高齢者でも施行可能である。
- クモ膜下出血の亜急性期の管理では、［52　　　］攣縮の予防と治療が重要なポイントとなる。
- 脳血管攣縮とは、クモ膜下出血発症後、4〜14日後に出血した血液中の成分によって引き起こされる持続的な血管攣縮をさす。
  - ▶ 片麻痺や失語症、意識障害などの［53　　　］症状が出現することもある。
  - ▶ 髄液吸収障害が生じ、［54　　　］を拡大させると、見当識障害、歩行障害、失禁などの症状が出現する（＝正常圧水頭症）。
- クモ膜下出血の慢性期の管理では、正常圧［55　　　］の診断と治療が重要である。

5）看護

(1) クモ膜下出血後の開頭動脈瘤頸部クリッピング術を受ける患者の術前、術中、術後の看護（O-p、T-p、E-p）

① クモ膜下出血後の開頭動脈瘤頸部クリッピング術を受ける患者の術前の状態を考え、術前のアセスメントに必要な観察項目や看護援助をあげましょう。（O-p、T-p、E-p）

② クモ膜下出血後の開頭動脈瘤頸部クリッピング術を受けている患者の術中の状態を考え、術中のアセスメントに必要な観察項目や看護援助をあげましょう。（O-p、T-p、E-p）

③ クモ膜下出血後の開頭動脈瘤頸部クリッピング術を受けた患者の術後の状態を考え、術後のアセスメントに必要な観察項目や看護援助をあげましょう。（O-p、T-p、E-p）

④ クモ膜下出血後の開頭動脈瘤頸部クリッピング術を受けた患者の生活の再構築を支援するために、どのような退院指導が適切かまとめましょう。

C 脳動脈瘤

1) 原因
- 脳動脈瘤とは、脳の動脈に生じる [1] のふくらみ（嚢状や紡錘状に膨む）をさす。
- 先天的な動脈壁の中膜欠損に、[2] 、動脈硬化、喫煙といった後天的な要因や血管内皮の修復障害が加わることで形成される。
- 基本的には無症候性であるが、動脈瘤が大きくなると [3] が圧迫され症状を呈することがある。
- [4] 下出血の原因として最も多いのが動脈瘤の破裂である。

2) 好発・分類
- 好発年齢は、40～[5] 歳で、性別では [6] に多い（男：女＝1：5）。
- [7] 動脈輪（Wills動脈輪）の前半部分に形成されやすい。なかでも内頸動脈－後交通動脈（IC-PC）分岐部、前 [8] 動脈（Acom）、中大脳動脈（MCA）分岐部に好発する。

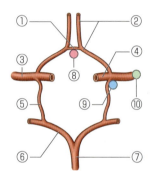

① 前 [9] 動脈（Acom）　⑤ 後 [13] 動脈
② 前 [10] 動脈　　　　　⑥ 後 [14] 動脈
③ 中 [11] 動脈（MCA）　⑦ [15] 動脈
④ 内 [12] 動脈

―好発部位―
⑧ 前 [16] 動脈（Acom）
⑨ [17] 動脈－後 [18] 動脈（IC-PC）分岐部
⑩ 中 [19] （MCA）分岐部

- 大きさによる分類では、径が10mm未満のものを小～中型動脈瘤、10～24mmを [20] 動脈瘤、25mm以上のものを [21] 動脈瘤とする。
- 症状の有無による分類として、脳動脈瘤が [22] を圧迫することによる症状が生じているものを症候性脳動脈瘤といい、症状が生じていないものを [23] 性脳動脈瘤という。また、瘤が大きいほど [24] しやすくなる。

3) 症状
- 多くは無症候性であるが、脳動脈瘤が [25] を圧迫すると神経症状が出現する。視神経付近に発生し増大すると、[26] に関する症状が出現する。
- 内頸動脈－後交通動脈（IC-PC）分岐部に脳動脈瘤が生じると、瘤が [27] 神経（Ⅲ）を圧迫することで散瞳、[28] 、眼瞼下垂の症状があらわれる。
- 内頸動脈－眼動脈（IC-Oph）分岐部に脳動脈瘤が生じると、瘤が [29] 神経（Ⅱ）を圧迫することで [30] ・視野障害の症状があらわれる。

4) 検査・診断
- スクリーニングを目的とする脳ドックではMRAや3D-CTAが使用されることが多い。

5) 治療
- 未破裂動脈瘤が見つかった場合、年齢や健康状態、瘤の位置や・大きさ、部位や形状など、様々な要素を考慮して治療法を決定する。

- 主に、比較的若年で、動脈瘤の大きさが5～7mm以上の場合に手術が検討される。手術としては開頭による動脈瘤頸部 [31   ] 術や血管内治療である動脈瘤 [32   ] 塞栓術が選択される。

6）看護

(1) 動脈瘤頸部クリッピング術を受ける未破裂動脈瘤患者の術前、術中、術後の看護（O-p、T-p、E-p）

① 動脈瘤頸部クリッピング術を受ける未破裂動脈瘤患者の術前の状態を考え、術前のアセスメントに必要な観察項目や看護援助をあげましょう。（O-p、T-p、E-p）

② 動脈瘤頸部クリッピング術を受けている未破裂動脈瘤患者の術中の状態を考え、術中のアセスメントに必要な観察項目や看護援助をあげましょう。（O-p、T-p、E-p）

③ 動脈瘤頸部クリッピング術を受けた未破裂動脈瘤患者の術後の状態を考え、術後のアセスメントに必要な観察項目や看護援助をあげましょう。（O-p、T-p、E-p）

④ 動脈瘤頸部クリッピング術を受けた未破裂動脈瘤患者の生活の再構築を支援するために、どのような退院指導が適切かまとめましょう。

D 脳動静脈奇形（arteriovenous malformation；AVM）

1）原因

- 脳動静脈奇形は、胎生期に形成されるべき細動脈から［ 1 ］、細静脈に至る血管構築の先天的形成異常により生じる。
- 先天性の脳血管異常で、脳の［ 2 ］と［ 3 ］が毛細血管を介さずに直接つながり、拡張・蛇行した異常な血管の塊がみられる。血管の塊はナイダス（nidus）という。

2）好発・分類

- 好発する年齢では、［ 4 ］から若年成人（20〜40歳代）に多い。

3）症状

- ナイダスが破綻し出血することによるものが多い。突然の［ 5 ］や片麻痺、意識障害などをきたす。
- ナイダスが破綻していない場合の代表的な症状として、［ 6 ］発作がある。

4）検査・診断

- 脳血管造影やMRAにおいて、動脈から静脈への拡張、蛇行した［ 7 ］な血管のナイダスが認められる。MRIでは多くの無信号域（flow void）がみられる。

5）治療

- 外科的治療では、開頭による［ 8 ］の全摘出術を行う。血管内治療では、カテーテルによる［ 9 ］塞栓術を行う。放射線治療では、［ 10 ］ナイフが行われる。内科的治療では、抗けいれん薬が用いられる。

Ⅱ. 脳腫瘍（brain tumor）

脳腫瘍とは、[❶　　　]に発生する悪性新生物を総称したものである。[❷　　　]が発生した部位に応じて様々な症状があらわれる。

1) 原因（由来）
- 原発性脳腫瘍は、頭蓋内組織や胎生期の遺残組織から発生したものをいう。他臓器に発生した悪性新生物が脳に[❸　　　]したものは転移性脳腫瘍という。

2) 好発、分類
- 人口10万人あたり年間[❹　　　]人程度の割合で発生する。
- [❺　　　]性脳腫瘍が約80%、[❻　　　]性脳腫瘍が約20%を占める。
- 原発性脳腫瘍は、グリア細胞や神経細胞などに由来する脳実質[❼　　　]腫瘍と、髄膜や下垂体などに由来する脳実質[❽　　　]腫瘍とに分けられる。腫瘍によって、好発部位や増殖様式、予後などは異なる。

脳実質外腫瘍	主に[❾　　　]性	[❿　　　]（ズイマクシュ）は髄膜から発生する。基本的には脳内に[⓫　　　]することはない。
		[⓬　　　]腺腫は、[⓭　　　]性である。下垂体[⓮　　　]から発生し、腫瘍がホルモンを産生する[⓯　　　]性腺腫と、産生しない非[⓰　　　]性腺腫に大別される。
脳実質内腫瘍	主に[⓱　　　]性	[⓲　　　]（シンケイコウシュ）は、神経膠腫細胞から発生する脳実質内腫瘍で、脳実質内に[⓳　　　]性に増大する。

- 成人と小児では脳腫瘍の頻度や好発部位が異なっており、成人（15歳以上）では[⓴　　　]腫、神経膠腫、下垂体腺腫の順に多く、これらで全体の約70%を占める。小児では神経膠腫が多いとされる。
- 脳腫瘍全体のうち、約半数は[㉑　　　]半球に発生するとされる。次いで、下垂体部、小脳橋角部、小脳、脳幹の順に多い。

3) 症状
- 腫瘍が存在する部位に応じて生じる脳局所症状と、腫瘍の存在や増大による[㉒　　　]症状とに大きく分けることができる。
- 脳局所症状は、腫瘍が存在する部位に応じて様々である。
  ▶ 腫瘍が大脳半球に存在すると、[㉓　　　]発作、感覚障害、片麻痺、失語などが出現する。
  ▶ 腫瘍が視床下部や下垂体、視交叉部位に存在すると、[㉔　　　]障害、視野障害、[㉕　　　]障害などが生じる。
- 腫瘍の増大や[㉖　　　]、髄液の循環障害によって、頭蓋内圧亢進症状が生じる。代表的な症状に、[㉗　　　]、うっ血乳頭、[㉘　　　]がある。
  ▶ 頭痛は、早朝に生じやすい。
  ▶ うっ血乳頭は、[㉙　　　]静脈が機械的に圧迫されることで生じる。
  ▶ 嘔吐は、悪心を伴わない[㉚　　　]性嘔吐を呈するのが特徴である。

- 脳腫瘍時の頭蓋内圧亢進の機序として、腫瘍自体による［31　　　］、脳浮腫、脳室閉塞による水頭症が原因としてあげられる。
- 髄膜腫は、早期から局在症状を示すこともあるが、大きくなるまで［32　　　］のこともある。
- 神経膠腫は、早期から局在症状を示すこともあるが、［33　　　］や頭蓋内圧亢進症状でみつかることもある。
- 下垂体腺腫の機能性腺腫では、［34　　　］分泌過剰症状がみられる。

4）検査・診断

- CT検査やMRI検査、脳血管撮影（DSA、MRA、3D-CTA）、核医学検査（PET、SPECT）などの画像診断と、血液検査などの臨床検査によって診断し、治療方針を決定する。
- 脳腫瘍は、組織学的所見や臨床悪性度により以下に分けられる。

〈WHO-Grade分類〉

Grade	
［35　］	増殖能が低い腫瘍。全摘出により治癒が期待できる。
［36　］	増殖能は低いが浸潤性。悪化に転化する傾向がある。
［37　］	核異型や核分裂像がみられ、組織学的に悪性像を呈する。
［38　］	核分裂像が目立ち壊死もみられ、急速に増大する。

出典／角田洋之：脳腫瘍〈国立がんセンター内科レジデント編：がん診療レジデントマニュアル〉，第5版，医学書院，2010，p.293.

5）治療

- 良性の腫瘍は、全摘出できれば治癒は［39　　　］である。一方、悪性の腫瘍は全摘出術が困難なことが多いが、摘出率が高いほど生存率が高い傾向にある。
- 外科的療法としては、腫瘍の部位により［40　　　］による腫瘍摘出術、定位放射線手術（ガンマナイフ）、内視鏡下手術などが選択される。近年は、術前の画像をもとにして、モニタ上で病変部と操作部位との位置関係を確認しながら手術を行うナビゲーションシステムも用いられている。
- 下垂体腺腫の外科的療法では、経蝶形骨洞手術、または［41　　　］手術が行われる。［42　　　］手術は、鼻粘膜下の蝶形骨洞とトルコ鞍を開放して、腫瘍を摘出する。
- 悪性腫瘍の場合は、手術後に［43　　　］療法や［44　　　］療法、免疫療法などの補助療法が行われる。
- 放射線療法には、通常照射（単純照射）と定位放射線照射に大別され、［45　　　］放射線照射としてガンマ線を用いる［46　　　］とX線を用いた定位的リニアックがある。
- 単純照射は、1方向ないし数方向から腫瘍を含む［47　　　］に放射線を照射する方法で、放射線に曝露されることで生じる放射線障害は［48　　　］い。
- ガンマナイフは［49　　　］放射線手術の1つで、腫瘍に対し低線量のガンマ線を多方向から集中的に照射する方法である。放射線障害が［50　　　］いというメリットがある。

6）看護

(1) 開頭手術を受ける脳腫瘍の患者の術前、術中、術後の看護（O-p、T-p、E-p）

① 開頭手術を受ける脳腫瘍の患者の術前の状態を考え、術前のアセスメントに必要な観察項目や看護援助をあげましょう。（O-p、T-、E-p）

② 開頭手術を受けている脳腫瘍の患者の術中の状態を考え、術中のアセスメントに必要な観察項目や看護援助をあげましょう。（O-p、T-p、E-p）

③ 開頭手術を受けた脳腫瘍の患者の術後の状態を考え、術後のアセスメントに必要な観察項目や看護援助をあげましょう。（O-p、T-p、E-p）

④ 開頭手術を受けた脳腫瘍の患者の生活の再構築を支援するために、どのような退院指導が適切かまとめましょう。

Ⅲ. 頭部外傷 (head injury)

A 急性頭蓋内血腫

急性頭蓋内血腫は、頭部外傷などを原因として [1] に出血が生じ、血腫を形成したものをいう。血腫が増大すると、頭蓋内圧が亢進して脳が圧迫されることにより神経症状が出現することがある。脳の圧迫が極度になると [2] ヘルニアをきたし、死に至る場合もある。

1) 分類

	出血部位	出血する血管	骨折との関係	血腫の位置
急性硬膜 [3] 血腫	頭蓋骨と硬膜の間に生じたもの	[4] 動脈、板間静脈	頭蓋骨骨折を伴う	受傷側に多い
急性硬膜 [5] 血腫	硬膜とクモ膜の間に生じるもの	大脳皮質表面の血管(脳表動静脈)、架橋静脈	必ずしも関係しない	受傷側および対側に多い
脳内血腫	[6] 内に生じるもの	脳実質内血管	必ずしも関係しない	受傷側の対側に多い

- 中硬膜動脈は、[7] 動脈から分岐した顎動脈から分岐する動脈で、[8] に沿って、硬膜の骨膜層と髄膜層の間を走行する。
- 架橋静脈は、クモ膜下腔を走行し、[9] 下腔を通過して [10] 洞に開口する。
- 脳内血腫とは、脳実質内の血腫の大きさが直径30mm以上になったものをいう。

2) 症状

	症状	症状の経過
急性硬膜 [11] 血腫	[13] 障害 [14] 麻痺 頭蓋内圧亢進症状 (頭痛・嘔吐)	受傷直後の [15] 障害から一時的な [16] を伴う意識障害が認められることがある (15〜60%)。しかし、血腫の急激な増大に伴い、意識清明期がない場合もある。意識清明期後、再度意識混濁となり、[17] ヘルニア症状 (瞳孔不同、除脳硬直、呼吸抑制など) がみられる。
急性硬膜 [12] 血腫		受傷直後より [18] 障害が認められる (50〜60%)。受傷後、意識混濁となり、[19] ヘルニア症状がみられる。急性硬膜外血腫と比べて、血腫の増大も急速である。血腫の増大とともに意識レベルが低下し、悪化も [20] い。ごく軽度な場合は、意識清明期がある場合もある。
脳内血腫		血腫の増大に伴って増悪する。

＊意識清明期：外傷直後の一過性の [21] 障害を除き、数時間程度の意識清明な時期を経過する。

3) 検査・診断

- 単純X線検査や頭部CT検査により診断される。

	検査・診断
急性硬膜 [22] 血腫	単純X線において、[23] 骨折を認める。頭部CTにおいて、凹レンズ状の血腫の像がみられる。
急性硬膜 [24] 血腫	頭部CTにおいて、受傷部位と [25] 側に三日月型の血腫の像がみられる。

4) 治療

- 緊急で［26　　　］手術を行い、血腫除去や止血術を行う。
- 頭蓋内圧を［27　　　］させるために、外減圧術あるいは内減圧術が行われる。
  ▶ 外減圧術：切除した骨弁を戻さず、頭蓋内圧の減少を図る。
  ▶ 内減圧術：血種や受傷した脳の一部を切除し、頭蓋内圧の減圧を図る。

5) 看護

(1) 開頭血腫除去術を受ける患者の術前、術中、術後の看護（O-p、T-p、E-p）

① 開頭血腫除去術を受ける患者の術前の状態を考え、術前のアセスメントに必要な観察項目や看護援助をあげましょう。（O-p、T-p、E-p）

② 開頭血腫除去術を受けている患者の術中の状態を考え、術中のアセスメントに必要な観察項目や看護援助をあげましょう。（O-p、T-p、E-p）

③ 開頭血腫除去術を受けた患者の術後の状態を考え、術後のアセスメントに必要な観察項目や看護援助をあげましょう。（O-p、T-p、E-p）

④ 開頭血腫除去術を受けた患者の生活の再構築を支援するために、どのような退院指導が適切かまとめましょう。

B 慢性硬膜下血腫

慢性硬膜下血腫は、軽微な頭部外傷などで生じた微量の [**1**   ] が原因で硬膜下に被膜を伴う [**2**   ] が形成され、徐々に拡大していく（1〜3か月程度かけて徐々に硬膜下腔に血腫が貯留する）。

1）好発

- 高齢者や [**3**   ] 多飲者に多い。
- 3週間以上前の軽微な頭部 [**4**   ] の既往がある。

2）症状

- [**5**   ]、認知症症状、片麻痺、歩行障害などがみられる。

3）検査・診断

- CT検査では、経時的に [**6**   ] 型の高吸収域から低吸収域への変化を認める。
- MRI検査では、多くの場合T1、T2強調像とも高信号を呈する。

4）治療

- [**7**   ]（セントウ）ドレナージ術により血腫を除去する。通常、手術は静脈麻酔を併用した局所麻酔下で行われる。

5）看護

(1) 穿頭ドレナージ術を受ける患者の術前、術中、術後の看護（O-p、-p、E-p）

① 穿頭ドレナージ術を受ける患者の術前の状態を考え、術前のアセスメントに必要な観察項目や看護援助をあげましょう。（O-p、T-p、E-p）

② 穿頭ドレナージ術を受けている患者の術中の状態を考え、術中のアセスメントに必要な観察項目や看護援助をあげましょう。(O-p、T-p、E-p)

＊局所麻酔で行われていると仮定しましょう。

③ 穿頭ドレナージ術を受けた患者の術後の状態を考え、術後のアセスメントに必要な観察項目や看護援助をあげましょう。(O-p、T-p、E-p)

④ 穿頭ドレナージ術を受けた患者の生活の再構築を支援するために、どのような退院指導が適切かまとめましょう。

周術期看護 学習ワークブック

別冊解答

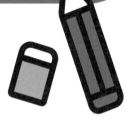

メヂカルフレンド社

I 手術・麻酔による生体侵襲

1.
❶ホメオスタシス、❷ホメオスタシス、❸手術、❹不安、❺侵襲

1)
❻抑制、❼しない、❽抑制

2)
❾生体、❿個人差、⓫大きく、⓬バイタルサイン

2.
❶神経・内分泌、❷サイトカイン

3. （⓬⓭は順不同）
❶神経・内分泌、❷下垂体前葉、❸下垂体後葉、❹脊髄交感神経、❺成長、❻副腎皮質刺激、❼抗利尿、❽アルドステロン、❾グルカゴン、❿尿量減少、⓫高血糖、⓬グリコーゲン、⓭たんぱく質、⓮脂肪

4.
❶生理的活性、❷受容体、❸炎症性、❹抗炎症性、❺炎症、❻抗炎症反応

5.
❶細胞膜、❷血管、❸血漿、❹循環血漿、❺サードスペース、❻たんぱく質、❼血管外、❽循環血漿、❾減少、❿内、⓫増加、⓬尿、⓭内液、⓮40、⓯外液

6. （❶❷、❸❹は順不同）
❶傷害、❷異化、❸変換、❹転換、❺正常化、❻同化、❼回復、❽同化、❾脂肪蓄積、❿合成、⓫蓄積

7.
1)
❶再吸収、❷ナトリウム、❸再吸収、❹カリウム、❺循環血漿量、❻循環血漿量、❼循環血漿量、❽収縮、❾腎血流量、❿循環血漿量、⓫静脈還流量、⓬心拍出量、⓭サードスペース、⓮血管内、⓯循環血漿量、⓰腎臓、⓱循環血漿量、⓲循環血漿量

2)
❶麻酔薬、❷気管、❸体位、❹低下、❺気道、❻腫脹、❼機械的刺激、❽粘稠、❾少なく、❿陰圧、⓫虚脱、⓬機能的残気量、⓭残る、⓮気腹、⓯腹膜、⓰横隔膜、⓱減少、⓲貯留、⓳機能的残気量

3) （❺❻は順不同）
❶交感、❷腸管運動、❸交感、❹腸管運動、❺アウエルバッハ、❻マイスネル（またはマイスナー）、❼腸管運動、❽交感、❾腸管運動、❿腸管運動、⓫排ガス、⓬一過性、⓭迷走、⓮腸管麻痺

4) （❺❻は順不同）
❶止血・凝固、❷炎症、❸血小板、❹血管内皮細胞、❺ヒスタミン、❻セロトニン、❼血管拡張、❽透過性、❾マクロファージ、❿貪食、⓫フィブリノゲン、⓬線維芽細胞、⓭コラーゲン、⓮血管新生、⓯コラーゲン、⓰瘢痕化

5)
❶せん妄、❷清明、❸不眠、❹2、❺3

6)
❶侵害受容性、❷侵害受容性、❸侵害受容性、❹表面痛、❺深部痛、❻12、❼36、❽2、❾3、❿軽減、⓫侵害受容線維、⓬後角、⓭後角、⓮体性痛、⓯皮質、⓰体性、⓱辺縁系、⓲疼痛

7)
❶たんぱく質の異化、❷倦怠感、❸低下、❹セルフケア、❺ADL

別冊　解答

II 術後合併症

1.
①手術、②手術、③手術侵襲、④麻酔

2.
1)（⑨⑩は順不同）
①術後出血、②血性、③血性、④血管、⑤止血、⑥血管、⑦凝固機能、⑧出血素因、⑨抗凝固、⑩抗血小板

2)
①亢進、②うっ滞、③亢進、④停滞、⑤損傷

3)
①細気管支、②終末細気管支、③肺胞、④虚脱、⑤気道内分泌物、⑥気道内分泌物、⑦気腹、⑧機能的残気量

4)
①72、②腹部膨満感、③減弱、④ニボー、⑤閉塞性、⑥絞扼性、⑦麻痺性、⑧閉塞性、⑨癒着、⑩絞扼性、⑪閉塞性、⑫血行、⑬麻痺性、⑭麻痺、⑮痙攣

5)
①ブドウ糖、②減少、③浮腫、④血管新生、⑤収縮、⑥防御機構、⑦ドレーン、⑧栄養状態

6)（⑨〜⑪、⑬⑭、⑮⑯は順不同）
①意識と注意、②認知、③精神運動性、④睡眠覚醒周期、⑤感情、⑥2、⑦4、⑧7、⑨直接因子、⑩準備因子、⑪誘発因子、⑫脳機能、⑬身体的、⑭精神的、⑮感覚遮断、⑯身体拘束、⑰ストレス、⑱障害

7)（⑭⑮は順不同）
①カテコールアミン、②収縮、③上昇、④増大、⑤抑制、⑥減少、⑦困難、⑧減少、⑨低下、⑩抑制、⑪優位、⑫低下、⑬減少、⑭不安、⑮恐怖、⑯妨げ、⑰術後せん妄、⑱早期離床、⑲視覚的評価、⑳数値評価、㉑フェイス

III 周術期患者を理解するために必要な知識

1.（⑤⑥は順不同）
①術前、②術中、③術後、④安定、⑤安全、⑥安楽、⑦社会復帰

2.（⑤⑥は順不同）
①不安、②期待、③影響、④期待、⑤内部、⑥外部、⑦再構築

3.
1)
①フィブリノゲン、②フィブリン、③プロトロンビン、④トロンビン、⑤フィブリノゲン、⑥フィブリン、⑦フィブリン凝塊、⑧3、⑨5

(1)
⑩毒性、⑪持続性、⑫無効、⑬延長、⑭2、⑮3、⑯強く

(2)
⑰K、⑱K、⑲延長

2)
①血小板、②7、③10

3)
①細胞壁合成、②1、③4、④アレルギー反応、⑤血液凝固能

4)
①プロスタグランジン
(1)（③④は順不同）
②血小板凝集、③消化性潰瘍、④出血傾向
(2)
⑤少ない
(3)
⑥肝障害

4.

①X

1)（⑲⑳は順不同）
①被曝、②遮蔽、③遮蔽、④距離、⑤時間、⑥被曝、⑦医療従事者、⑧X、⑨X、⑩X、⑪X線透視、⑫X、⑬CT、⑭X、⑮黒、⑯白、⑰白、⑱形態、⑲良、⑳悪

(1)（②③は順不同）
①腹部、②臓器、③腫瘍、④腸閉塞、⑤胸部、⑥肋骨、⑦胸水、⑧マンモグラフィ、⑨骨折、⑩骨折

(2)
①造影、②X、③造影
①（⑥⑦は順不同）
④消化、⑤透視、⑥食道、⑦胃、⑧白、⑨便秘、⑩水分、

11 大腸
②
12 クモ膜、13 白、14 帯、15 狭窄、16 呼吸、17 髄膜、18 安静
③
19 胆嚢、20 胆嚢
④
21 腎臓、22 静脈、23 逆行、24 尿管
⑤（27 28 は順不同）
25 カテーテル、26 動脈、27 大腿、28 上腕、29 クモ、30 出血、31 動脈
⑥
32 心臓、33 冠、34 心臓、35 左、36 出血、37 動脈、38 血管
⑦
39 血管、40 狭窄

(3)
1 X、2 CT、3 造影

2)
1 X、2 X、3 金属、4 黒、5 黒、6 白、7 白、8 灰

3)
1 反射、2 反射、3 しない、4 黒、5 白、6 音響陰影

(1)
1 心臓、2 動き、3 後天的

(2)
1 乳房、2 乳

(3)
1 腹部、2 肺、3 骨

2
1 苦痛、2 不安

1)
1 口、2 採取、3 腫瘍、4 禁飲食、5 水分、6 開始

2)
1 肛門、2 下部、3 粘膜、4 採取、5 切除

3)
1 口、2 膵、3 ドレナージ

4)
1 気管、2 気管、3 局所、4 気胸

5.
1 QOL、2 侵襲

1)
1 なく、2 可能

(1)（2 3 は順不同）
1 隆起、2 有茎性、3 亜有茎性

(2)
1 粘膜、2 粘膜内、3 2、4 隆起、5 粘膜下層、6 粘膜下層、7 固有筋層、8 短、9 粘膜

(3)
1 粘膜下層、2 粘膜、3 粘膜下層、4 粘膜下層、5 切除

＊（1 2 は順不同）
1 出血、2 穿孔

2)
1 炭酸、2 視野、3 スペース、4 美容的、5 少ない、6 小さい、7 臓器損傷、8 皮下、9 深部静脈血栓症

3)（3 ～5 は順不同）
1 皮膚、2 皮下、3 外腹斜、4 内腹斜、5 腹横、6 小さい、7 大きい、8 小さい、9 大きい、10 短い、11 長い

4)
1 縫合、2 吻合、3 端々、4 側々、5 機能的端々

6.
1 インフォームドコンセント

7.
1 チーム

1)
1 侵襲、2 安全
(1)（5 6 は順不同）
3 脳、4 中枢神経系、5 鎮静、6 鎮痛、7 不動、8 有害反射、9 可逆、10 抑制、11 呼吸抑制、12 循環抑制、13 悪性高熱症、14 ダントロレン
①
(a)（17 18 は順不同）
15 肺、16 呼気、17 呼吸抑制、18 血圧低下
(b)
19 静脈、20 脳、21 白、22 速く、23 血管痛
(c)
24 中枢、25 痛み、26 薬物依存、27 100、28 呼吸抑制、29 麻薬性、30 鎮痛
(d)
31 咽頭、32 腹筋
②
33 抜管
(2)
34 神経遮断、35 脊髄クモ膜下、36 クモ、37 脊髄、38 硬膜外、39 硬膜外、40 脊髄、41 伝達、42 神経叢、43 浸潤、44 伝達路、45 表面、46 粘膜
①（48 49 、51 52 、53 54 は順不同）
47 硬膜外、48 前根、49 後根、50 陰圧、51 血圧低下、52 呼

吸抑制、53 頸椎、54 仙骨、55 分節麻酔、56 中毒、57 穿刺、58 自分
②
59 クモ膜下、60 速、61 交感、62 低下、63 低下、64 抑制
③
65 筋、66 鎮痛

4)
1 代弁者、2 無菌、3 調整

5)(1 2 は順不同)
1 患者、2 手術部位、3 体内、4 安全

6)(9 10 は順不同)
1 拡張、2 0.5、3 1.5、4 再分布、5 放散、6 横ばい、7 直腸、8 直腸、9 皮膚、10 腋窩

7)(1 2、8～10、26 27 は順不同)
1 安全、2 安楽、3 円滑、4 可動域、5 良肢位、6 圧迫、7 伸展、8 呼吸、9 循環、10 神経、11 麻酔、12 仰臥、13 側臥、14 腹臥、15 截石、16 90、17 腕神経叢麻痺、18 尺骨神経麻痺、19 腓骨神経麻痺、20 60、21 80、22 90、23 眼球、24 横隔膜、25 静脈、26 坐骨神経、27 腓骨神経

8)
1 静脈、2 動脈、3 肺動脈、4 肺動脈、5 中心、6 中心静脈

■ 8.
1 イーラス、2 術後合併症、3 早期離床、4 再構築

■ 9.
1 心肺蘇生、2 心肺蘇生、3 1次、4 なし、5 なし、6 なし、7 短、8 酸素、9 酸素、10 酸素、11 胸骨圧迫

1)
1 気管、2 頸動脈

2)
1 心臓、2 血液、3 血流、4 100、5 120、6 5、7 傷害、8 下半分、9 完全、10 10

3)
1 気道、2 脊椎、3 気道

4)
1 1、2 胸、3 10、4 胃、5 胸腔、6 標準予防

5)
1 心室細動、2 電気ショック、3 胸骨圧迫、4 中断、5 水分、6 真上

Ⅳ 周術期患者に必要な看護援助

■ 1.(2 3 は順不同)
1 常在菌、2 皮脂、3 汗、4 汚れ、5 感染、6 手指消毒
1)
7 前、8 後、9 後
2)
10 先、11 間、12 手首

■ 2.
1 感染予防、2 体毛、3 臍垢

■ 3.
1 呼吸器合併症
1)
2 低下
2)
3 深呼吸、4 増加、5 陰圧、6 コンプライアンス、7 横隔膜、8 肺、9 屈膝半座位、10 十分、11 鼻、12 胸部、13 2、14 1
3)(16 17 は順不同)
15 気道、16 セミファウラー位、17 側臥位、18 息
4)
19 肺胞内、20 拡張
(1)
21 肺胞内、22 一定、23 600、24 900、25 1200、26 マウスピース、27 吸気
(2)
28 吸気、29 陰圧、30 視覚的、31 黄色、32 吐いて、33 吸う

■ 4.
1 体腔内、2 感染予防
1)(3 4 は順不同)
3 液体、4 気体、5 出血、6 消化液、7 発見、8 性状、9 滲出液
2)(14 15 は順不同)
10 2、11 3、12 自然、13 排液、14 受動的、15 能動的、16 低い、17 経鼻、18 陰
3)
19 右横隔膜下、20 左横隔膜下、21 ウィンスロー、22 右結腸傍、23 左結腸傍、24 ダグラス

■ 7.(1 2 は順不同)
1 電解質補正、2 酸塩基平衡補正、3 末梢静脈
1)(6 7 は順不同)
4 出血性ショック、5 電解質異常、6 電解質、7 栄養
2)(9 10 は順不同)
8 維持、9 欠乏、10 過剰、11 尿、12 発汗、13 尿量、14 代謝水
3)
15 滴下数、16 輸液量、17 33、18 20、19 500、20 5×60、21 33、22 40、23 20、24 360、25 3×60、26 40、27 33、28 60、29 100、30 3×60、31 33

▶ 8. (**1 2**は順不同)
1組織、**2**細胞

1)
3簡便、**4**不快感、**5**得られない、**6**24、**7**32、**8**40、
944、**10**呼気、**11**二酸化炭素、**12**40、**13**50、**14**60、
15リザーバー、**16**高濃度酸素、**17**60、**18**80、**19**80

▶ 9.
1呼吸、**2**呼吸器、**3**循環、**4**腸、**5**イレウス、**6**可動域、
7低下、**8**拘縮、**9**日常生活、**10**促進、**11**意識、**12**循環、
13低血圧、**14**頻、**15**フィードバック、**16**直後、**17**疼痛

V-1 呼吸器

構造と働き

▶ 1.
1鼻腔、**2**咽頭、**3**喉頭、**4**キーセルバッハ、**5**食道、
6気管、**7**気管支、**8**横隔膜、**9**上気道、**10**下気道

1)
1上気道、**2**下気道

(1) (**1 2**は順不同)
1鼻腔、**2**喉頭、**3**上気道
① (**14 15**は順不同)
4鼻、**5**鼻腔、**6**鼻中隔、**7**上鼻甲介、**8**中鼻甲介、
9下鼻甲介、**10**キーセルバッハ、**11**毛細血管、**12**鼻出血、
13鼻腔、**14**上顎、**15**蝶形骨
②
16咽頭、**17**食道、**18**12、**19**食物、**20**呼吸気
③ (**23 24**、**28 29**は順不同)
21喉頭、**22**空気、**23**甲状、**24**輪状、**25**喉頭、**26**披裂、
27迷走、**28**前庭、**29**声帯

(2)
1気管、**2**気管支
①
3気管、**4**2、**5**食道、**6**甲状腺、**7**10、**8**2、**9**軟骨、
10膜性壁、**11**平滑、**12**軟骨間膜、**13**収縮、**14**狭く、**15**速く
②
16小さく、**17**30、**18**2、**19**45、**20**4、**21**葉、**22**3、**23**2、
24区域、**25**細、**26**終末、**27**肺胞、**28**あり、**29**なく、**30**気管、
31気管支、**32**葉、**33**区域、**34**細、**35**終末、**36**肺胞嚢、
37肺胞

(3)
1右上葉、**2**右中葉、**3**右下葉、**4**肺尖、**5**左上葉、
6左下葉、**7**肺底、**8**胸膜、**9**肺尖、**10**肺底、**11**肺門、
123、**13**2、**14**肺区域、**15**10、**16**S^7、**17**区域、**18**肺実質、
19肺間質

(4)
170、**2**80、**3**0.5、**4**毛細血管、**5**肺胞上皮、**6**間質、
7肺胞、**8**肺静脈、**9**呼吸細、**10**肺動脈、**11**肺胞管、
12肺胞、**13**肺胞嚢

2)
(1) (**3 4**は順不同)
1胸郭、**2**肋骨、**3**外、**4**内、**5**横隔膜、**6**10、**7**11、
812

(2)
1胸腔、**2**肺門、**3**胸膜、**4**壁側、**5**臓側、**6**胸膜腔、
75、**8**壁側、**9**臓側、**10**胸腔

別冊　解答

(3) (②〜④、⑦⑧、⑫⑬、⑮⑯は順不同)
①縦隔、②胸腺、③食道、④気管、⑤大動脈、⑥上大、⑦横隔、⑧迷走、⑨心臓、⑩内胸、⑪心臓、⑫心臓、⑬心膜、⑭心臓、⑮食道、⑯気管支

(4)
①腱、②横隔

3)
①肺、②肺、③気管支、④気管支、⑤肺胞、⑥左心房、⑦気管支

4)
①静脈

▶ 2.

1) (②③、⑥〜⑧は順不同)
①平滑筋、②交感、③副交感、④弛緩、⑤収縮、⑥加温、⑦加湿、⑧防御、⑨加温、⑩加湿、⑪加湿、⑫防御、⑬線毛、⑭咽頭、⑮殺菌、⑯平滑、⑰太さ、⑱弾性

2)
①肺胞上皮細胞、②毛細血管、③ガス、④肺胞、⑤サーファクタント、⑥虚脱

3)
①ガス、②ガス交換、③外、④内、⑤21、⑥収縮、⑦低下、⑧膨らむ、⑨弛緩、⑩上昇

4) (⑤⑥は順不同)
①呼吸、②横隔、③肋間、④胸郭、⑤拡張、⑥収縮、⑦気道、⑧肺胞、⑨肺循環、⑩肺胞、⑪呼吸、⑫呼吸、⑬気道、⑭肺胞、⑮肺

(1) (①〜③は順不同)
①速さ、②リズム、③深さ、④中枢、⑤呼吸、⑥80、⑦45、⑧迷走、⑨頸動脈、⑩大動脈、⑪延髄、⑫換気量、⑬延髄、⑭頸動脈、⑮頸、⑯大動脈、⑰大動脈、⑱呼吸、⑲低下、⑳CO_2

(2) (③④は順不同)
①安静呼気、②横隔膜、③外、④内、⑤収縮、⑥低下、⑦膨らむ、⑧弛緩、⑨上昇、⑩しぼむ、⑪陰圧、⑫横隔、⑬胸腔、⑭胸髄、⑮肋間、⑯増加、⑰横隔膜、⑱肋間筋、⑲抵抗、⑳低下、㉑気管支喘息、㉒コンプライアンス、㉓低下、㉔間質性、㉕上昇、㉖慢性閉塞性

(3)
①
①肺胞、②血液、③肺胞壁、④高い、⑤低い、⑥60、⑦肺胞、⑧毛細血管、⑨6、⑩肺胞、⑪PaO_2、⑫$PaCO_2$、⑬毛細血管、⑭換気血流比、⑮小さく、⑯大きく、⑰小さく、⑱大きく、⑲小さい、⑳大きい、㉑小さく、㉒大きく、㉓流れ、㉔流れ、㉕大きく、㉖小さく、㉗換気血流不均等、㉘小さく

(a)
㉙換気量、㉚肺胞換気量、㉛死腔、㉜気道、㉝150、㉞350、㉟ガス交換、㊱シャント、㊲ガス交換、㊳シャント、㊴シャント、㊵肺胞

(b)
㊶肺胞、㊷拡散、㊸拡散、㊹毛細血管、㊺拡散、㊻等しくなる、㊼肺胞、㊽拡大

(c)
㊾ガス、㊿血液、51肺胞、52ヘモグロビン、53細胞、54二酸化炭素、55血管、56重炭酸イオン、57重炭酸イオン、58肺胞、59酸素解離曲線、60 100、61 40

②
62体循環、63肺循環、64肺動脈、65静脈、66動脈、67等しい、68受けやすい、69閉塞、70多い

(4)
①酸塩基平衡、②酸、③塩基、④7.4、⑤生体機能、⑥二酸化炭素、⑦水素イオン、⑧アシドーシス、⑨アルカローシス、⑩呼吸、⑪代謝、⑫7.35、⑬7.45、⑭↓、⑮↑、⑯↑、⑰↓、⑱呼吸性、⑲代謝性、⑳呼吸性、㉑代謝性、㉒呼吸性、㉓喘息、㉔CO_2、㉕CO_2、㉖pH、㉗代償、㉘正常、㉙代謝性、㉚H^+、㉛HCO_3^-、㉜HCO_3^-、㉝pH、㉞代償、㉟正常、㊱呼吸性、㊲CO_2、㊳CO_2、㊴pH、㊵代償、㊶正常、㊷代謝性、㊸H^+、㊹H^+、㊺HCO_3^-、㊻pH、㊼代償、㊽正常

基本的知識

▶ 1.

1) (⑦〜⑨は順不同)
①気道分泌物、②線毛、③嚥下、④線毛、⑤喀痰、⑥血痰、⑦色調、⑧量、⑨におい、⑩膿、⑪緑、⑫粘液、⑬COPD、⑭泡沫、⑮肺水腫

2)
①喀血、②下気道、③紅、④アルカリ、⑤胸部、⑥気管支、⑦肺、⑧肺、⑨僧帽弁

3)
①咳嗽、②声門、③声門、④呼出、⑤異物、⑥清浄化、⑦迷走、⑧迷走、⑨声門、⑩横隔膜、⑪胸腔内圧、⑫湿性、⑬痰、⑭乾性、⑮痰

4)
①疼痛、②不快、③脊髄神経、④迷走、⑤交感、⑥胸膜、⑦大動脈

5) (②③は順不同)
①呼吸困難、②努力、③不快、④ヒュー−ジョーンズ(Hugh-Jones)、⑤ヒュー−ジョーンズ、⑥できる、⑦できない、⑧歩ける、⑨50、⑩息切れ、⑪できない、⑫MRC、⑬息切れ、⑭息切れ、⑮息切れ、⑯100、⑰息切れ、⑱息切れ

6)（5 6 は順不同）
1チアノーゼ、2毛細血管、3還元、4酸化、5中心、6末梢、7粘膜、8ばち、9改善、10低下、11四肢、12改善、13低下

7)
1ばち

▶2.
1)
(1)
1□
①
2肺活量、3 1回換気量、4残気量、5吸気量、6呼気量、7機能的残気量、8吸気、9呼気、10吸気、11呼気
(a)
12肺活量、13 2、14 3、15 3、16 4、17肺活量、18 1回、19％肺活量、20 80
(b)
21 1回換気量、22呼吸、23空気、24 500、25死腔、26 150、27肺胞換気量、28 350、29肺胞、30 1回、31死腔
(c)
32残気量、33 1、34全肺気量、35機能的残気量、36残気量
(d)
37予備吸気量、38 2、39予備呼気量、40 1
(e)
41努力肺活量、42 1秒量、43 1秒率
②
44フローボリューム、45ピークフロー
③
46拘束性、47 80、48広がり、49吸気、50呼気、51閉塞性、52 70、53広がる、54吸気、55呼気、56拘束性、57閉塞性、58混合性
(2)（59 60は順不同）
59酸素、60二酸化炭素、61肺、62橈骨、63 5、64止血、65酸素、66酸素、67二酸化酸素、68肺胞、69水素、70重炭酸、71経皮的、72 80、73 7.4、74 95、75 0

2)
1背、2肺、3心臓

3)
1CT

4)
1X、2MRI

5)
1放射

6)
1胸水

7)
1下気道、2常在菌

8)
1気管、2気管、3局所、4気胸

9)
1胸水、2たんぱく、3黄

▶3.
1胸腔内、2観察、3陰圧、4空気、5逆流、6逆流、7気泡、8気泡、9エアリーク

▶4.
1)
1 12、2頻呼吸、3徐呼吸、4クスマウル、5規則、6深、7減少、8チェーン-ストークス、9無呼吸、10深さ、11ビオー、12速い、13不規則、14生命

2)
1肺、2清、3濁、4清、5強、6長、7濁、8弱、9短、10鼓、11強

3)
1副雑
(1)
2狭窄、3気流、4いびき、5太い、6笛、7細い
(2)
8捻髪、9水泡
(3)
10胸膜、11胸膜、12胸膜、13胸膜、14狭窄、15窒息、16ウィーズ

▶5.
1)
1発声、2声門、3肺

2)
1構音、2咽頭、3口唇、4軟口

機能別代表的な疾患

■Ⅰ.
▶1.
1)
1良性、2奇形、3悪、4腺、5転移
2)
6原発腫瘍、7リンパ、8遠隔
3)（10 11は順不同）
9転移、10血行、11リンパ行、12胸、13胸、14胸膜、15リンパ、16血行、17脳

▶2.
1喫煙、2高齢

3.
1 咳嗽、**2** 咳嗽、**3** 血痰、**4** 無、**5** 浸潤、**6** 腕、**7** 横隔膜、**8** 嚥下、**9** 上大静脈、**10** 静脈、**11** 腫脹、**12** 側副、**13** 前胸、**14** 嗄声、**15** 頭痛、**16** 脊髄、**17** 脊髄

4.
1 咳嗽、**2** 喀痰、**3** 気管支

5. (**1** **2** は順不同)
1 非小細胞、**2** 小細胞、**3** 手術、**4** 手術、**5** 手術、**6** 手術
1)
7 開胸、**8** 胸腔、**9** 胸腔、**10** 区域、**11** 区域、**12** 虚脱
2)
13 放射線、**14** 放射線、**15** 放射線
3)
16 抗がん、**17** 外来、**18** 正常、**19** 副作用

6.
A-1
1)
1 喫煙、**2** 喫煙、**3** 男、**4** 肺門、**5** 30
2)
6 咳嗽
3)
7 無気肺、**8** 陽、**9** リンパ節

A-2
1)
1 女、**2** 喫煙、**3** 肺野
2)
4 無、**5** 咳嗽
3)
6 陽、**7** 腺、**8** 気管

A-3
1)
1 男、**2** 5、**3** 肺野
2)
4 無、**5** 咳嗽
3)
6 陽

A-4
1)
1 喫煙、**2** 男、**3** 15、**4** 肺門
2)
5 咳嗽
3)
6 肺門、**7** 肺門部、**8** 陽、**9** リンパ節
4) (**10** **11** は順不同)
10 化学、**11** 放射線

B
1 肺
1)
2 咳嗽
2)
3 大腸、**4** 乳

V-2 循環器

構造と働き

▶ 1.

1) (15 16、51 52、53 54 は順不同)
1 胸郭、2 縦隔、3 心底、4 心尖、5 心軸、6 250、7 300、8 心房中隔、9 心室中隔、10 卵円孔、11 大動脈弁、12 逆流、13 三尖、14 僧帽、15 上、16 下、17 右心房、18 右心室、19 肺動脈、20 肺動脈、21 左心房、22 左心室、23 大動脈、24 厚く、25 大動脈弓、26 上、27 下、28 肺、29 肺、30 肺、31 肺、32 心房、33 心室、34 心房、35 心室、36 三尖、37 肺動脈、38 大動脈、39 僧帽、40 卵円、41 冠状静脈、42 腱索、43 乳頭、44 心室、45 無、46 右、47 左、48 右、49 左、50 前、51 前、52 後、53 前、54 後、55 肺動脈、56 大動脈、57 僧帽、58 三尖、59 3、60 内、61 筋、62 心筋、63 ヒス、64 外、65 漿膜、66 脂肪、67 心膜、68 臓側板、69 壁側板、70 心嚢、71 心膜、72 心外、73 心筋、74 心内

2)
(1) (6〜8 は順不同)
1 体、2 肺、3 酸素、4 静脈、5 シャント、6 内、7 中、8 外、9 弾性、10 弾性、11 平滑筋、12 静脈、13 静脈、14 毛細血管、15 白血球、16 物質、17 浅側頭、18 外頸、19 内頸、20 頸、21 椎骨、22 上行、23 大動脈、24 腕頭、25 鎖骨下、26 頸、27 鎖骨下、28 内胸、29 内胸、30 腋窩、31 大、32 腹腔、33 大、34 腎、35 腰、36 上、37 下、38 精巣、39 腸骨、40 腸骨、41 腸骨、42 上腕、43 橈骨、44 尺骨、45 大腿、46 膝窩、47 脛骨、48 脛骨、49 腓骨、50 足背、51 太く、52 冠、53 上行、54 下行、55 腹部、56 浅側頭、57 外頸、58 内頸、59 鎖骨下、60 腕頭、61 大、62 内胸、63 肋間、64 奇、65 奇、66 大、67 腎、68 精巣、69 腰、70 腸骨、71 腸骨、72 腸骨、73 腋窩、74 上腕、75 橈側、76 尺側、77 正中、78 橈骨、79 尺骨、80 大腿、81 伏在、82 膝窩、83 脛骨、84 脛骨

(2)
1 冠状、2 冠状、3 右、4 左、5 右、6 洞、7 円錐、8 右室、9 鋭角、10 房室、11 後、12 左、13 左、14 左、15 側壁、16 鈍角、17 前、18 対角、19 対角、20 中隔

3)
1 副交感

▶ 2. (3 4 は順不同)
1 腱索、2 逆流、3 収縮、4 拡張、5 自動性

1)
1 洞房結節、2 心房、3 房室結節、4 ヒス束、5 心室、6 プルキンエ、7 心房、8 心室、9 心房、10 心室、11 洞房、12 ペースメーカー、13 60

2)
(1)
1 収縮、2 心室、3 60、4 心室、5 圧力、6 心拍出量、7 心拍出量、8 スターリング、9 前、10 増大、11 後、12 低下

(2) (1 2 は順不同)
1 収縮、2 拡張、3 心周期、4 130、5 22、6 収縮、7 高、8 閉鎖、9 閉鎖、10 収縮、11 高、12 動脈、13 駆出、14 低、15 動脈、16 低下、17 高、18 房室、19 拡張、20 房室、21 心房、22 心室、23 充満

(3) (39 40 は順不同)
1 一定、2 神経性、3 延髄、4 頸、5 迷走、6 交感、7 血圧、8 頸、9 舌咽、10 交感、11 血圧、12 頸、13 交感、14 拡張、15 迷走、16 心拍数、17 頸動脈、18 大動脈、19 舌咽、20 迷走、21 交感、22 交感、23 交感、24 交感、25 バソプレシン、26 交感、27 迷走、28 延髄、29 交感、30 収縮、31 交感、32 増加、33 増加、34 ノルアドレナリン、35 副交感、36 迷走、37 アセチルコリン、38 減少、39 ノルアドレナリン、40 アドレナリン、41 ノルアドレナリン、42 アドレナリン、43 α、44 α、45 収縮、46 増加、47 弛緩、48 拡張、49 抗利尿、50 後葉、51 低下、52 低下、53 上昇、54 収縮、55 レニン、56 アンジオテンシノーゲン、57 アンジオテンシンⅠ、58 アンジオテンシンⅡ、59 収縮、60 上昇、61 アルドステロン、62 上昇、63 血圧低下、64 レニン、65 収縮、66 アルドステロン、67 ナトリウムイオン、68 水分、69 上昇

基本的知識

▶ 1.

1)
1 心臓、2 放散痛、3 虚血、4 5、5 安静、6 ニトログリセリン、7 圧迫、8 左、9 放散、10 壊死、11 突然、12 20、13 重篤

2)
1 呼吸、2 低酸素、3 気管支喘息、4 左、5 上昇、6 肺胞、7 上昇、8 仰、9 座、10 左、11 静脈、12 肺うっ血、13 横隔、14 静脈、15 肺うっ血、16 起座

3)
1 拍動、2 不整脈、3 増加、4 一瞬、5 不整、6 整、7 不整、8 一瞬、9 不整

4) (2 3 は順不同)
1 外、2 全身、3 局所、4 心、5 腎、6 肝、7 門脈圧、8 悪性、9 非ステロイド系消炎鎮痛薬、10 リンパ、11 炎症、12 心、13 右、14 静脈

5) (3 4 は順不同)
1 低酸素、2 5、3 中心、4 末梢、5 ガス、6 低下、7 静脈、8 動脈、9 低下、10 アイゼンメンジャー、11 口唇、12 血流、13 低下、14 口唇

別冊 解答

6)
①一過、②回復、③自律神経、④不整、⑤アダムス－ストークス、⑥心、⑦失神、⑧低下、⑨低下、⑩迷走、⑪徐脈、⑫低下、⑬静脈、⑭低下、⑮低血糖

7)
①末梢、②多臓器不全、③心臓、④蒼白、⑤冷汗、⑥敗血症、⑦拡張、⑧神経原、⑨拡張、⑩アナフィラキシー、⑪拡張、⑫循環血液量減少、⑬減少、⑭心原、⑮心原、⑯収縮、⑰冷たい、⑱拡張、⑲温かい、⑳ウォーム、㉑コールド

8) (④⑤は順不同)
①低下、②冠状、③弁膜、④左、⑤右、⑥NYHA、⑦ない、⑧狭心、⑨軽度、⑩ある、⑪無、⑫狭心、⑬高度、⑭ある、⑮無、⑯狭心、⑰苦痛、⑱左、⑲減少、⑳低下、㉑上昇、㉒うっ血、㉓起座、㉔右、㉕うっ血、㉖肝、㉗左、㉘上昇、㉙右、㉚上昇

▶2.
1)
①刺激伝導、②12、③0.04、④1、⑤赤、⑥黄、⑦黒、⑧緑、⑨興奮、⑩4、⑪赤、⑫4、⑬黄、⑭緑、⑮左鎖骨、⑯5、⑰心房、⑱房室、⑲心室、⑳心室、㉑心室、㉒QRS、㉓T、㉔P、㉕陽、㉖QRS、㉗QRS

2)
①心、②斜め、③斜め、④胸郭、⑤50、⑥55、⑦上大静脈、⑧右心房、⑨大動脈弓、⑩左心室

3)
①形、②弁、③赤、④青、⑤プローブ

4) (⑤⑥は順不同)
①心臓、②血行動態、③心血管、④静脈、⑤大腿、⑥内頸、⑦スワン－ガンツ、⑧右、⑨右、⑩肺動脈、⑪上腕、⑫左、⑬高

5) (②③は順不同)
①造影剤、②狭窄、③閉塞、④右、⑤左、⑥前下行枝、⑦回旋枝、⑧回旋枝、⑨後下行枝

6)
①タリウム

▶3.
1)
①伸展、②頸動脈、③45、④消失、⑤上昇、⑥拍動、⑦爪

2) (③④は順不同)
①脈拍、②橈骨、③総頸、④足背、⑤60、⑥頻脈、⑦徐脈、⑧整、⑨不整

3) (①②は順不同)
①ベル、②膜、③ベル、④膜、⑤Ⅰ、⑥Ⅱ、⑦Ⅲ、⑧Ⅳ

▶4. (⑥⑦は順不同)
①体外、②体内、③ヘパリン、④正常、⑤上行、⑥上、⑦下、⑧心筋、⑨心筋

▶5.
1)
①心筋、②動脈、③胸部下行、④拡張、⑤収縮、⑥上昇、⑦減少

2)
①静脈、②下、③静脈、④動脈

▶6.
①心筋、②心房、③心室、④心房、⑤心室、⑥抑制、⑦同期

▶7.
①予後、②QOL、③急性心筋梗塞、④急性、⑤最小限、⑥軽減、⑦改善、⑧急性心筋梗塞

機能別代表的な疾患

■Ⅰ. (⑦⑧は順不同)
①変形、②狭窄、③逆流、④閉鎖不全、⑤弁形成、⑥弁置換、⑦大動脈、⑧僧帽

▶1.
①機械、②生体、③血栓塞栓、④心内膜、⑤機械、⑥凝固、⑦生体、⑧血栓

▶2.
A-1
1)
①肥厚、②癒合、③変性、④女

2)
⑤左房、⑥左室、⑦左房、⑧上昇、⑨上昇、⑩呼吸困難、⑪上昇、⑫上昇、⑬右

3)
⑭呼吸困難、⑮僧帽弁、⑯右

4)
⑰拡張期ランブル、⑱うっ血、⑲P、⑳細動、㉑肥厚、㉒左、㉓動脈、㉔右、㉕上昇

5)
㉖利尿、㉗心房細動、㉘左、㉙僧帽、㉚人工

A-2
1)
①感染、②乳頭、③感染

2)
④左、⑤左房、⑥拡大、⑦拡大、⑧肺うっ血、⑨左室

3)
10 低下、11 左、12 右
4)
13 減弱、14 心尖、15 Ⅲ、16 左室、17 心房細動、18 左房、19 増高、20 左房
5)
21 心不全、22 僧帽弁、23 僧帽弁、24 僧帽弁置換、25 人工弁

B-1
1)
1 石灰
2)
2 上昇、3 左
3)
4 狭心、5 低下、6 低下、7 めまい、8 遅、9 小、10 不良
4)
11 収縮期、12 低下、13 肥厚、14 低下、15 減少、16 左、17 大動脈、18 狭窄
5)
19 大動脈

B-2
1)
1 感染、2 穿孔、3 閉鎖不全
2)
4 大動脈、5 左室、6 左室、7 肺うっ血、8 心原、9 拡大、10 低下
3)
11 左、12 狭心、13 上昇、14 脈拍、15 脈拍
4)
16 拡張期、17 左、18 大動脈、19 左室
5)
20 大動脈

C
1 狭窄、2 閉鎖不全、3 狭窄、4 閉鎖不全、5 連合弁膜

D
1 心不全

■ Ⅱ.
1 狭窄、2 減少

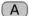 1.
1)
1 大腿、2 狭窄、3 拡張、4 拡張、5 アテローム
2)
6 内胸、7 大伏在

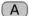 2.
A
1 労作性、2 安静

1)
3 増加
2)
4 狭窄、5 増大、6 75
3)
7 絞扼、8 胸骨、9 歯、10 ない
4)
11 低下、12 上昇、13 正常、14 低下、15 ない（正常である）、16 虚血
5)
17 ニトログリセリン

B
1 血栓、2 閉塞、3 心筋梗塞

B-1
1 心筋梗塞、2 安静
1)
3 血栓、4 2、5 3、6 1
2)
7 血栓、8 減少
3)
9 絞扼
4)
10 トロポニンT

B-2
1 狭窄、2 壊死、3 急性、4 内膜、5 外膜、6 上昇、7 内膜、8 低下
1)
9 血栓、10 閉塞、11 心不全、12 心原
2)
13 左、14 壊死、15 低下、16 上昇、17 低下、18 低下、19 低下、20 低下、21 収縮、22 低下、23 アシドーシス、24 肺うっ血、25 心室、26 心室細動
3)
27 20、28 ニトログリセリン
4)
29 心膜、30 左室、31 虚血、32 経時、33 上昇、34 Q、35 トロポニンT、36 上昇、37 上昇
5)
38 安静、39 Forrester（フォレスター）、40 −、41 正常、42 ＋、43 正常、44 −、45 低下、46 ＋、47 低下
6)
48 心室、49 心室、50 心室、51 乳頭

■ Ⅲ.
 1.
1 内膜、2 中膜、3 偽腔
1)
4 中膜、5 上行、6 上行、7 上行、8 上行、9 下行
2)
10 中膜、11 解離、12 偽腔（解離腔）

別冊　解答

3)
⓭前胸部、⓮激痛、⓯腰、⓰前胸、⓱心タンポナーデ、⓲圧迫、⓳低下、⓴上昇

4)
㉑拡大

5)（㉒〜㉔は順不同）
㉒腕頭、㉓左総頸、㉔左鎖骨下

V-3 消化器（1）小腸、大腸

構造と働き

▶1.
1)
❶腸間、❷輪状、❸腸、❹杯、❺腸
(1)
①
❻十二指腸、❼空、❽回、❾25、❿膵臓、⓫十二指腸、⓬アルカリ、⓭腸間膜、⓮可動、⓯6〜7、⓰回盲、⓱回盲、⓲小腸、⓳逆流
②
⓴粘膜、㉑筋層、㉒漿膜、㉓輪状、㉔腸絨毛、㉕吸収、㉖腸、㉗刷子縁、㉘杯、㉙パネート、㉚リゾチーム、㉛リンパ、㉜免疫、㉝リンパ、㉞パイエル、㉟腸管

2)
❶空腸、❷回腸、❸虫垂、❹盲腸、❺上行、❻横行、❼下行、❽S状、❾直腸、❿S状、⓫上部、⓬下部、⓭肛門
(1)
①
⓮1.5、⓯虫垂、⓰リンパ、⓱上行、⓲横行、⓳下行、⓴S状、㉑後腹、㉒腸間、㉓可動
②
㉔粘膜、㉕粘膜下層、㉖筋層、㉗漿膜（または外膜）、㉘絨毛、㉙杯、㉚パネート、㉛結腸ヒモ、㉜半月ヒダ
(2)
①
㉝2、㉞2、㉟腹膜反転、㊱腹膜反転、㊲腹膜、㊳膀胱、㊴子宮、㊵15、㊶直腸膨大、㊷肛門管、㊸3、㊹4、㊺歯状、㊻肛門
②
㊼漿膜、㊽内、㊾外、㊿不随意、51随意

3)
❶上、❷下、❸上、❹下
(1)
❺上、❻粘膜下層、❼粘膜下層、❽門脈、❾乳び、❿乳び、⓫胸
(2)（⓬⓭は順不同）
⓬上、⓭下、⓮内、⓯上、⓰下、⓱内、⓲下大

4)
❶腸間膜、❷腸間膜、❸腸骨、❹下部

5)（⓯⓰は順不同）
❶交感、❷腰部、❸交感、❹腹大動脈、❺腰、❻交感、❼内腸骨、❽直腸、❾尿道口、❿交感、⓫交感、⓬骨盤、⓭副交感、⓮排尿、⓯交感、⓰副交感、⓱骨盤、⓲仙骨、⓳膀胱、⓴子宮、㉑内尿道

▶ 2.
1) (❷❸、❽〜❿は順不同)
❶小腸、❷膵、❸腸、❹消化、❺胆汁酸、❻消化、❼腸管壁、❽蠕動、❾分節、❿振子
(1)
⓫蠕動、⓬蠕動、⓭伝播
①(⓳⓴は順不同)
⓮蠕動、⓯収縮、⓰弛緩、⓱肛門、⓲胃、⓳小、⓴大
②
㉑伝播、㉒平滑、㉓胃、㉔回腸、㉕伝播、㉖伝播、㉗停止、㉘伝播
③
㉙食道、㉚平滑、㉛自発性、㉜輪走筋
(2) (㉞㉟は順不同)
㉝分節、㉞収縮、㉟弛緩
(3)
㊱振子、㊲伸縮

2)
❶ない、❷小腸、❸水、❹大腸、❺固形、❻肛門、❼分節、❽遅、❾胃大腸、❿大
(1)
⓫内、⓬外、⓭収縮、⓮弛緩、⓯陰部、⓰骨盤内臓
(2)
⓱直腸、⓲伸展、⓳排便、⓴伸展、㉑便意、㉒排便、㉓内、㉔腹、㉕陰部、㉖外、㉗高

▶ 3.
❶微絨毛、❷門脈、❸肝臓、❹大循環、❺リンパ

1) (❾❿は順不同)
❶消化、❷単、❸多糖、❹アミラーゼ、❺アミラーゼ、❻二糖、❼ラクトース、❽小腸、❾ラクターゼ、❿マルターゼ、⓫膜、⓬門脈

2)
❶ペプシン、❷トリプシン、❸消化、❹アミノペプチダーゼ、❺アミノ、❻アミノ、❼門脈

3)
❶胆汁酸、❷リパーゼ、❸モノグリセリド、❹胆汁酸、❺ミセル、❻リンパ、❼門脈、❽乳び

4)
❶9、❷再、❸小腸、❹回腸、❺吸収、❻脂肪

▶ 4. (❶❷、❾❿は順不同)
❶表皮、❷真皮、❸皮下、❹表皮、❺角化（角質化）、❻真皮、❼皮下、❽爪、❾汗、❿脂、⓫皮脂、⓬バリア、⓭弱酸、⓮防止、⓯弱酸、⓰表皮、⓱真皮、⓲皮下、⓳汗、⓴脂、㉑立毛

基本的知識

▶ 1.
1) (❶〜❸は順不同)
❶内臓、❷体性、❸関連、❹間欠、❺疝痛、❻右、❼肝臓、❽左、❾脾臓、❿胃、⓫右、⓬盲腸、⓭左、⓮S状、⓯右、⓰心窩、⓱左、⓲上行、⓳臍、⓴下行、㉑盲腸、㉒膀胱、㉓S状

2)
❶出血、❷嘔吐、❸口腔、❹気管、❺紅、❻出血、❼肛門、❽吐、❾下、❿食道、⓫胆嚢、⓬胃、⓭トライツ、⓮小、⓯回盲、⓰上行、⓱大、⓲横行、⓳S状、⓴直、㉑黒、㉒黒赤、㉓鮮紅、㉔鮮、㉕コーヒー

3) (❻❼は順不同)
❶下痢、❷腹痛、❸便、❹浸透圧、❺分泌、❻亢進、❼低下

4)
❶便、❷器質、❸食事、❹弛緩

5)
❶腹部膨満、❷腹部膨満、❸腸液、❹鼓、❺増加、❻腹水、❼漿膜

▶ 2.
1)
❶指、❷左

2)
❶肛門、❷下部、❸粘膜

3)
❶ガス、❷肛門、❸造影剤

4)
❶X

▶ 3.
1)
❶腫瘍

2)
❶空気

3)
❶ガス、❷鼓、❸少ない、❹鼓、❺鼓

4)
❶緊張、❷抵抗、❸炎症、❹緊張、❺反跳

機能別代表的な疾患

■Ⅰ.
①腺、②S状、③直

▶1.
1)
①腺

2)
①早期、②進行、③表在、④腫瘤、⑤潰瘍、⑥潰瘍

3)
①原発腫瘍、②リンパ節、③遠隔、④粘膜下層、⑤粘膜下層

4)
①気尿、②播種、③漿膜、④腹腔内、⑤腹膜、⑥がん性、⑦リンパ、⑧リンパ節、⑨血、⑩門脈、⑪肝臓、⑫肝臓、⑬下大、⑭肺

▶2.
①西欧

▶3. (⑪⑫は順不同)
①ない、②陽、③広、④狭窄、⑤腹痛、⑥貧血、⑦減少、⑧イレウス（腸閉塞）、⑨狭、⑩狭窄、⑪下痢、⑫便秘、⑬腹部膨満、⑭イレウス（腸閉塞）、⑮出血

▶4.
①問診、②指、③潰瘍

▶5.
1) (⑪⑫は順不同)
①なく、②可能、③粘膜、④粘膜内、⑤2、⑥短、⑦粘膜、⑧粘膜下層、⑨粘膜、⑩粘膜下層、⑪出血、⑫穿孔

2)
(1)
①右半、②左半
(2)
③排尿、④自律、⑤自律神経温存、⑥肛門、⑦排便、⑧排尿、⑨性、⑩超、⑪下腹、⑫人工肛門、⑬人工肛門、⑭浸潤、⑮口側、⑯肛門、⑰肛門
(3)
⑱腹膜反転部、⑲排尿

▶6.
1)
①腎臓、②膀胱、③回腸、④尿管

2) (①②、③～⑥、⑦⑧、⑨⑩、㉜㉝、㊴㊵は順不同)
①回腸、②結腸、③上行、④横行、⑤下行、⑥S状、⑦一時、⑧永久、⑨単孔、⑩双孔、⑪単孔、⑫単孔、⑬完全、⑭断端、⑮双孔、⑯温存、⑰縫合不全、⑱閉鎖、⑲性状、⑳水様、㉑多、㉒高、㉓皮膚、㉔肛門、㉕水分、㉖便、㉗固形、㉘少な、㉙低

(1)
㉚愛護的、㉛皮膚、㉜ストーマ、㉝皮膚、㉞泡立て、㉟微温湯（ぬるま湯）

(2)
㊱排泄物、㊲便、㊳皮膚、㊴発赤、㊵びらん、㊶ストーマ、㊷剥離

(3)
㊸早期、㊹晩期、㊺浮腫、㊻一過性、㊼浮腫、㊽虚血、㊾壊死、㊿血流、51過緊張、52脱落、53脱落、54腸管、55感染、56血流、57狭窄、58血流、59壊死、60脱落、61狭窄、62脱出、63くしゃみ、64腹圧（腹腔内圧）、65脂肪

V-3 消化器（2）胃

構造と働き

▶ 1.
1)
❶消化、❷食道、❸噴門、❹十二指腸、❺幽門、❻胃底、❼胃体、❽幽門、❾厚、❿大、⓫小、⓬25、⓭球、⓮腸間、⓯輪状、⓰大十二指腸、⓱噴門、⓲胃底、⓳胃体、⓴幽門（前庭）、㉑幽門、㉒大、㉓小、㉔胆囊、㉕胆囊、㉖総胆、㉗大十二指腸（ファーター）

2)（❶～❸、❽～❿は順不同）
❶粘膜、❷粘膜下、❸固有筋、❹漿、❺粘膜、❻粘液、❼胃底、❽主、❾壁、❿副、⓫ペプシノーゲン、⓬塩酸、⓭粘液、⓮粘膜下、⓯血管、⓰粘膜下、⓱固有筋、⓲幽門、⓳筋層間、⓴漿、㉑小、㉒大、㉓粘膜、㉔粘膜筋、㉕粘膜下、㉖固有筋、㉗漿膜下、㉘漿膜、㉙副、㉚壁、㉛主

3)
❶胃、❷胃、❸短胃、❹大網、❺大網、❻肝、❼小、❽多、❾大、❿大網、⓫大網、⓬大、⓭門、⓮左胃、⓯右胃、⓰腹、⓱肝、⓲肝、⓳脾、⓴腹腔、㉑上、㉒下、㉓門脈、㉔上、㉕下

4)
❶胃、❷胸管

5)
❶迷走、❷骨盤内臓

▶ 2.
1)
❶貯蔵、❷胃酸、❸消化、❹粘液、❺保護、❻胃液、❼ビタミンB_{12}

2)
❶弛緩、❷貯蔵、❸蠕動、❹胃、❺幽門、❻閉鎖、❼消化、❽アウエルバッハ、❾迷走、❿十二指腸

3)（❷～❹、❽～❿は順不同）
❶強酸、❷噴門、❸胃底、❹幽門、❺噴門、❻粘液、❼胃底、❽壁、❾主、❿副、⓫壁、⓬胃、⓭主、⓮ペプシノーゲン、⓯副、⓰胃、⓱ペプシノーゲン、⓲たんぱく質、⓳幽門、⓴粘液、㉑ガストリン

4)
❶脳、❷迷走、❸ペプシノーゲン、❹胃、❺ガストリン、❻胃液、❼胃、❽ガストリン、❾胃、❿腸、⓫セクレチン、⓬胃、⓭抑制

5)
❶幽門括約筋、❷幽門括約筋、❸十二指腸、❹逆流、❺食道、❻逆流

基本的知識

▶ 1.
1)
❶心窩、❷酸、❸アルカリ、❹食道、❺食道、❻幽門

2)（⓮⓯は順不同）
❼嘔吐、❽逆流、❾嘔吐、❿大脳皮質、⓫脳幹、⓬嘔吐、⓭閉塞、⓮胃、⓯腸、⓰嘔吐

▶ 2.
1)
❶X、❷バリウム、❸形、❹大きさ、❺距離、❻白、❼便秘、❽水分

2)
❾口腔、❿胃、⓫禁飲食、⓬水

3)
⓭超音波

4)
⓮X

▶ 3.
1)
❶腫瘍

2)
❷幽門、❸胃

3)
❹ガス、❺鼓

4)
❻緊張、❼抵抗、❽胃

機能別代表的な疾患

■ I.
❶腺、❷粘膜下、❸固有筋、❹粘膜、❺粘膜下、❻固有筋

▶ 1.
1)
❶50、❷2、❸1、❹腺

2)
(1)
❶隆起、❷腫瘤、❸隆起、❹表面、❺陥凹、❻表面隆起、❼表面平坦、❽表面陥凹、❾びらん、❿陥凹

(2)（㉖㉗は順不同）
⓫ボールマン、⓬腫瘤、⓭境界、⓮明瞭、⓯潰瘍限局、⓰潰瘍、⓱肥厚、⓲境界、⓳明瞭、⓴潰瘍浸潤、㉑潰瘍、㉒肥厚、㉓境界、㉔不明瞭、㉕びまん浸潤、㉖肥厚、㉗硬化、㉘境界、㉙不明瞭

3)
❶原発腫瘍、❷リンパ節、❸遠隔、❹粘膜、❺粘膜下組織、❻固有筋層、❼漿膜下、❽漿膜、❾臓器、❿転移

別冊　解答

4)
①漿膜、②腹腔内、③腹膜、④がん性、⑤シュニッツラー、⑥リンパ管、⑦所属、⑧ウィルヒョウ、⑨静脈、⑩門脈、⑪肺、⑫骨、⑬脳

▶ 2.
①ヘリコバクター - ピロリ

▶ 3.
1)
①ない、②心窩部、③膨満、④キツギャク、⑤横隔膜
2)
⑥腹水、⑦シュニッツラー、⑧ウィルヒョウ、⑨陽

▶ 4.
1)
①隆起、②陥凹、③ニッシェ
2)
④隆起、⑤陥凹、⑥潰瘍、⑦隆起、⑧悪性リンパ腫
4)
⑨転移、⑩浸潤

▶ 5.
1)
①なく、②切除
(2)
③粘膜、④粘膜、⑤2、⑥粘膜、⑦短
(3)
⑧粘膜下層、⑨粘膜、⑩粘膜下層
＊（⑪⑫は順不同）
⑪出血、⑫穿孔

2)
(1)
①十二指腸、②空腸、③ルーワイ、④縫合不全、⑤逆流、⑥予防
(2)
⑦食道
(3)
⑧全体、⑨ルーワイ、⑩食道、⑪空腸、⑫再建

3)
(1)
①30、②低下、③増加、④紅潮、⑤腹、⑥2〜3、⑦高血糖、⑧インスリン、⑨低血糖、⑩脱力、⑪冷、⑫振戦
(2)
⑬鉄分、⑭B_{12}、⑮B_{12}、⑯鉄、⑰B_{12}
(3)
⑱満腹
(4)
⑲カルシウム、⑳カルシウム、㉑溶解
(5)
㉒強酸、㉓アルカリ、㉔食道

(6)
㉕低下、㉖混濁、㉗浮遊物、㉘腹、㉙CRP
(7)
㉚狭窄
(8)（㉝㉞は順不同）
㉛下痢、㉜消化液、㉝たんぱく、㉞脂

V-3 消化器（3）食道

構造と働き

1.
①咽頭、②胃、③後、④食道、⑤25、⑥15、⑦40、⑧入口、⑨気管分岐、⑩横隔膜

1)
①頸部、②胸部、③上部、④中部、⑤下部、⑥腹部

2)
①骨格、②大動脈、③食道、④食道、⑤食道、⑥大動脈

3)
①漿、②粘膜、③固有筋、④外、⑤扁平、⑥食道、⑦バレット（barrett）、⑧消化、⑨横紋、⑩不随意、⑪平滑、⑫横紋、⑬平滑

4)
①腕頭、②鎖骨下、③鎖骨下、④大動脈、⑤胸、⑥鎖骨下、⑦上、⑧奇、⑨下、⑩胃、⑪門脈、⑫胃、⑬奇、⑭奇、⑮門脈

5)
①リンパ

2.
①通路、②ない

1)
①嚥下、②口腔、③軟口、④咽頭、⑤随意、⑥咽頭、⑦咽頭、⑧延髄、⑨不随意、⑩咽頭、⑪喉頭、⑫閉鎖、⑬食道、⑭停止、⑮食道、⑯蠕動、⑰胃

2)
①弛緩、②弛緩、③収縮、④弛緩、⑤逆流

基本的知識

1.
①嚥下、②嚥下、③口腔、④咽頭、⑤咽頭、⑥食道、⑦嚥下、⑧胸焼け

2.
1)
①X、②吸収
2)
③口、④食道、⑤禁飲食、⑥水分、⑦開始
3)
⑧超音波
4)
⑨X

3.
1)
①体重、②嗄声、③喫煙
2)
④栄養、⑤転移
3)
⑥リンパ節転移

機能別代表的な疾患

I.
①扁平上皮

1.
1)
①60、②扁平上皮、③中、④下、⑤上

2)
(1)
①表在、②隆起、③限局、④浸潤、⑤浸潤
(2)
⑥隆起、⑦表面、⑧陥凹

3)
①原発腫瘍、②リンパ節、③遠隔
(1)
④粘膜内、⑤粘膜上皮、⑥粘膜固有層、⑦粘膜筋板、⑧粘膜下層、⑨粘膜下層、⑩粘膜下層、⑪粘膜下層、⑫固有筋層、⑬胸膜、⑭大動脈、⑮粘膜下層

4)
①漿、②浸潤、③嗄声、④咳嗽、⑤背部、⑥しにくい、⑦胸、⑧3、⑨肺、⑩反回

2.（②③は順不同）
①不明、②喫煙、③飲酒、④肥満

3.
①無症状、②食道、③胸やけ、④嚥下、⑤嗄声

4.
1)
①粘膜下

2)
①食道、②狭窄、③逆流、④ヨード

4)
①浸潤

5.
1)（⑪⑫は順不同）
①粘膜上皮、②粘膜固有層、③粘膜、④粘膜、⑤粘膜下、⑥短、⑦粘膜、⑧粘膜下層、⑨粘膜、⑩粘膜下層、⑪出血、

別冊　解答

12 穿孔

2)
1 全摘、2 粘膜、3 開胸、4 胃、5 結、6 空腸、7 胃、8 胸骨、9 胸骨、10 縫合不全、11 緊張、12 嚥下、13 屈曲、14 狭い、15 縫合不全、16 長、17 短、18 多、19 多、20 ある、21 高、22 低、23 悪

3)（1 2 は順不同）
1 肺炎、2 縫合不全、3 肺炎、4 反回、5 左、6 右、7 左、8 肺炎

V-3 消化器（4）肝臓、胆嚢、膵臓

構造と働き

▶ 1.
1)
(1)（15 16 は順不同）
1 下大静脈、2 肝管、3 肝管、4 肝管、5 胆嚢、6 胆嚢、7 総胆、8 門脈、9 1000、10 1500、11 横隔膜、12 胃、13 右、14 胆管、15 右葉、16 左葉、17 方形葉、18 尾状葉、19 固有肝、20 門脈、21 肝小葉、22 グリソン、23 固有肝、24 門脈、25 胆管、26 中心、27 肝静脈、28 中心、29 胆管、30 クッパー、31 放射状、32 肝細胞、33 洞様毛細血管、34 配列、35 毛細胆管、36 ディッセ、37 クッパー、38 類洞

(2)（2 3 は順不同）
1 3、2 固有肝動脈、3 門脈、4 肝門、5 肝静脈、6 下大、7 栄養分、8 門脈、9 肝臓、10 肝臓、11 肝小葉、12 毛細血管、13 肝静脈、14 下大、15 心臓、16 80、17 20、18 中心静脈、19 毛細胆管、20 腹大、21 門脈、22 下大、23 脾臓、24 肝臓、25 下、26 上、27 門脈、28 肝門、29 肝臓、30 100、31 1.5、32 門脈、33 後、34 前、35 内、36 外、37 右、38 左、39 右、40 左、41 門脈圧亢進、42 うっ血、43 門脈、44 肝臓、45 下大静脈

2)
1 腹、2 門脈、3 脾、4 上腸間、5 上腸間、6 肝、7 胆、8 胆嚢、9 胆嚢、10 ファーター、11 十二指腸

(1)
1 胆汁、2 70、3 肝管、4 胆嚢管、5 総胆管、6 肝十二指腸間膜、7 膵臓、8 主膵、9 ファーター、10 オッディ、11 胆管、12 胆汁、13 肝臓、14 十二指腸、15 胆道

(2)（12 13 は順不同）
1 15、2 2、3 1、4 2、5 腹腔、6 頭、7 体、8 尾、9 膵頭、10 膵体、11 膵尾、12 主、13 副、14 総胆管、15 十二指腸乳頭、16 膵液、17 ランゲルハンス、18 グルカゴン、19 インスリン

▶ 2.
1)（5～7、35 36 は順不同）
1 グルコース、2 アミノ、3 門脈、4 肝臓、5 合成、6 分解、7 解毒、8 小腸、9 門脈、10 肝臓、11 グリコーゲン、12 脂肪酸、13 小腸、14 肝臓、15 アミノ、16 肝臓、17 合成、18 アルブミン、19 非抱合、20 抱合、21 腸管、22 糞便、23 腸肝、24 腎臓、25 肝臓、26 エストロゲン、27 バソプレシン、28 ビタミン、29 有毒、30 尿中、31 胆汁、32 アンモニア、33 尿素、34 胆汁、35 胆汁酸、36 コレステロール、37 胆嚢、38 胆嚢、39 一時的、40 コレシストキニン、41 収縮、42 弛緩、43 十二指腸、44 マクロファージ、45 ナチュラルキラー、46 A

別冊　解答

2)（③⑤、⑳㉑は順不同）
①消化、②セクレチン、③糖質、④たんぱく、⑤脂肪、⑥アミラーゼ、⑦リパーゼ、⑧トリプシノーゲン、⑨小腸、⑩トリプシン、⑪トリプシノーゲン、⑫トリプシノーゲン、⑬アルカリ、⑭中和、⑮グルカゴン、⑯グリコーゲン、⑰インスリン、⑱グルコース、⑲ソマトスタチン、⑳インスリン、㉑グルカゴン

基本的知識

▶1.
1)
①不振、②精神的、③低下、④異化

2)
①腹水、②50、③腹、④肝硬変、⑤ネフローゼ、⑥漏出、⑦圧、⑧滲出、⑨血、⑩リンパ、⑪あり、⑫なし

3)
①黄疸、②ビリルビン、③2.5、④黄染、⑤肝内、⑥十二指腸、⑦閉塞、⑧非抱合、⑨肝臓、⑩溶血、⑪体質性、⑫非抱合、⑬非抱合、⑭陰、⑮肝、⑯上昇、⑰肝細胞性黄疸、⑱肝炎、⑲上昇、⑳上昇、㉑抱合、㉒上昇、㉓閉塞性

4)
①肝硬変、②壊死、③アンモニア、④Ⅰ、⑤逆転、⑥抑うつ、⑦Ⅱ、⑧傾眠、⑨Ⅲ、⑩Ⅳ、⑪反応、⑫Ⅴ、⑬深、⑭反応、⑮意識、⑯羽ばたき

▶2.
1)
(1)
①黄疸、②不、③ない、④水溶
(2)
⑤増加
(3)
⑥強、⑦ウロビリノゲン、⑧腸肝
(4)
⑨肝臓、⑩胆汁
(5)
⑪たんぱく、⑫凝固、⑬合成、⑭アルブミン、⑮低下、⑯肝、⑰低下
(6)
⑱カルシウム、⑲肝、⑳肝
(7)
㉑予備、㉒低下
(8)
㉓血清、㉔混濁
(9)
㉕低
(10)
㉖亢進、㉗AST、㉘ALT

(11)
㉙ALP、㉚LAP、㉛γ-GTP、㉜上昇、㉝肝臓、㉞貯留、㉟上昇、㊱上昇
(12)
㊲アンモニア

2)
①がん、②AFP、③CEA、④CEA

3)
①反射、②黒、③白、④黒、⑤白、⑥低、⑦白、⑧陰影、⑨空腹

4)
①X、②造影

5)
①X、②造影

6)（①②は順不同）
①膵、②胆

▶3.
1)
①腫瘍

3)
①ガス、②鼓、③濁、④濁、⑤鼓

4)
①緊張、②抵抗

機能別代表的な疾患

■Ⅰ.
①コレステロール

▶1.
2)
①コレステロール、②コレステロール、③80、④コレステロール
3)
⑤コレステロール

▶2.
①無、②右、③発熱、④胆道、⑤胆囊、⑥疼痛、⑦無、⑧右、⑨シャルコー、⑩無

▶3.
1)
①超音波、②音響
2)
③カルシウム

別冊　解答

3)
4 造影
4)
5 上昇、6 上昇、7 白血球、8 増加、9 上昇、10 上昇

▶ 4.
1)
1 無、2 有

■ Ⅱ.（1 2 は順不同）
1 原発、2 転移

▶ 1.
1)
1 原発、2 転移
2)
(1)
3 3.5、4 3.0

▶ 2.
1)
1 葉、2 区域、3 門脈、4 血流
2)
5 ラジオ、6 マイクロ
3)
7 栄養、8 抗がん、9 大きさ、10 門脈
4)
11 末期、12 脳死、13 レシピエント、14 ドナー

▶ 3.
A-1
1)
1 60
2)
2 C、3 B、4 肝硬変
3)（7 8 は順不同）
5 自覚、6 疼痛、7 黄疸、8 腹水、9 肝
4)
10 減少、11 上昇、12 上昇、13 上昇、14 低下、15 上昇、16 CT、17 超音波、18 MRI
5)
19 切除、20 70

A-2
1)
1 60
2)
2 黄疸
3)
3 上昇、4 上昇
4)
5 切除

B
1)
1 門脈、2 転移、3 大腸
2)
4 無
3)
5 上昇、6 上昇、7 上昇、8 超音波
4)
9 切除

別冊　解答

V-4 運動器

構造と働き

▶ 1.
1)
(1)
❶長、❷皮質、❸海綿、❹外、❺内、❻オステオン、❼長軸、❽衝撃、❾骨端、❿骨幹、⓫軟骨、⓬骨端、⓭骨髄腔、⓮皮質、⓯海綿、⓰骨膜、⓱骨端、⓲骨幹、⓳骨髄腔、⓴骨膜

①
❶頸椎、❷鎖骨、❸肩甲骨、❹胸椎、❺上腕、❻腰椎、❼橈骨、❽尺骨、❾大腿、❿膝蓋、⓫脛、⓬腓

②
❶椎骨、❷頸、❸胸、❹腰、❺椎、❻脊柱、❼椎間、❽棘突起、❾椎間、❿横、⓫関節、⓬関節、⓭骨盤、⓮寛骨、⓯恥骨、⓰大、⓱腸骨、⓲腸骨、⓳仙骨、⓴腸骨、㉑坐骨、㉒寛骨、㉓恥骨、㉔腸骨、㉕坐骨、㉖恥骨

③
❶鎖骨、❷上腕、❸橈骨、❹手根、❺上腕、❻肘関節、❼橈、❽尺、❾手根、❿中手、⓫指、⓬上腕、⓭外側、⓮内側、⓯上腕骨、⓰肘、⓱橈骨、⓲末節、⓳中節、⓴基節、㉑遠位指節間、㉒近位指節間、㉓中手指節、㉔指、㉕中手、㉖手根

④
❶寛、❷大腿、❸脛、❹寛骨、❺大腿、❻小転子、❼大転子、❽大腿、❾膝蓋、❿脛、⓫腓、⓬大腿、⓭膝蓋、⓮足根、⓯中足、⓰足根、⓱中足、⓲前足

(2)（⓯⓰は順不同）
❶関節、❷関節、❸滑、❹関節、❺関節、❻関節、❼靱帯、❽球、❾楕円、❿鞍、⓫蝶番、⓬車軸、⓭球、⓮多、⓯肩、⓰股、⓱楕円、⓲二、⓳橈骨、⓴鞍、㉑鞍、㉒二、㉓手根、㉔蝶番、㉕一、㉖肘、㉗車軸、㉘一

(3)
❶骨格、❷骨、❸骨、❹腱

(4)
❶靱帯、❷膠原、❸結合

①
❶前縦、❷後縦、❸黄色、❹棘間、❺前縦、❻後縦、❼黄色、❽棘間、❾棘上、❿椎間、⓫髄核、⓬ゼラチン

②
❶胸鎖、❷肩鎖、❸内側、❹外側、❺輪状、❻手根管、❼深

③
❶大腿骨頭、❷内側、❸外側、❹前十字、❺後十字、❻吸収、❼血管、❽足底、❾足関節

2)
❶脊髄、❷頸、❸胸、❹腰、❺仙骨、❻尾骨、❼頸、❽腕、❾肋間、❿腰、⓫仙骨、⓬31、⓭頸、⓮胸、⓯腰、⓰仙骨、⓱尾骨、⓲神経叢、⓳頸、⓴腕、㉑肋間、㉒腰、㉓仙骨

(1)（㉝〜㉟は順不同）
❶40、❷1.0、❸頸膨、❹腰膨、❺前根、❻後根、❼椎間孔、❽脊髄、❾椎弓、❿脊髄、⓫硬、⓬クモ、⓭軟、⓮白、⓯灰白、⓰前、⓱後、⓲側、⓳後、⓴中心、㉑後、㉒前、㉓側、㉔軟、㉕クモ、㉖硬、㉗2、㉘馬尾、㉙灰白質、㉚白質、㉛前角、㉜後角、㉝前索、㉞側索、㉟後索、㊱硬膜、㊲クモ、㊳軟膜

(2)（❸❹は順不同）
❶腕、❷腕、❸正中、❹尺骨、❺橈骨

(3)
❶腰仙骨、❷骨盤、❸膝窩、❹脛骨、❺腓骨、❻腓骨、❼腓骨

3)
(2)
❶橈骨、❷尺骨、❸上腕、❹橈側、❺橈側

(3)
❶大腿、❷膝窩、❸足背、❹大伏在、❺小伏在、❻回旋、❼回旋、❽側副

▶ 2.
1)
(1)（❸❹、㉖〜㉘は順不同）
❶姿勢、❷保護、❸骨、❹破骨、❺カルシウム、❻カルシウム、❼骨、❽コラーゲン、❾骨芽、❿破骨、⓫膜、⓬軟骨、⓭破骨、⓮リモデリング、⓯骨髄、⓰海面、⓱速、⓲皮質、⓳遅、⓴長軸、㉑衝撃、㉒骨髄、㉓赤色、㉔脂肪、㉕黄色、㉖赤血球、㉗白血球、㉘血小板、㉙血管

(2)
❶滑、❷ヒアルロン、❸コラーゲン、❹伸展、❺内転、❻内旋、❼回外、❽背屈、❾背屈、❿外返し、⓫生理的、⓬関節、⓭良肢

(3)
❶起始、❷停止、❸筋、❹筋、❺筋、❻協力、❼拮抗、❽緊張、❾等張、❿等尺性

2)（⓳⓴、㉑㉒、㉓㉔は順不同）
❶皮膚、❷骨格、❸皮膚、❹汗、❺筋、❻運動、❼感覚、❽感覚、❾感覚、❿運動、⓫感覚、⓬運動、⓭運動、⓮頸部、⓯横隔、⓰正中、⓱尺骨、⓲橈骨、⓳筋、⓴皮膚、

㉑筋、㉒皮膚、㉓筋、㉔皮膚、㉕感覚、㉖L₄、㉗運動器

基本的知識

▶ 1.
1)
❶刺激、❷後角、❸刺激、❹視床、❺疼痛、❻侵害受容、❼神経障害、❽心因、❾骨、❿筋肉、⓫関節、⓬神経、⓭関連、⓮自発、⓯運動
2)
⓰変形、⓱奇形、⓲代償、⓳反射、⓴麻痺、㉑筋、㉒翼、㉓外反、㉔内反、㉕スワンネック、㉖ボタン穴、㉗マレット、㉘前、㉙後、㉚円背、㉛凹背、㉜凹円背、㉝平背、㉞亀背、㉟側彎、㊱内反、㊲外反、㊳小さ、㊴外、㊵大き、㊶内、㊷屈曲、㊸尖、㊹踵、㊺内反、㊻外反、㊼扁平、㊽凹、㊾内転、㊿外転、㈤外反、㈥槌趾
3)
㈦完全、㈧不完全、㈨中枢、㈩弛緩、㈤単、㈥対、㈦片、㈧四肢、㈨正中、㈩橈骨、㈤尺骨、㈥腓骨
4)
㈦表在、㈧全感覚
5)
㈦筋、㈧緊張、㈨痙縮、㈩固縮
6)
㈦関節拘縮、㈧制限、㈨屈曲、㈩伸展
7)
㈦強直、㈧完全、㈨不完全
8)
㈦中枢、㈧小、㉚疼痛、㉛トレンデレンブルグ、㉜間欠

▶ 2.
1)（⓯⓰は順不同）
❶抵抗、❷可動域、❸抵抗、❹可動域、❺重力、❻可動域、❼可動域、❽収縮、❾収縮、❿表在、⓫深部、⓬腱、⓭アキレス、⓮粘膜、⓯皮膚、⓰粘膜、⓱バビンスキー、⓲背屈
2)
⓳骨、⓴骨
3)
㉑X
4)
㉒X、㉓軟部、㉔ない
5)
㉕反射、㉖反射
6)
㉗クモ膜下、㉘圧迫、㉙圧迫、㉚頭痛
7)
㉛骨
8)
㉜末梢、㉝筋電
9)
㉞動作

▶ 3.
1)
❶機能
2)
❷筋、❸皮膚、❹障害
3)
❺長、❻関節、❼関節

▶ 4.
1)
(1)
①
❶安静、❷骨、❸安静、❹熱、❺循環、❻フォルクマン、❼神経、❽皮膚、❾ギプスカッター
②
❿骨折
(2)
⓫運動、⓬少ない、⓭予防、⓮他動、⓯自動、⓰収縮、⓱温熱、⓲負担、⓳起立
(3)
⓴直接、㉑固定、㉒除去、㉓間接、㉔皮膚
2)
㉕関節

▶ 5.
1)
(1)
❶ヘルニア、❷靭帯、❸切除、❹開く
(2)
❺固定、❻前方、❼環軸椎、❽椎体
4)
(1)
❾ない、❿困難
(2)
⓫無、⓬麻痺
(3)
⓭放射線

▶ 6.
❶下肢、❷松葉、❸T杖

機能別代表的な疾患

Ⅰ.
❶不安定、❷変性

▶ 1.

1)
❶髄核、❷突出、❸脱出、❹4、❺5、❻5、❼1
2)
❽放散、❾男、❿放散、⓫男
3)
⓬突出

別冊　解答

4)
13 自然

B
1)
1 神経根、**2** 脊髄、**3** 神経根
2)
4 しびれ、**5** 巧緻
3)
6 脊髄

C
1)
1 後縦、**2** 脊髄、**3** 黄色、**4** 脊髄
2)
5 しびれ、**6** 頸、**7** 男
3)
8 脊髄

D
1)
1 圧迫、**2** 変性
2)
3 しびれ、**4** 膀胱直腸、**5** 圧迫、**6** 神経根、**7** しびれ、**8** 疼痛、**9** 腰部
3)
10 狭窄

■ II．
1 関節

A
1)
1 股関節、**2** 変形
2)
3 疼痛、**4** 跛行、**5** 女
4)
6 限界

B
1)
1 変形、**2** 多
2)
3 疼痛、**4** 肥満
4)
5 運動、**6** 限界

■ III．
▶ 1.
1)
1 外傷、**2** 病的
2)
3 屈曲

3)（**4 5** は順不同）
4 横、**5** 斜
4)
6 開放

▶ 2.
A
2)
1 痛み、**2** 腫脹、**3** 筋、**4** 制限、**5** 変形、**6** 出血性
4)
7 固定

B
1)
1 骨頭、**2** 頸部、**3** 転子部、**4** 骨頭、**5** 頸部、**6** 転子部、**7** 骨頭、**8** 転倒
2)
9 女
3)
10 頸部、**11** 転子部
4)
12 牽引

V-5 内分泌器（甲状腺）

構造と働き

1.
1)
①気管、②蝶、③20、④副、⑤濾胞、⑥サイログロブリン、⑦毛細、⑧低
2)
⑨淡黄、⑩2、⑪主、⑫甲状腺、⑬副甲状腺、⑭気管、⑮食道
3)
⑯甲状腺、⑰上、⑱下、⑲上
4)
⑳右、㉑左

2.
1)
①合成、②ヨウ、③分泌、④サイロキシン、⑤血漿、⑥下垂体、⑦甲状腺刺激
2)
⑧亢進、⑨促進、⑩亢進、⑪上昇、⑫糖、⑬上昇、⑭低下、⑮促進、⑯上昇、⑰短縮、⑱亢進、⑲増加
3)
⑳視床下部、㉑促進、㉒甲状腺、㉓促進、㉔抑制、㉕抑制

基本的知識

1.
①多い、②多い、③良、④悪
1)
⑤亢進、⑥不足、⑦低下、⑧浮腫
2)
⑨眼球、⑩腫大
3)
⑪過剰、⑫不安、⑬低下、⑭抑うつ、⑮高
4)
⑯手指、⑰低、⑱欠乏、⑲低
5)
⑳うっ血、㉑うっ血
6)
㉒頻、㉓心房、㉔亢進、㉕低下
7)
㉖下痢、㉗結石
8)
㉘欠乏、㉙過剰

2.
1)
①異常、②ホルモン、③甲状腺、④サイログロブリン、⑤不足、⑥不足、⑦過剰、⑧過剰
2)
⑨反射、⑩反射

3)
⑪放射性物質、⑫シンチグラム、⑬転移
4)
⑭顕微、⑮悪
5)
⑯X
6)
⑰X

3.
1)
①嗄声、②亢進、③突出、④増加
3)
⑤上、⑥軟骨、⑦軟骨、⑧鎖骨、⑨腫大

機能別代表的な疾患

I.
①良性、②悪性

1.
1)
①悪、②良
2)
③原発腫瘍、④リンパ、⑤遠隔

4.
①サイログロブリン

5.
①組織、②全、③反回、④反回、⑤嗄声、⑥テタニー

6.
A-1
2)
①無
3)
②上昇、③増殖
4)
④良好

A-2
①被膜、②脈管、③遠隔
2)
④無
3)
⑤上昇

A-3
3)
①上昇、②上昇

A-4
2)
1 増大、**2** ある
4)（**3 4** は順不同）
3 化学、**4** 放射線

B
2)
1 ある
4)（**2 3** は順不同）
2 化学、**3** 放射線

V-6 脳神経系

構造と働き

▶ 1.（**1 2**、**12 13** は順不同）
1 中枢、**2** 末梢、**3** 脳、**4** 脊髄、**5** 脳、**6** 脊髄、**7** 中枢、**8** 脳、**9** 脊髄、**10** 末梢、**11** 自律、**12** 交感、**13** 副交感、**14** 末梢、**15** 神経、**16** ニューロン、**17** 樹状突起、**18** シナプス、**19** グリア、**20** シュワン

1)
1 灰白質、**2** ニューロン、**3** 網様体、**4** 皮質、**5** 核

(1)（**5**〜**7** は順不同）
1 大脳、**2** 小脳、**3** 間脳、**4** 脳幹、**5** 中脳、**6** 橋、**7** 延髄、**8** 脊髄、**9** 第三、**10** 乳頭体、**11** 大、**12** 松果体、**13** 四丘体、**14** 小、**15** 第四、**16** 帯状回、**17** 脳梁、**18** 視床、**19** 視床下部、**20** 間、**21** 下垂体、**22** 中、**23** 橋、**24** 延髄、**25** 脳幹

①
1 中脳、**2** 橋、**3** 延髄、**4** 呼吸、**5** 中枢、**6** 延髄、**7** 錐体、**8** オリーブ、**9** 錐体路、**10** 左右、**11** 錐体外路、**12** 網様体、**13** 第四脳室、**14** 小脳半球、**15** 小脳、**16** 錐体路、**17** 網様体、**18** 上丘、**19** 下丘、**20** 眼球、**21** 錐体外路、**22** 網様体、**23** ドパミン

②（**9 10** は順不同）
1 背、**2** 小脳、**3** 小脳、**4** 中脳、**5** 橋、**6** 延髄、**7** 小脳溝、**8** 小脳回、**9** 皮質、**10** 髄質、**11** 灰白質、**12** 小脳核、**13** 歯状

③
1 大脳、**2** 視床下部、**3** 松果体、**4** 下垂体、**5** 視床、**6** 灰白質、**7** 皮膚、**8** 深部、**9** 大脳皮質、**10** 上行性、**11** 大脳皮質、**12** 視床、**13** 視放線、**14** 聴放線、**15** 視床下部、**16** 下垂体、**17** 乳頭体、**18** 自律

④（**10**〜**12**、**27**〜**29**、**36 37**、**40 41** は順不同）
1 大脳皮質、**2** 白質、**3** 大脳基底核、**4** 大脳縦列、**5** 大脳半球、**6** 脳梁、**7** 側脳室、**8** 溝、**9** 回、**10** 前、**11** 後、**12** 側、**13** 中心溝、**14** 前、**15** 前、**16** 溝、**17** 後、**18** 後、**19** 前頭、**20** 側頭、**21** 後頭、**22** 頭頂、**23** 連合野、**24** 辺縁葉、**25** 帯状回、**26** 海馬、**27** 交連、**28** 連合、**29** 投射、**30** 脳梁、**31** 脳幹、**32** 感覚、**33** 運動、**34** 視床、**35** レンズ、**36** 尾状、**37** レンズ、**38** 扁桃、**39** 被殻、**40** 被殻、**41** 尾状核、**42** 大脳辺縁、**43** 錐体外路、**44** 大脳縦列、**45** 灰白質、**46** 白質、**47** 脳梁、**48** 側脳、**49** 内包、**50** 尾状、**51** 被、**52** 淡蒼、**53** 線条、**54** レンズ

⑤
1 脳室、**2** 側脳室、**3** 三、**4** 四、**5** モンロー、**6** 中脳、**7** クモ膜、**8** 脊髄、**9** モンロー、**10** 側、**11** 第三、**12** 第四、**13** 中脳、**14** 正中、**15** 中心

(2)（⓫～⓭は順不同）
❶40、❷1.0、❸頸膨、❹腰膨、❺2、❻馬尾、❼灰白質、❽白質、❾前角、❿後角、⓫前索、⓬側索、⓭後索、⓮硬膜、⓯クモ、⓰軟膜、⓱椎弓、⓲脊髄、⓳硬、⓴クモ、㉑軟、㉒白、㉓灰白、㉔前、㉕後、㉖側、㉗後、㉘中心、㉙後、㉚前、㉛側、㉜軟、㉝クモ、㉞硬

2)
❶ニューロン、❷シュワン、❸有髄、❹無随、❺運動、❻大脳、❼感覚、❽遠心、❾求心

(1)
❶脳神経、❷嗅、❸視、❹動眼、❺滑車、❻三叉、❼外転、❽顔面、❾内耳、❿舌咽、⓫迷走、⓬副、⓭舌下

(2)（⓲⓳、㉙㉚は順不同）
❶脊髄、❷31、❸頸、❹胸、❺腰、❻仙骨、❼尾骨、❽前根、❾後根、❿椎間孔、⓫脊髄、⓬運動、⓭感覚、⓮運動、⓯感覚、⓰頸、⓱腕、⓲正中、⓳尺骨、⓴橈骨、㉑肋間、㉒腰、㉓仙骨、㉔腰仙骨、㉕骨盤、㉖膝窩、㉗脛骨、㉘腓骨、㉙浅腓骨、㉚深腓骨、㉛頸、㉜胸、㉝腰、㉞仙骨、㉟尾骨、㊱頸、㊲腕、㊳肋間、㊴腰、㊵仙骨

▶ 2.
1)
(1)
①（⓯⓰、㉓㉔は順不同）
❶神経、❷神経核、❸生命維持、❹中枢、❺網様体、❻生命維持、❼意識状態、❽内臓、❾調節、❿交感、⓫副交感、⓬求心、⓭下行、⓮自律、⓯促進、⓰抑制、⓱血管運動、⓲頸動脈、⓳大動脈弓、⓴収縮、㉑血管、㉒呼吸、㉓頸動脈、㉔大動脈、㉕呼吸運動、㉖嘔吐、㉗仙髄、㉘排尿、㉙平衡、㉚反射的、㉛眼球、㉜対光

②
❶運動、❷骨格、❸小脳、❹平衡、❺体性、❻視床、❼大脳皮質、❽平衡、❾制御

③
❶感覚、❷大脳皮質、❸聴覚、❹視覚、❺生命、❻体温、❼満腹、❽室傍核、❾視索上核

④（❻❼、⓬⓭は順不同）
❶左側、❷右側、❸優位、❹運動、❺思考、❻脊髄、❼脳幹、❽随意、❾中心、❿感覚、⓫中心後回、⓬皮質、⓭身体、⓮溝、⓯運動、⓰運動、⓱感覚、⓲感覚、⓳視覚、⓴視覚、㉑嗅覚、㉒聴覚、㉓聴覚、㉔言語、㉕言語、㉖網膜、㉗二次、㉘内耳、㉙二次、㉚ブローカ、㉛ウェルニッケ、㉜筋、㉝発語、㉞運動、㉟感覚、㊱情動、㊲連合野、㊳記憶、㊴黒質、㊵視床、㊶錐体外路

(2)（❻❼、⓴㉑は順不同）
❶ニューロン、❷感覚、❸脊髄、❹体性、❺自律、❻脳、❼脊髄、❽ニューロン、❾脳、❿脳、⓫脊髄、⓬伸張、⓭ニューロン、⓮ニューロン、⓯収縮、⓰膝蓋腱、⓱屈曲、⓲屈曲、⓳内臓、⓴交感、㉑副交感、㉒平滑、㉓弛緩、㉔内臓、㉕仙髄

2)
(1)（⓮～⓱、⓲⓳、⓴～㉒、㊿㊶は順不同）
❶嗅、❷嗅覚、❸感覚、❹視、❺視覚、❻感覚、❼視交叉、❽右、❾左、❿視交叉、⓫視、⓬動眼、⓭外眼、⓮上、⓯下、⓰内側、⓱外側、⓲上、⓳下、⓴上、㉑下、㉒内側、㉓下、㉔滑車、㉕外眼、㉖上、㉗三叉、㉘感覚、㉙咀嚼、㉚運動、㉛眼、㉜感覚、㉝感覚、㉞感覚、㉟運動、㊱外転、㊲外側、㊳顔面、㊴味覚、㊵内耳、㊶感覚、㊷前庭、㊸音、㊹平衡、㊺舌咽、㊻咽頭、㊼迷走、㊽副交感、㊾副、㊿僧帽、㊶胸鎖乳突、㊷運動、㊸舌下、㊹運動

(2)（⓫⓬、⓭⓮、⓯⓰は順不同）
❶骨格、❷皮膚、❸皮膚、❹汗、❺筋、❻頸部、❼横隔、❽正中、❾尺骨、❿橈骨、⓫皮膚、⓬筋、⓭筋、⓮皮膚、⓯筋、⓰皮膚

(3)
①
❶下行、❷前角、❸錐体、❹運動、❺内包、❻延髄、❼錐体交叉、❽外側皮質脊髄、❾前皮質脊髄

②（❶❷、❻～❽、⓬⓭は順不同）
❶体性、❷内臓、❸皮膚、❹表在、❺体性感覚、❻嗅、❼視、❽聴、❾上行、❿体性、⓫特殊、⓬前、⓭外側

▶ 3.
1)
❶髄膜、❷硬膜静脈、❸腱、❹頭蓋、❺硬、❻クモ、❼軟、❽髄、❾クモ、❿大脳、⓫硬膜、⓬頭蓋、⓭硬膜静脈、⓮大脳鎌、⓯小脳、⓰硬膜、⓱クモ、⓲硬膜、⓳クモ、⓴脳室、㉑脳脊髄、㉒脳槽、㉓軟膜、㉔脊髄

2)（❸❹は順不同）
❶脳脊髄、❷100、❸脳室、❹クモ膜下腔、❺臥位、❻脈絡叢、❼400、❽上矢状静脈、❾静脈

3)
(1)
❶内頸、❷椎骨、❸交通、❹大脳、❺ウィリス動脈輪、❻大脳、❼頸、❽交通、❾大脳、❿橋、⓫脳底、⓬内頸、⓭外頸、⓮総頸、⓯椎骨、⓰腕頭、⓱大動脈弓、⓲鎖骨下

(2)
⓳静脈、⓴頭蓋骨、㉑上矢状、㉒下矢状、㉓内頸、㉔外頸、㉕浅側頭、㉖顔面

4)
❶血液‐脳関門、❷有害、❸一定

基本的知識

▶1.
1)
1意識、**2**意識清明、**3**深昏睡
(1)
4昏睡、**5**混迷、**6**傾眠、**7**清明、**8**せん妄
(2)
①
9グラスゴー・コーマ・スケール、**10**15、**11**E、**12**開眼、**13**開眼、**14**開眼、**15**開眼、**16**4、**17**3、**18**2、**19**1、**20**V、**21**見当識、**22**会話、**23**5、**24**4、**25**3、**26**2、**27**1、**28**M、**29**命令、**30**6、**31**5、**32**4、**33**3、**34**2、**35**1
②
36ジャパン・コーマ・スケール、**37**3-3-9、**38**0、**39**覚醒、**40**意識清明、**41**見当識、**42**1、**43**2、**44**3、**45**覚醒、**46**開眼、**47**開眼、**48**開眼、**49**10、**50**20、**51**30、**52**覚醒、**53**動作、**54**顔、**55**反応、**56**100、**57**200、**58**300
(3)
59大脳皮質、**60**屈曲、**61**伸展、**62**中脳、**63**伸展

2)
1高次脳機能
(1)(**7 8**は順不同)
2失語、**3**運動、**4**運動、**5**感覚、**6**感覚、**7**感覚、**8**運動、**9**健忘
(2)
10失行、**11**着衣、**12**構成
(3)
13失認、**14**半側空間

3)(**2 3**は順不同)
1発語、**2**麻痺、**3**失調、**4**構語

4)
1運動機能
(1)(**2 3**、**4 5**、**10 11**は順不同)
2中枢、**3**末梢、**4**不全、**5**完全、**6**片、**7**単、**8**対、**9**四肢、**10**痙、**11**弛緩
(2)
12運動失調
(3)
13不随意、**14**錐体
(4)
15けいれん、**16**全身、**17**強直、**18**間代
(5)
19筋萎縮

5)
1神経、**2**感覚

6)(**6 7**は順不同)
1低下、**2**PaCO₂、**3**上昇、**4**60、**5**180、**6**頭痛、**7**嘔吐、**8**クッシング、**9**上昇、**10**徐脈、**11**上昇、**12**徐脈、**13**頭痛、**14**嘔吐、**15**うっ血、**16**頭痛、**17**早朝、**18**嘔吐、**19**消化器、**20**視神経

7)
1髄膜、**2**項部、**3**前屈、**4**抵抗、**5**足、**6**135

8)
1脳、**2**大脳鎌下、**3**テント、**4**大後頭孔、**5**意識、**6**四肢、**7**大脳、**8**小脳、**9**小脳、**10**硬膜

▶2.
1)(**16 17**は順不同)
1ジャパン・コーマ・スケール、**2**グラスゴー・コーマ・スケール、**3**徒手筋力、**4**抵抗、**5**可動域、**6**抵抗、**7**可動域、**8**重力、**9**可動域、**10**可動域、**11**収縮、**12**収縮、**13**腱、**14**アキレス、**15**粘膜、**16**皮膚、**17**粘膜、**18**バビンスキー、**19**背屈、**20**痛、**21**嗅、**22**視、**23**動眼、**24**三叉、**25**顔面、**26**聴、**27**迷走、**28**副、**29**舌下、**30**失語

2)(**9 10**は順不同)
1黒、**2**白、**3**灰、**4**黒、**5**白、**6**被曝、**7**長、**8**ペースメーカー、**9**大腿、**10**橈骨、**11**血管、**12**血管、**13**血管、**14**放射、**15**脳脊髄液、**16**頸

3)
1脳脊髄液、**2**腰椎、**3**側臥位、**4**ヤコビー、**5**4、**6**5、**7**水様透明、**8**頭痛

4)
(1)
1神経、**2**周波数、**3**α
(2)
4収縮、**5**収縮

▶3.
1ドレナージ、**2**硬膜外、**3**脳槽、**4**脳槽、**5**脳室、**6**硬膜、**7**硬膜、**8**脳室、**9**脳槽、**10**頭蓋、**11**外耳孔、**12**頭蓋内圧

機能別代表的な疾患

■Ⅰ．(**1 2**、**3 4**は順不同)
1虚血、**2**出血、**3**脳、**4**クモ膜下、**5**脳梗塞

Ⓐ
1虚血
1)
2心臓、**3**一時的、**4**もやもや
2)
5視力、**6**一過性、**7**麻痺、**8**構語、**9**15、**10**閉塞
3)
11症状、**12**頸動脈、**13**血栓症
4)
1490、**15**脳梗塞、**16**2、**17**脳梗塞、**18**血小板、**19**凝固、

⑳糖尿病

B (❺❻は順不同)
❶閉塞、❷神経、❸虚血、❹出血、❺脳、❻クモ膜下、❼脳、❽脳、❾クモ膜下、❿動脈瘤、⓫脳、⓬動脈

B-1
❶脳出血、❷神経、❸頭蓋内圧、❹被殻、❺被殻、❻脳幹、❼視床
1)
❽高血圧
2)
❾頭痛、❿意識、⓫運動、⓬感覚、⓭片、⓮失語、⓯対側、⓰感覚、⓱片、⓲対側、⓳めまい、⓴嘔吐、㉑てんかん、㉒四肢、㉓除脳、㉔不良
3)
㉕出血、㉖意識、㉗被殻、㉘視床下部、㉙小脳、㉚橋
4) (㉝㉞は順不同)
㉛脳、㉜血腫、㉝被殻、㉞小脳、㉟血腫、㊱低下

B-2
1)
❶クモ膜、❷脳動脈瘤
2)
❸頭痛、❹嘔吐、❺意識、❻髄膜、❼脳、❽再、❾脳、❿頭蓋内圧、⓫低下、⓬虚血、⓭低下、⓮呼吸、⓯再、⓰24、⓱虚血、⓲見当識、⓳再
3)
⓴髄液、㉑血、㉒黄、㉓脳、㉔髄液、㉕Ⅰ、㉖Ⅱ、㉗Ⅲ、㉘Ⅳ、㉙Ⅴ、㉚項部硬直、㉛項部硬直、㉜傾眠、㉝昏迷、㉞深昏睡、㉟項部硬直、㊱項部硬直、㊲傾眠、㊳昏迷、㊴深昏睡
4)
㊵再、㊶再、㊷脳、㊸頭蓋内圧、㊹72、㊺開頭、㊻72、㊼クリッピング、㊽動脈瘤、㊾血腫、㊿高く、㊺コイル、㊻脳血管、㊼脳虚血、㊽脳室、㊾水頭症

C
1)
❶血管、❷高血圧、❸神経、❹クモ膜
2)
❺60、❻女性、❼ウィリス、❽交通、❾交通、❿大脳、⓫大脳、⓬頸、⓭交通、⓮大脳、⓯脳底、⓰交通、⓱内頸、⓲交通、⓳大脳、⓴大型、㉑巨大、㉒神経、㉓無症候、㉔破裂
3)
㉕神経、㉖目、㉗動眼、㉘複視、㉙視、㉚視力
5)
㉛クリッピング、㉜コイル

D
1) (❷❸は順不同)
❶毛細血管、❷動脈、❸静脈

2)
❹小児
3)
❺頭痛、❻けいれん
4)
❼異常
5)
❽ナイダス、❾ナイダス、❿ガンマ

Ⅱ.
❶頭蓋内、❷腫瘍
1)
❸転移
2)
❹10、❺原発、❻転移、❼内、❽外、❾良、❿髄膜腫、⓫浸潤、⓬下垂体、⓭良、⓮前葉、⓯機能、⓰機能、⓱悪、⓲神経膠腫、⓳浸潤、⓴髄膜、㉑大脳
3) (㉔㉕、㉗㉘は順不同)
㉒頭蓋内圧亢進、㉓てんかん、㉔視力、㉕内分泌、㉖脳浮腫、㉗頭痛、㉘嘔吐、㉙網膜中心、㉚噴出、㉛圧迫、㉜無症状、㉝てんかん、㉞ホルモン
4)
㉟Ⅰ、㊱Ⅱ、㊲Ⅲ、㊳Ⅳ
5) (㊸㊹は順不同)
㊴可能、㊵開頭、㊶開頭、㊷経蝶形骨洞、㊸放射線、㊹化学、㊺定位、㊻ガンマナイフ、㊼広範囲、㊽多、㊾定位、㊿少な

Ⅲ.
A
❶頭蓋内、❷脳
1)
❸外、❹中硬膜、❺下、❻脳実質、❼外頸、❽頭蓋骨、❾硬膜、❿上矢状静脈
2)
⓫外、⓬下、⓭意識、⓮片、⓯意識、⓰意識清明期、⓱脳、⓲意識、⓳脳、⓴早、㉑意識
3)
㉒外、㉓頭蓋骨、㉔下、㉕反対
4)
㉖開頭、㉗減少

B
❶出血、❷血腫
1)
❸アルコール、❹外傷
2)
❺頭痛
3)
❻三日月
4)
❼穿頭

周術期看護 学習ワークブック〈別冊解答〉

2018年12月10日　第1版第1刷発行
2024年3月18日　第1版第7刷発行

編　著　　大滝 周　大木友美 ©

発行者　　亀井 淳

発行所　　株式会社 メヂカルフレンド社
　　　　　https://www.medical-friend.jp
　　　　　〒102-0073　東京都千代田区九段北3丁目2番4号
　　　　　麹町郵便局私書箱48号　電話 (03) 3264-6611　振替00100-0-114708

Printed in Japan　　落丁・乱丁本はお取り替えいたします　　ISBN978-4-8392-1634-4　C3047
DTP／タクトシステム㈱　印刷・製本／㈱太平印刷社　　　　　　　　　　　　　　107151-108

> 本書の無断複写は、著作権法上の例外を除き、禁じられています。
> 本書の複写に関する許諾権は、㈱メヂカルフレンド社が保有していますので、複写される場合はそのつど事前に小社（編集部直通 TEL03-3264-6615）の許諾を得てください。